Gerd Becker, Martin Bleif,
Martin Kocher (Hrsg.)

Robotergeführte Radiochirurgie

Extracranielle Indikationen

DE GRUYTER

Herausgeber
Prof. Dr. med. Gerd Becker
RadioChirurgicum CyberKnife Südwest
Eichertstr. 3
73035 Göppingen
E-Mail: Gerd.Becker@af-k.de

Prof. Dr. med. Martin Bleif
RadioChirurgicum CyberKnife Südwest
Eichertstr. 3
73035 Göppingen
E-Mail: bleif@radiochirurgicum.de

Prof. Dr. med. Martin Kocher
Universitätsklinikum Köln, Klinik für Stereotaxie
und Funktionelle Neurochirurgie
Kerpener Str. 62
50937 Köln
E-Mail: martin.kocher@uk-koeln.de

ISBN: 978-3-11-054010-9
e-ISBN (PDF): 978-3-11-054203-5
e-ISBN (EPUB): 978-3-11-054020-8

Library of Congress Control Number: 2020950614

Bibliografische Information der Deutschen Nationalbibliothek
Die Deutsche Nationalbibliothek verzeichnet diese Publikation in der Deutschen Nationalbiblio-
graphie; detaillierte bibliografische Daten sind im Internet über http://dnb.d-nb.de abrufbar.

© 2021 Walter de Gruyter GmbH, Berlin/Boston
Einbandabbildung: Mit freundlicher Genehmigung von Accuray Medical Equipment GmbH, Switzerland
Satz/Datenkonvertierung: L42 AG, Berlin
Druck und Bindung: CPI books GmbH, Leck

www.degruyter.com

Inhalt

Autorenverzeichnis

Prof. Dr. med. Gerd Becker
RadioChirurgicum CyberKnife Südwest
Eichertstr. 3
73035 Göppingen
E-Mail: Gerd.Becker@af-k.de
Kap. 2.1, 2.4, 3

Prof. Dr. med. Martin Bleif
RadioChirurgicum CyberKnife Südwest
Eichertstr. 3
73035 Göppingen
E-Mail: bleif@radiochirurgicum.de
Kap. 3.1, 3.3

Dr. med. Eren Celik
Universitätsklinikum Köln
Klinik und Poliklinik für Radioonkologie,
Cyberknife- und Strahlentherapie
Kerpener Str. 62
50937 Köln
E-Mail: eren.celik@uk-koeln.de
Kap. 2.3, 3.4

Dr. sc. hum. Boris Dettinger M.Sc. M.Sc.
RadioChirurgicum CyberKnife Südwest
Eichertstr. 3
73035 Göppingen
E-Mail: Boris.Dettinger@af-k.de
Kap. 1.1, 1.2

Dr. techn. Christoph Fürweger
Europäisches Cyberknife Zentrum
München-Großhadern
Max-Lebsche-Platz 31
81377 München
E-Mail: christoph.fuerweger@cyber-knife.net
Kap. 1.1, 1.2

Dr. med. Arne Grün
Charité Berlin
Campus Virchow Klinikum
Klinik für Radioonkologie und Strahlentherapie
Augustenburgerplatz 1
13353 Berlin
E-Mail: arne.gruen@charite.de
Kap. 2.7.2

Dr. med. Alfred Haidenberger
Europäisches Cyberknife Zentrum München
Max-Lebsche-Platz 31
81377 München
E-Mail: alfred.haidenberger@cyber-knife.net
Kap. 2.7.1

Prof. Dr. med. Martin Kocher
Universitätsklinikum Köln, Klinik für Stereotaxie
und Funktionelle Neurochirurgie,
Zentrum Neurochirurgie
Kerpener Str. 62
50937 Köln
E-Mail: martin.kocher@uk-koeln.de
Kap. 2.3, 3.2, 3.4

Dr. med. Markus Kufeld
Europäisches Cyberknife Zentrum München
Max-Lebsche-Platz 31
81377 München
E-Mail: markus.kufeld@cyber-knife.net
Kap. 3.5

Prof. Dr. med. Simone Marnitz-Schulze
Universitätsklinikum Köln
Klinik und Poliklinik für Radioonkologie,
Cyberknife- und Strahlentherapie
Kerpener Str. 62
50937 Köln
E-Mail: simone.marnitz-schulze@uk-koeln.de
Kap. 2.6

Prof. Dr. med. Alexander Muacevic
Europäisches Cyberknife Zentrum München
Max-Lebsche-Platz 31
81377 München
E-Mail: alexander.muacevic@cyber-knife.net
Kap. 2.5

Prof. Dr. med. Stefan Rieken
Universitätsklinik & Poliklinik für Strahlen-
therapie & Radioonkologie
Universitätsmedizin Göttingen (UMG)
Robert-Koch-Straße 40
37075 Göttingen
E-Mail: stefan.rieken@med.uni-goettingen.de
Kap. 1.3

Univ.-Prof. Dr. med. Maximilian I. Ruge
Universitätsklinikum Köln, Klinik für Stereotaxie
und Funktionelle Neurochirurgie,
Zentrum Neurochirurgie
Kerpener Str. 62
50937 Köln
E-Mail: maximilian.ruge@uk-koeln.de
Kap. 3.2

PD Dr. med. univ. Carmen Stromberger
Charité Berlin
Campus Virchow Klinikum
Klinik für Radioonkologie und Strahlentherapie
Augustenburgerplatz 1
13353 Berlin
E-Mail: carmen.stromberger@charite.de
Kap. 2.2

1 Robotergesteuerte Radiochirurgie

1.1 Physikalische und technische Rahmenbedingungen

Christoph Fürweger, Boris Dettinger

Die Radiochirurgie ist die Bestrahlung kleiner Volumina mit hohen Einzeldosen, die im Zielgebiet eine ablative, das Gewebe zerstörende Wirkung entfalten. Üblicherweise wird die Gesamtdosis in einer einzigen Sitzung appliziert oder auf bis zu fünf Fraktionen aufgeteilt, die an aufeinanderfolgenden Tagen oder jeden zweiten Tag durchgeführt werden. Ziele umfassen Tumoren, aber auch Gefäßmissbildungen und funktionelle Störungen, und zeichnen sich durch eine eindeutige Abgrenzbarkeit vom umliegenden gesunden Gewebe in der diagnostischen Schnittbildgebung (Computer-, Magnetresonanz- und Positronenemissionstomographie) aus.

Die robotergesteuerte Radiochirurgie ist eine Spezialform, die eine von einem Roboterarm geführte Strahlenquelle verwendet, um präzise und flexibel hohe Strahlendosen auf ein Zielgebiet abzugeben. Das dafür verwendete Gerät ist das sogenannte Cyberknife (CK) und wird von der Fa. Accuray Inc. (Sunnyvale, CA, USA) hergestellt und entwickelt. Die nachfolgenden Abschnitte beschäftigen sich mit den technischen Grundlagen, der Entwicklungsgeschichte und dem Aufbau des Cyberknifes, der Vorbereitung und Durchführung robotergesteuerter Behandlungen sowie den technischen Maßnahmen zur Gewährleistung einer gleichbleibend guten Behandlungsqualität.

1.1.1 Technische Grundlagen der Radiochirurgie

Das aggressive Behandlungskonzept mit ablativen Einzeldosen stellt hohe Anforderungen an die verwendeten Bestrahlungssysteme sowie die technische Vorbereitung und Durchführung der Behandlung: Einerseits muss die Strahlung mit höchster Genauigkeit (von üblicherweise unter einem Millimeter) im Zielvolumen platziert werden. Andererseits ist ein steiler Dosisabfall (Dosisgradient) um das Zielvolumen erforderlich, um das umliegende gesunde Gewebe bestmöglich zu schonen und Nebenwirkungen durch Strahlenbelastung zu vermeiden.

Zur Genauigkeit der Dosisapplikation tragen vor allem zwei Faktoren bei: Die technische Gesamtgenauigkeit des Bestrahlungssystems, wie sie in Messungen mit Phantomen (Prüfkörper) bestimmt werden kann; die anatomische Bewegung des Ziels während der Behandlung und die Effizienz der Maßnahmen zum Ausgleich oder zur Minimierung dieser Bewegungsunsicherheit.

Zur Schonung des gesunden Gewebes durch steile Dosisgradienten sind die physikalischen Eigenschaften des Therapiestrahls sowie die Freiheitsgrade in der Ausrichtung des Strahls (Einstrahlrichtung und -winkel) maßgeblich. Zusätzlich ist eine

https://doi.org/10.1515/9783110542035-001

optimale Ausgestaltung des Bestrahlungsplans durch qualifiziertes Personal erforderlich.

Aktuelle und historische Bestrahlungssysteme unterscheiden sich hinsichtlich aller genannten Faktoren: In der technischen Genauigkeit, im Umgang mit Patienten- und Tumorbewegung, Strahleigenschaften und Freiheitsgrade in der Strahlführung. Diese Unterschiede werden im späteren Kap. 1.2 betrachtet. Ein modernes Cyberknife kann für die Mehrzahl dieser Aspekte als Qualitätsmaßstab gelten und wird in den nächsten Abschnitten detailliert beschrieben.

1.1.2 Entwicklungsgeschichte des Cyberknifes

Bis in die frühen 1990er Jahre war die Radiochirurgie untrennbar mit der invasiven Fixierung des Kopfes in einem stereotaktischen Rahmen verknüpft. Dieser Rahmen wurde zur Behandlung mit dem Bestrahlungsgerät verschraubt. Auf diese Art entstand eine rigide Verbindung zwischen Gerät und Ziel, was eine hohe Genauigkeit in der Strahlapplikation ermöglichte und Bewegungen des Ziels während der Behandlung verhinderte. Gleichzeitig war dieser Ansatz für den Patienten wenig komfortabel und auf Ziele im Kopf beschränkt. Zudem war eine Aufteilung der Strahlendosis auf mehrere Sitzungen wenig praktikabel, da entweder der Rahmen über den gesamten Zeitraum getragen werden oder aber täglich neu angebracht werden müsste. Da der Rahmen das stereotaktische Koordinatensystem für die Bestrahlungsplanung aufspannte, machte eine wiederholte Fixierung jeweils eine Neuplanung der Einzelfraktion erforderlich.

In dieser Zeit stellte eine Gruppe um den Neurochirurgen Prof. John Adler (Stanford University, CA, USA) Überlegungen an, wie man ohne invasive Rahmenfixierung eine äquivalente Genauigkeit erreichen und das Konzept der Radiochirurgie auf Ziele im ganzen Körper ausweiten könnte. Diese Entwicklungsarbeit mündete im ersten „Cyberknife", einem robotergestützten Linearbeschleuniger (LINAC), der anstelle einer Rahmenfixierung auf ein nicht-invasives Bildortungssystem zurückgriff [1]. Mit diesem Prototyp wurde im Jahr 1994 die erste Behandlung durchgeführt, wobei zu diesem Zeitpunkt ausschließlich intrakranielle oder mit implantierten Goldmarkern versehene Ziele anvisiert werden konnten.

In den folgenden 25 Jahren wurde das Cyberknife auf vielfältige Art weiterentwickelt. Zwar blieb das Grundprinzip der robotergesteuerten Radiochirurgie ohne rigide Fixation unangetastet, die Funktionalität und Effizienz wurde aber bis zur derzeit aktuellsten 6. Generation des Cyberknifes („M6") massiv gesteigert (Abb. 1.1). Parallel zum technischen Fortschritt wurde das Indikationsspektrum erweitert: Zu den wesentlichsten klinischen Meilensteinen der robotergeführten Radiochirurgie zählten die erste intrakranielle Radiochirurgie in 1994, die erste Wirbelsäulenbestrahlung schon im darauffolgenden Jahr 1995, die erste Behandlung eines atembeweglichen Ziels mit dynamischer Strahlführung in 2002; die erste Prostata-Bestrah-

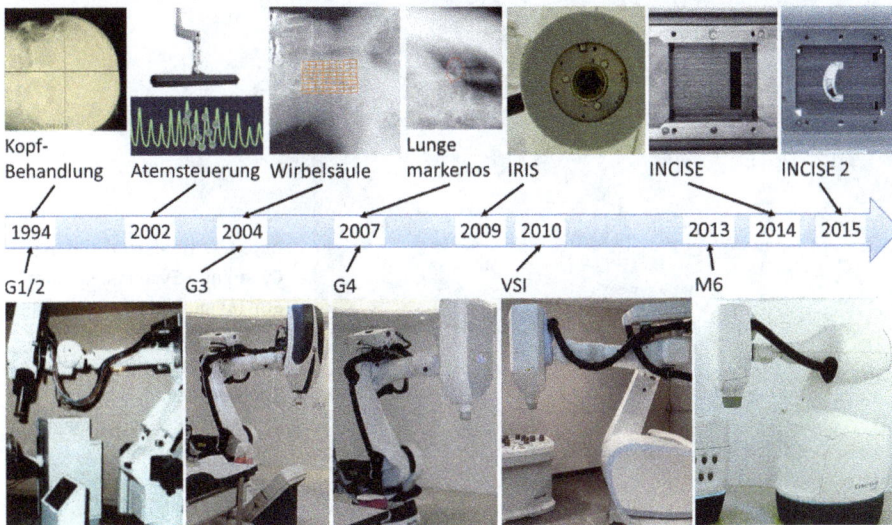

| Kopf-Behandlung | Atemsteuerung | Wirbelsäule | Lunge markerlos | IRIS | | INCISE | INCISE 2 |

Abb. 1.1: Zeitschiene der verschiedenen Cyberknife-Generationen und Entwicklungen.

lung mit extremer Hypofraktionierung (2003); die ersten vollkommen nichtinvasiven Wirbelsäulen- (2004) bzw. Lungenbehandlungen (2007) ohne implantierte Goldmarker als Surrogat für die Tumorposition. Im deutschsprachigen Raum wurde die erste robotergeführte Radiochirurgie Mitte 2005 am Europäischen Cyberknife Zentrum München-Großhadern durchgeführt, wo auch die weltweit erste Behandlung mit der aktuellsten Cyberknife-Version M6 Anfang 2013 stattfand.

Derzeit werden global mehr als 300 Cyberknife-Systeme betrieben, davon 12 in Deutschland.

1.1.3 Systemkomponenten und Funktionsweise

Zur Durchführung einer bildgeführten, robotergestützten Cyberknife-Behandlung müssen mehrere Hauptkomponenten zusammenarbeiten: Ein *Roboterarm* trägt einen *Linearbeschleuniger* als Strahlenquelle und richtet den Therapiestrahl auf das durch ein *Bildortungssystem* erkannte Ziel. Durchmesser und Form des Strahls wird durch *Kollimationssysteme* angepasst. Der Patient wird auf einem beweglichen *Patiententisch* gelagert und so im Raum positioniert, dass das Zielgebiet vom Bildortungssystem erfasst werden kann.

Im Folgenden werden die Einzelkomponenten und deren Zusammenspiel beschrieben, wie sie in der aktuellsten Version in der maximalen Ausbaustufe, dem Cyberknife M6 FIM, zum Einsatz kommen. Ältere System weichen hinsichtlich Funktionsumfang und Leistungsparametern ab. In der Literatur finden sich detaillierte Be-

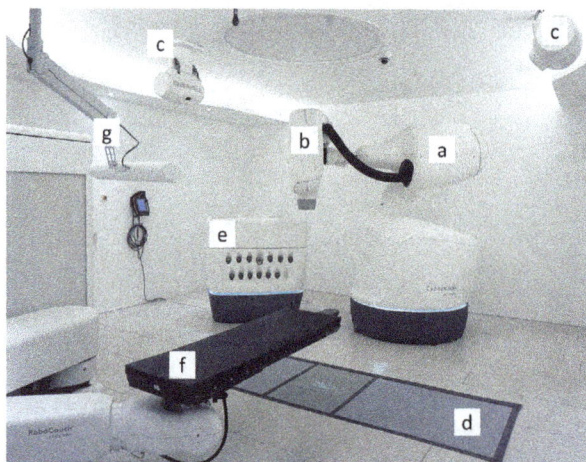

Abb. 1.2: Übersichtsbild des Cyberknife-Systems. Roboterarm (a) mit Linearbeschleuniger (b), Röntgenröhren (c), Bildempfängern (d), Tisch zum Kopfwechsel (e), robotergesteuerte Patientenliege (f) und 3D-Kamera (g).

schreibungen der ebenfalls noch häufig klinisch eingesetzten früheren Cyberknife-Versionen G4 [2] und VSI [3].

Als *Roboterarm* kommt ein 6-Achsen-Industrieroboter des Typs KR 300 R2500 ultra (Abb. 1.2, KUKA AG, Augsburg, Deutschland) zum Einsatz. Dieser Roboter kann Traglasten bis 300 kg bewegen und erreicht dabei eine Wiederholgenauigkeit von 0,06 mm beim Anfahren der Arbeitspunkte, deren Positionen bei der Installation einzeln kalibriert werden. Die sechs mechanischen Freiheitsgrade ermöglichen ein großes Maß an Flexibilität in der Ausrichtung des Strahls. Einschränkungen ergeben sich durch den vom Tisch und dem Patienten eingenommenen Raum sowie durch die Größe des Strahlerkopfs, die eine Positionierung unter dem Patiententisch nicht zulässt. Unter diesen Randbedingungen entsteht eine Verteilung der Arbeitspunkte um den Patienten, die für Kopfbehandlungen ungefähr auf einer erweiterten Halbkugel, für Wirbelsäulen- und Körperbehandlungen auf einem erweiterten halben Zylindermantel liegen. Von jedem Arbeitspunkt können ein oder mehrere Strahlen auf beliebige Punkte im Zielgebiet abgegeben werden, was im Rahmen der Bestrahlungsplanung (s. Kap. 1.1.4) festgelegt wird. Kleine Verschiebungen oder Drehungen des Ziels während der Behandlungen werden automatisch durch eine Ausgleichsbewegung des Roboterarm vor Abgabe jedes Strahls kompensiert.

Eine detaillierte Beschreibung des Arbeitsraums eines Cyberknife M6 Systems findet sich in der Literatur [4].

Der Therapiestrahl des Cyberknifes wird von einem *Linearbeschleuniger* (LINAC) erzeugt, der sich durch eine sehr kompakte Bauweise auszeichnet. Die einzig verfügbare maximale Photonenenergie beträgt 6 MeV. Die fixe nominale Dosisleistung wird mit 10 Gy/min für das mit Fixblende erzeugte 60 mm Rundfeld im Referenzpunkt angegeben, der in einer Wassertiefe von 15 mm im Abstand von 80 cm definiert ist. Der LINAC hat keinen Ausgleichsfilter, was in nicht-flachen Querprofilen für alle Feldgrößen resultiert. Die Feldgröße des Primärstrahls (im rein technischen Betrieb ohne sekundäre Kollimationssysteme, s. unten) beträgt ca. 14 × 12 cm². Die maximale klinisch nutzbare Feldgröße liegt bei 11,5 × 10 cm². Der LINAC wird bei der Behandlung so gesteuert, dass nur von den definierten Arbeitspunkten des Roboters aus Strahlung auf das Ziel im Patienten abgegeben wird. Während der Fahrzeit, in der der Roboter den LINAC von einem Arbeitspunkt zum nächsten bewegt, wird der Strahl abgeschaltet.

Das zentrale Element der Cyberknife-Plattform ist das *Bildortungssystem*. Es besteht aus zwei an der Bunkerdecke montierten diagnostischen Röntgenröhren und zwei im Boden versenkten Flachbilddetektoren. Diese vier Komponenten spannen eine vertikale Ebene auf, in der die Zentralstrahlachsen der Röntgenröhren in einem 90-Grad-Winkel zueinanderstehen. Durch diese Anordnung wird die Aufnahme von paarweisen stereoskopischen Röntgenbildern ermöglicht. Der Schnittpunkt der beiden Zentralstrahlachsen ist der Ursprung des Cyberknife-Koordinatensystems. Auf diesen Punkt im Raum, das sogenannte Maschinenzentrum, werden die übrigen Komponenten (Roboter, Behandlungstisch) ausgerichtet und kalibriert. Im Maschinenzentrum beträgt die fixe Feldgröße der beiden Röntgenstrahler etwa 15 × 15 cm², was dem über das Bildortungssystem einsehbaren Bereich entspricht. Das Bild wird jeweils von einem Flachbilddetektor aus amorphem Silicium (a-Si) mit einer Pixelmatrix von 1024 × 1024 oder höher aufgefangen.

Die Lage von Objekten im einsehbaren Bereich kann in sechs Freiheitsgraden (drei Translations- und drei Rotationsrichtungen) erfasst werden. Die 45-Grad-Verkippung der Detektoren zur Zentralstrahlachse resultiert in einer ungleichen Ausleuchtung und einer ungewohnten, verzerrten Darstellung der Anatomie. Deshalb werden die Röntgenbilder digital korrigiert und nachbearbeitet, bevor sie dem Anwender über die Benutzeroberfläche präsentiert werden. Die Generatoren der ölgekühlten Röntgenröhren sind auf eine maximale Leistung von 50 kW und eine maximale Röhrenspannung von 150 kV ausgelegt. Bei der stereoskopischen Aufnahmetechnik im Behandlungsbetrieb werden die beiden Röntgenanlagen entweder gleichzeitig (Kopf) oder sequenziell (Wirbelsäule) angesteuert.

Für die Behandlung atembeweglicher Läsionen (z. B. in Lunge, Leber und Niere) wird zusätzlich zur über die Röntgenanlage verfügbaren Positionsinformation auch ein kontinuierliches Atemsignal benötigt. Zu diesem Zweck werden drei optische Marker auf dem Brustkorb des Patienten angebracht. Als Position soll eine Stelle nahe oder der maximalen Atemauslenkung gewählt werden. Das Markersignal wird von einer *3D-Kamera* mit drei CCD-Elementen kontinuierlich erfasst. Die Kamera ist über einen an der Bunkerdecke montierten Schwenkarm positionierbar, um eine möglichst gute, uneingeschränkte Sicht auf die Marker über den ganzen Atemzyklus zu gewährleisten.

Der primäre Therapiestrahl wird über drei alternative sekundäre *Kollimationssysteme* an das klinische Ziel angepasst. Es stehen fixe *Lochkollimatoren*, eine variable *IRIS-Blende* sowie ein *INCISE Multilamellenkollimator* (MLC) für unregelmäßige Feldformen zur Verfügung (Abb. 1.3a–c). Jedes Kollimationssystem ist als separate Bau-einheit (Kopf) montiert, die über einen automatischen Wechselprozess vom Roboter aufgenommen und pneumatisch mit dem LINAC verriegelt wird. Bei Nichtverwendung werden die Köpfe auf einem *Tisch zum Kopfwechsel* (Abb. 1.2e) abgesetzt und gelagert. Aufgrund des hohen Gewichts sind ein manueller Umgang und eine Montage der Köpfe zwar möglich, aber nicht praktikabel. Für jeden Patientenplan wird je eines der drei Kollimationssysteme bei der Planung vorgewählt und exklusiv verwendet. Der Einsatz von zwei oder drei Kollimationssystem für denselben Fall ist nicht vorgesehen und im Allgemeinen auch nicht notwendig.

Insgesamt sind 12 fixe *Lochkollimatoren* (Abb. 1.3a) mit Feldgrößen von 5 bis 60 mm Durchmesser im Referenzabstand von 80 cm verfügbar, die jeweils manuell vom Bedienpersonal in den Kopf für die Fixblenden eingesetzt werden. Die Bohrungen der kleinen Blenden von 5 bis 10 mm sind zylindrisch, die der größeren konisch ausgeführt. Die tatsächliche Feldgröße am Ort des Ziels variiert, da sich der Abstand der Arbeitspunkte vom Maschinenzentrum zwischen 67,5 und 120 cm bewegt, was einem kleineren bzw. größeren Felddurchmesser entspricht. Im Vergleich zu den anderen Kollimationssystemen zeichnen sich die Felder der Fixblenden durch den schärfsten Halbschatten aus. Für die 5 mm Blende ergibt sich eine Halbschattenbreite (80–20 %) von nur 2,1 mm in 80 cm Abstand und 15 mm Tiefe [4]. Für kleine und runde Läsionen ist daher mit den Fixblenden der steilste Dosisgradient um das Ziel zu erreichen.

Die variable *IRIS-Blende* (Abb. 1.3b) wurde in einer technischen Arbeit aus 2009 detailliert beschrieben [5]. Sie besteht aus zwei übereinander angeordneten und um 30 Grad verdrehten Bänken aus je sechs dreieckigen Segmenten. Diese Anordnung erlaubt die Erzeugung von zwölfeckigen Feldern, die für klinische Zwecke näherungsweise als kreisförmig betrachtet werden. Für die Behandlung stehen dieselben diskreten Felddurchmesser wie bei den Fixblenden zur Verfügung, allerdings erlaubt die IRIS-Blende eine Änderung der Feldgröße von Strahl zu Strahl. Dies ist insbeson-

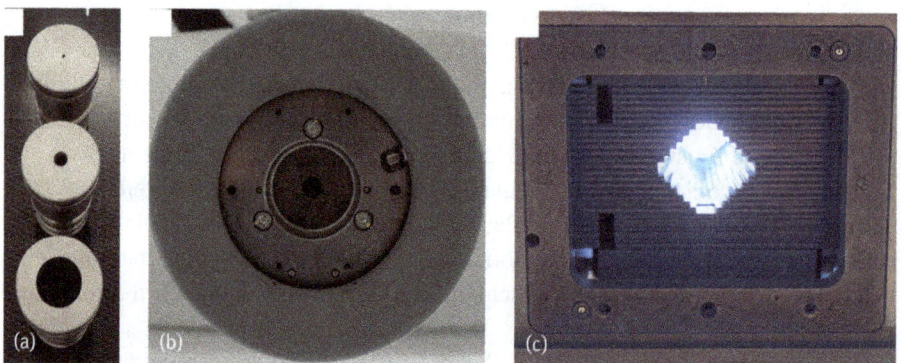

Abb. 1.3: Systeme zur Strahlkollimation. Fixe Lochkollimatoren (5, 20 und 60 mm) (a), variable IRIS-Blende (b) und INCISE MLC (c).

dere bei mehreren Zielen unterschiedlicher Größe (etwa bei multiplen Hirnmetastasen) von Vorteil und ermöglicht eine deutliche Verkürzung der Behandlungsdauer.

Die spezifizierte Genauigkeit beim Anfahren des gewählten Felddurchmessers liegt bei ± 0,2 mm. Eine Streuung in dieser Größe bewirkt bei den kleinsten Feldern eine Unsicherheit von bis zu mehreren Prozent des Dosisbeitrags pro Strahl. Aus diesem Grund ist der Anteil an 5 mm Feldern am Bestrahlungsplan softwareseitig begrenzt. Mit geeigneten Maßnahmen zur Qualitätssicherung ist es möglich, die Genauigkeit der IRIS-Blende bei kleinen Feldern im Bereich von ± 0,1 mm zu halten [6]. Trotzdem ist es übliche Praxis, auf das 5 mm IRIS-Feld komplett zu verzichten bzw. den Einsatz des 7,5 mm IRIS-Felds zu beschränken und für kleinste Zielvolumina ausschließlich auf fixe Lochkollimatoren zurückzugreifen.

Die erste Version des *INCISE MLCs* wurde 2014 eingeführt [4], aber schon 2015 durch die Version 2 [7] ersetzt, die mittlerweile als einzige im klinischen Einsatz ist und hier beschrieben werden soll: Der INCISE MLC besteht aus zwei Bänken von je 26 Lamellen (Abb. 1.3c) mit einer Höhe von 90 mm. Die Lamellenbreite im Referenzabstand von 80 cm beträgt 3,85 mm. Klinisch zulässige Feldgrößen liegen zwischen einer minimalen Projektionsfläche von 0,58 cm² und maximal 11,5 × 10 cm². Wechselseitige Verzahnung über die ganze MLC-Breite ist möglich. Die Positioniergenauigkeit der Lamellen liegt bei einer mittleren Abweichung von < 0,2 mm pro Bank und < 0,95 mm für eine einzelne Lamellenposition, bezogen auf den Referenzabstand. Zur sekundären Kontrolle der Lamellenpositionen wird ein integriertes Kamerasystem verwendet, das vor jedem Strahl die Feldform überprüft. Die Lamellenflanken sind um 0,5 Grad aus der Zentralstrahlachse gekippt, um den Durchgang von Strahlung zwischen anliegenden Lamellen auf einen Wert von unter 0,5 % zu reduzieren. Mit einem Gewicht von 54 kg ist der MLC der schwerste der drei sekundären Köpfe.

Die Halbschattenbreite von INCISE MLC-Feldern ist um etwa 20–30 % größer als bei mit Fix- und IRIS-Blenden erzeugten Rundfeldern von vergleichbarer Größe. Umgekehrt besteht bei von der Kugelform abweichenden Zielen der Vorteil, dass der MLC die Form des Ziels nachbilden bzw. ideale Feldformen darstellen kann. Mit Fix- und IRIS-Blenden müssen für dasselbe Ziel eine größere Anzahl kleinerer Rundfelder überlagert werden, was ebenfalls eine ungewünschte Aufweitung des Dosisgradienten bewirkt. Je nach Größe, Form und Lage des Ziels können Vor- oder Nachteile des MLCs überwiegen. Vorteile des MLCs sind bereits für den Einsatz bei Prostatakarzinomen [8] sowie bei anderen Zielen in Abdomen und Becken [9] gezeigt.

Der *Patiententisch* ist ebenfalls auf einem 6-Achsen-Roboterarm montiert (Abb. 1.2). Das zulässige Maximalgewicht eines Patienten inklusive etwaiger Lagerungshilfen liegt bei 227 kg. Über eine Bewegung des Roboterarms wird der Patient so positioniert, dass das zu bestrahlende Ziel im Sichtfeld der Röntgenanlage liegt. Die sechs Freiheitsgrade ermöglichen eine Feineinstellung der Position in den drei Verschiebe- und den drei Rotationsrichtungen.

Dem Betrieb eines Cyberknifes liegt eine komplexe IT-Architektur zu Grunde. Jeweils ein Rechner ist für den Roboter, den Behandlungstisch, den LINAC, das Bildortungssystem und die im MLC verbaute Kamera zuständig. Die Datenströme laufen auf einem zentralen Steuerungsrechner zusammen, der die für den Anwender wesentlichen Informationen auf einer Benutzeroberfläche darstellt und eine Interaktion mit dem System ermöglicht. Der Steuerungsrechner ist an eine Datenbank für die Bestrahlungspläne der Patienten angebunden, die vor der Behandlung auf dedizierten Planungsrechnern erstellt werden. Aus Sicherheitsgründen ist das Cyberknife-Netz über eine separate Firewall mit dem klinischen Netzwerk verbunden.

1.1.4 Prinzipien der Bestrahlungsplanung

Voraussetzung für jede Cyberknife-Bestrahlung ist die Erstellung eines individuellen Bestrahlungsplans. Dieser Vorgang gliedert sich in mehrere Arbeitsschritte: Anfertigung einer *Computertomographie (CT)*-Aufnahme des zu behandelnden anatomischen Gebiets; *Bildfusion* des Planungs-CTs mit weiteren sekundären Bilddatensätzen; *Konturierung* des Zielvolumens und strahlensensibler Risikostrukturen; *Berechnung der Dosisverteilung* durch Auswahl optimaler Strahlrichtungen und -felder; *Prüfung* und Dokumentation des finalen Bestrahlungsplans; *Berechnung digital rekonstruierte Radiographien* (DRRs) aus dem Planungs-CT für die Bildortung bei der Behandlung.

Als erster Schritt wird ein *Planungs-CT* aufgenommen, das vier Aufgaben erfüllt: Es dient erstens als eine der Bildmodalitäten zur Identifikation des Ziels und der zu schonenden anatomischen Strukturen. Zweitens spannt das CT ein Koordinatensystem über den Patienten auf, das die geometrische Festlegung von Einstrahlrichtungen erlaubt. Drittens entsprechen die dargestellten Grauwerte einer Information über die Schwächung von Röntgenstrahlung im Gewebe, die für die Berechnung der Dosisverteilung herangezogen wird. Es werden viertens auf Basis der CT-Daten künstliche Röntgenbilder berechnet, die als Referenz für die Bildortung bei der Behandlung herangezogen werden.

Um diesen Aufgaben gerecht zu werden, muss der Patient für die CT-Aufnahme genauso gelagert werden, wie es auch für die Behandlung vorgesehen ist. Insbesondere werden dieselben Lagerungshilfen verwendet, die eine bequeme und stabile Position auf dem Behandlungstisch gewährleisten. Eine hohe Bildqualität und dünne Schichtung ist Voraussetzung für eine akkurate Berechnung der Dosisverteilung und der DRRs. Die Scanlänge inkludiert üblicherweise bei kranialen Zielen den kompletten Kopf, bei Läsionen im Körper einen Bereich von mindestens 10 cm über und unter dem Zielgebiet. Auf diese Weise können Einstrahlrichtungen aus dem kompletten Arbeitsraum des Cyberknifes im Datensatz abgebildet und damit sämtliche Freiheitsgrade des Geräts genutzt werden.

Zur *Bildfusion* werden weitere volumetrische Bilddatensätze (Magnetresonanz-, Positronenemissionstomographien) zum CT in das Planungssystem eingespielt. Die sekundären Datensätze werden so mit dem CT überlagert, dass das Zielgebiet und die umliegende Anatomie in möglichst guter Übereinstimmung zur Deckung kommen. Dies geschieht durch manuelles Verschieben und Rotieren der sekundären Datensätze relativ zum CT oder mit Unterstützung der Planungssoftware, die eine Fusion durch Vergleich der Grauwerttopologien vornehmen kann. Diese softwaregestützte Fusion kann durch den Anwender vorgegebene, in CT und zu fusionierendem Datensatz identifizierte Landmarken als Ausgangspunkt verwenden. Optional kann auch die automatisierte Deformation der sekundären Datensätze erlaubt werden, was insbesondere bei Aufnahmen in unterschiedlichen Atemphasen eine bessere anatomische Übereinstimmung ermöglichen kann.

Auf Basis der Bilddatensätze wird die *Konturierung* des Ziels und weiterer relevanter Strukturen durchgeführt. Im Allgemeinen wird der Tumor oder ein anderes klinisches Ziel durch den behandelnden Arzt manuell konturiert. Zu diesem Zweck muss die Form genau definiert werden, was mit Werkzeugen, wie sie in ähnlicher Form in Zeichenprogrammen verwendet werden, erfolgt. Die Zielstruktur wird schichtweise eingezeichnet, sodass sich am Ende ein zusammenhängendes dreidimensionales Objekt ergibt.

Üblicherweise wird in der robotergeführten Radiochirurgie für Ziele im Körper zunächst der in der Bildgebung sichtbare Tumor konturiert. Danach wird eine Erweiterung des Zielvolumens um wenige Millimeter zu einem sogenannten „Planning Target Volume" (PTV) vorgenommen, wobei die Größe dieses Sicherheitssaums geringer ausfällt als in der konventionellen Strahlentherapie. Der Hintergrund ist die vergleichsweise hohe Genauigkeit in der Applikation durch das Cyberknife, die auch bei stark atembeweglichen Läsionen im Bereich weniger Millimeter liegt [10,11]. Daraus erwächst die positive Konsequenz, dass in der robotergesteuerten Radiochirurgie ein kleineres Volumen mit der therapeutischen Dosis belegt werden muss als bei weniger genauen Methoden.

Anatomische Strukturen, deren Dosisbelastung berücksichtigt werden soll, müssen ebenfalls definiert werden. Für Gehirn, Kopf-Hals-Bereich und das männliche Becken stehen integrierte Lösungen zur voll- oder teilautomatisierten Konturierung zur Verfügung, wobei das Ergebnis in jedem Fall geprüft und in der Regel manuell angepasst werden muss. Weitere Strukturen werden analog zum Zielvolumen per Hand konturiert.

Der nächste Arbeitsschritt ist die Optimierung und *Berechnung der Dosisverteilung*, die in der Regel von der Medizinphysik durchgeführt wird. Die Aufgabenstellung bei der Optimierung besteht in der Auswahl einer Menge von möglichst „optimalen" Strahlenfeldern, die aus unterschiedlichen Richtungen auf das Ziel abgegeben werden. „Optimal" bedeutet in diesem Kontext, dass die Dosisverteilung im Patienten mehrere, zum Teil gegenläufige Kriterien erfüllt: Einerseits soll die Zielkontur möglichst komplett und exakt von der sogenannten Verschreibungsdosis abgedeckt werden, die vom Arzt vorgegeben wird. Verschreibungsdosen für häufige Tumorentitäten und Indikation sind aus der Literatur bekannt, wobei weitere klinische Aspekte wie Nebenerkrankungen, Symptomatik und Vorbelastungen berücksichtigt werden. Gleichzeitig soll die Dosis in anliegenden, strahlensensiblen Organen oder Strukturen möglichst gering sein, um unerwünschte Nebenwirkungen zu vermeiden. Darüber hinaus soll aus Komfort- und Effizienzgründen die Behandlungsdauer kurz bleiben. Diese hängt hauptsächlich von der Strahlzeit (in der tatsächlich der Therapiestrahl angeschaltet wird) und der Anzahl der Strahlen (die maßgeblich für die Fahrzeit des Roboters ist) ab.

Diese Vorgaben lassen sich als mathematisches Problem mit numerischen Randbedingungen formulieren, das durch spezielle Algorithmen gelöst werden kann. Die Cyberknife Planungssoftware inkludiert zwei alternative, leistungsfähige Algorithmen: „Sequential Optimization", der aus mehreren tausend heuristisch generierten Strahlen die passendsten auswählt und gewichtet[12]; der seit Ende 2018 verfügbare VOLO-Algorithmus, der für jeden Arbeitspunkt eine ideale Verteilung der Strahlungsfluenz ermittelt und in Rundfelder bzw. MLC-Segmente umsetzt. Bei beiden Ansätzen ist der Weg zum finalen Plan ein iterativer Prozess. Randbedingungen werden dem Optimierer vorgegeben, die Lösung wird nach klinischen und technischen Gesichtspunkten beurteilt und entweder für gut befunden, oder ein neuer Durchlauf mit angepassten Randbedingungen wird gestartet – so lange, bis ein zufriedenstellendes Resultat erreicht wird.

Für die eigentliche Berechnung der Dosisverteilung im Patienten wird die Energiedeposition jedes einzelnen Strahls beim Durchgang durch Gewebe berechnet, wofür analytische Algorithmen sowie eine rechenaufwändige, sogenannte „Monte-Carlo"-Simulation sowohl für Rund- [13] als auch MLC-Felder [14] eingesetzt werden, die derzeit den Goldstandard bei der Dosisberechnung darstellt. Vor Inbetriebnahme jedes Cyberknife LINACs werden dessen Strahleigenschaften exakt vermessen und im Bestrahlungsplanungssystem hinterlegt. Für eine hohe Genauigkeit in der Dosisberechnung ist dieser Schritt notwendig, weil sich die einzelnen Systeme geringfügig hinsichtlich Strahlprofil und -energie unterscheiden. Ergebnis der Dosisberechnung ist eine Darstellung der Dosisverteilung mit sogenannten Isodosenlinien, die analog zu geographischen Höhenschichtlinien jeweils ein bestimmtes Dosisniveau repräsentieren (Abb. 1.4). Isodosen werden als absolute Werte in der Einheit Gray (Gy) oder als Prozentwerte relativ zum Dosismaximum angegeben. Eng aneinander liegende Isodosenlinien entsprechen einem steilen Dosisgradienten (Abfall bzw. Anstieg), wie er von der Grenze des Ziels zum umliegenden gesunden Gewebe hin gewünscht ist. Aufgrund der Strahleigenschaften des CK LINACs wird der steilste Dosisgradient bei einer Verschreibungsisodose zwischen 50 und 70 % des Dosismaximums erreicht [15]. Das bedeutet, dass die Dosis innerhalb des Zielvolumens deutlich über der Verschreibungsdosis am Rand liegt, was für viele Indikationen ein gewünschter, positiver Effekt ist, der einer höheren Strahlenwirkung im Tumor entspricht. Diese Vorgangsweise unterscheidet sich wesentlich von der konventionellen Strahlentherapie,

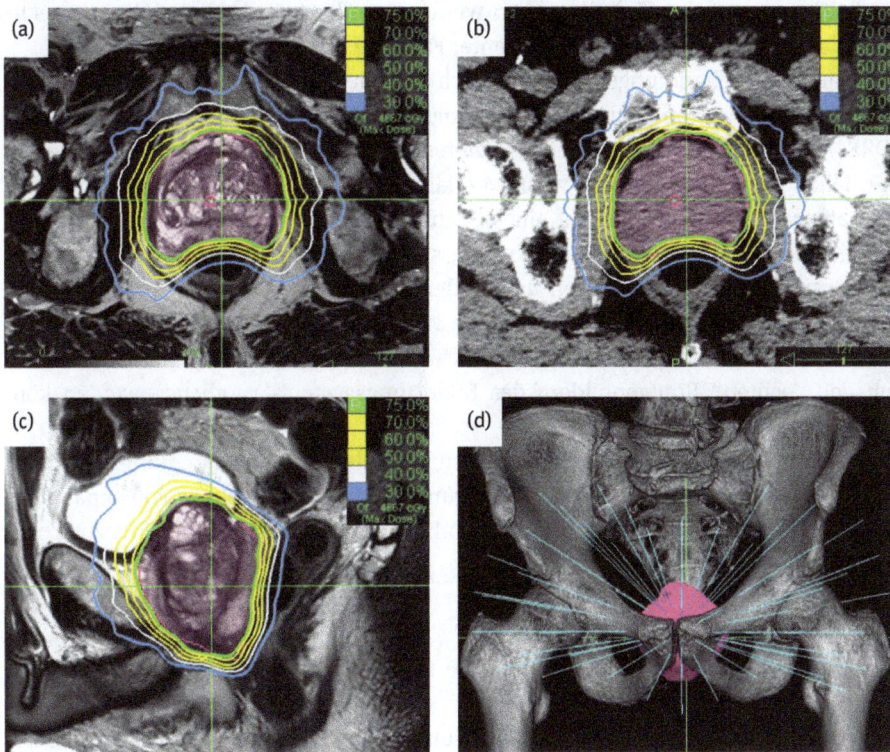

Abb. 1.4: Beispiel eines Bestrahlungsplans für ein Prostatakarzinom mit Darstellung der Anatomie im T2-gewichteten MRT ([a]: axial; [c]: sagittal) und Planungs-CT ([b]: axial). Die das PTV (rote Kontur) umschließende grüne 75 % Isodosenlinie entspricht der Verschreibungsdosis von 5 × 7 Gy. Die Einzelstrahlen (hellblaue Linien) verteilen sich über einen großen Raumwinkel und überlagern sich im Zielgebiet (d).

wo im Allgemeinen eine möglichst homogene Abdeckung des Ziels, also gleiche Dosis am Rand und innerhalb, angestrebt wird. Eine homogenere Dosierung mit dem Cyberknife auf z. B. eine Isodose von 80 % oder darüber ist zwar möglich, hat aber eine höhere Belastung des Normalgewebes bei gleichzeitig geringer Dosis im Ziel zur Folge.

Der Optimierung und Dosisberechnung folgen die interdisziplinäre *Prüfung* und Freigabe des Plans durch mindestens einen qualifizierten Arzt und Physiker. Aus Gründen der Nachvollziehbarkeit werden Plan und Dosisverteilung bildlich dokumentiert und zur Patientenakte hinzugefügt. Der Plan wird anschließend vom Planungsrechner an den zentralen Datenbankserver übertragen. Ein typischer finaler Plan setzt sich aus 50 bis 300 unterschiedlich gewichteten, über einen großen Raumwinkel um den Patienten verteilten Einzelfeldern zusammen. Diese Strahlen, die nacheinander auf das Ziel abgegeben werden, werden vor der Behandlung so sortiert, dass sich ein möglichst zeiteffizienter Fahrweg des Roboters ergibt.

Damit ein Behandlungsplan tatsächlich appliziert werden kann, führt der Datenbankserver als letzten Schritt eine *Berechnung digital rekonstruierter Radiographien* (DRRs) durch. Diese Bilder dienen als Referenzinformation für das Bildortungssystem zur Behandlung. In einem Raycasting-Verfahren werden Röntgenstrahlen durch den CT-Datensatz geschickt und auf einem virtuellen Detektor aufgefangen. Dazu wird die Geometrie des Cyberknife-Bildortungssystems genau simuliert, d. h. Abstand und Position der Röntgenröhren und Bildempfänger im Behandlungsraum werden berücksichtigt. Auf diesem Weg entstehen künstliche Durchlichtaufnahmen, die die Soll-Position des Patienten bzw. des Ziels während der Behandlung definieren und mit den „echten" Röntgenbildern des Bildortungssystems verglichen werden können.

Am Ende der Bestrahlungsplanung stehen alle für die Behandlungsdurchführung notwendigen Information zur Verfügung: Eine optimale Menge von genau definierten Strahlenfeldern, ein angepasster Fahrweg des Roboters, und DRRs zur Lokalisierung des Ziels.

1.1.5 Behandlungsablauf: Atembewegliche Tumoren

Atembewegliche Tumore außerhalb der Lunge werden als Vorbereitung für die Behandlung mit Goldmarkern (Länge 3–5 mm, Durchmesser ca. 1 mm) versehen. In der Regel werden ein bis vier Goldmarker im oder unmittelbar um den Tumor platziert, wobei die Applikation bildgeführt perkutan oder endoskopisch erfolgt. Weil Läsionen im Weichgewebe nicht in stereoskopische Röntgenaufnahmen sichtbar sind, werden diese Goldmarker bei der Behandlung als Surrogat für die Tumorposition verwendet. Eine Ausnahme bilden Lungentumore, bei denen ab einem Durchmesser von etwa 1,5 cm eine Visualisierung in zumindest einer oder beiden Röntgenebenen möglich sein kann. In diesem Fall ist eine Bildortung der Läsion ohne Goldmarker möglich.

Zur Positionierung des Patienten werden geeignete Lagerungshilfen gewählt, um eine stabile und gleichzeitig möglichst bequeme Liegeposition während der Behandlung zu erreichen. Für Läsionen im Thorax und Abdomen werden Nackenkissen sowie Knie- und Fußstützen verwendet. Auch der Einsatz von Vakuummatratzen ist möglich, aber nicht erforderlich. Fixierungen zur Verminderung der Atemexkursion (z. B. Bauchpresse) werden nicht eingesetzt. Bauchlage ist ohne Einschränkungen möglich, wird aber nur in Ausnahmefällen gewählt.

Das Planungs-CT wird zumeist in Exspiration durchgeführt, weil sich diese Phase über einen längeren Teil des Atemzyklus als die Inspiration erstreckt. Die abgebildete Anatomie ist damit repräsentativer für den Zustand bei der Behandlung. Eine ebenfalls übliche Alternative zur Exspiration ist die Aufnahme in mittlerer Atemlage.

Die Scanlänge beträgt jeweils etwa 30 cm und umfasst einen Bereich von mindestens 10 cm superior und inferior der Läsion. Die Einbindung einer sekundären CT-Aufnahme in einer anderen Atemphase oder eines kompletten 4D-Datensatzes ist möglich und kann der Berücksichtigung von anatomischen Veränderungen durch die Atmung dienen.

Die Planung wird durchgeführt wie in Kap. 1.1.4 beschrieben. Zu den wesentlichsten strahlensensiblen Risikostrukturen zählen die Hauptbronchien, der Ösophagus und die unterschiedlichen Darmabschnitte. Grenzwerte für die Dosisbelastung, die einer minimalen Wahrscheinlichkeit für das Auftreten von Nebenwirkungen entsprechen, sind aus der Literatur bekannt [16–20]. Für die meisten Erkrankungen wird eine Verschreibungsisodose zwischen 60 und 75 % gewählt.

Als Referenzbilder werden für die Marker-gestützte Bildortung ein DRR-Paar, für die markerlose Ortung in der Lunge drei DRR-Paare (je eines aus dem kompletten CT, dem CT-Datensatz abzüglich der Wirbelsäule, sowie einem kleinen Ausschnitts um den Tumor) generiert. Zusätzlich werden DRRs der Wirbelsäule bereitgestellt, die hilfsweise zur initialen Ausrichtung des Patienten auf dem Behandlungstisch dienen.

Zur Behandlung wird der Patient wie zur CT-Aufnahme auf dem CK-Behandlungstisch gelagert. Stereoskopische Röntgenbilder der Wirbelsäule werden aufgenommen. Die Patientenposition wird über Couchverschiebung und -rotation angepasst, bis eine möglichst gute Übereinstimmung mit der Sollposition erreicht wird. Auf diese Weise wird eine globale Ausrichtung des Patienten erreicht, die der Situation beim Planungs-CT entspricht. Danach wird das Zielgebiet über eine definierte Couchverschiebung ins Bildzentrum gerückt.

Als nächster Schritt wird ein Korrelationsmodell, das das Signal der externen optischen Marker mit der internen Tumorposition verknüpft, erstellt. Zu diesem Zweck werden zunächst die Aufnahmeparameter (kV, mA, ms) angepasst, um eine gute Sichtbarkeit der Goldmarker oder des Lungentumors zu erreichen. Zur Minimierung von Atemartefakten wird eine kurze Belichtungszeit um 50 ms gewählt. Mit diesen Einstellungen werden anschließend insgesamt 15 Bildpaare zeitgesteuert aufgenommen, sodass der gesamte Atemzyklus abgebildet wird. Alle Live-Bilder werden automatisch software-gestützt mit den DRRs registriert (Abb. 1.5a), wozu eine Suche nach der Grauwerttopologie des Tumors oder der Goldmarker im Live-Bild durchgeführt wird. Als Ergebnis steht für jedes Bildpaar die Abweichung der Ist- von der Soll-Position des Ziels in den drei Translationsrichtungen zur Verfügung. Die 15 Positionen werden nun auf die Auslenkung der externen optischen Marker abgebildet (Abb. 1.5c). Dadurch wird ein funktionaler Zusammenhang zwischen dem eindimensionalen Atemsignal und der translatorischen Bewegung des Ziels in den drei Raumrichtungen hergestellt – das sogenannte Korrelationsmodell. Zumeist ist dieser Zusammenhang linear, aber auch ein nicht-lineares oder phasenverschobenes Verhalten ist möglich und wird von der Software berücksichtigt [21].

Die Behandlung wird nun gestartet. Der Roboter beginnt den Behandlungspfad abzufahren. Vor Abgabe jedes Strahls schwingt sich der Roboter ein und setzt das fortlaufende optische Markersignal über das Korrelationsmodell um, sodass die Strahlachse dynamisch der Tumorbewegung folgt. Zwischen den Strahlen werden periodisch weitere stereoskopische Röntgenbilder aufgenommen und mit den DRRs registriert. Die Resultate werden dem Anwender über die Benutzeroberfläche an der Steuerung präsentiert und dem Korrelationsmodell hinzugefügt (Abb. 1.5). Im Korrelationsmodell werden jeweils nur die aktuellsten 15 Bildpaare berücksichtigt – sobald ein neues Bildpaar hinzukommt, wird das älteste aus dem Modell entfernt.

Die dynamische Strahlverfolgung ist für Auslenkungen bis ± 25 mm in den Translationsrichtungen möglich. Das System stoppt den Behandlungsfortgang automatisch, wenn dieser Bereich überschritten wird, eine abrupte Positionsänderung der optischen Marker erkannt wird (etwa durch Husten) oder in einer Bildaufnahme die Tumorposition um mehr als 5 mm vom aktuell gültigen Korrelationsmodell abweicht. Der Anwender wird aufgefordert, das Atemmodell zu prüfen und gegebenenfalls zu aktualisieren, um die Behandlung fortzusetzen. Das Zusammenspiel aus Erfassung der Zielposition in allen Atemphasen und dynamischem Nachführen des Therapiestrahls bezeichnet man als „Synchrony-Tracking".

Das Intervall für die Röntgenaufnahmen während der Behandlung kann vom Anwender angepasst werden, wobei entweder jeweils ein oder drei rasch aufeinanderfolgende Bildpaare („Burst", Abb. 1.5e) aufgenommen werden. Üblicherweise wird abhängig vom Patientenverhalten ein maximales Alter der Positionsinformation von 20 bis 60 Sekunden für einzelne Aufnahmen bzw. 45 bis 120 Sekunden für den Burstmodus vorgegeben, was ca. einem Bildpaar pro Strahl bzw. für drei bis fünf Strahlen entspricht. Die Eingangsdosis pro Röntgenaufnahme liegt bei 0,1 bis 0,5 mGy. Typische effektive Dosen bewegen sich damit zwischen 1 und 6 mSv, was knapp dem dazugehörigen Planungs-CT entspricht [22]. Da das Röntgen-basierte Tracking erst die hohe Genauigkeit und die damit einhergehende Reduktion des behandelten Volumens ermöglicht, ist diese geringfügige Strahlenexposition mehr als gerechtfertigt und spart insgesamt Dosisbelastung ein.

Behandlungszeiten bei einzelnen atembeweglichen Zielen liegen je nach Komplexität zwischen 20 und 45 Minuten. Die Applikation dauert etwas länger als bei statischen Zielen, weil das „Einschwingen" des Roboterarms vor der Strahlabgabe und die gezielte Bildaufnahme bei einer bestimmten Atemphase zusätzliche Zeit in Anspruch nehmen. Eine vom Patienten gewünschte Pausierung und spätere Fortführung der Behandlung ist jederzeit möglich, erfordert aber die Erstellung eines neuen Atemmodells.

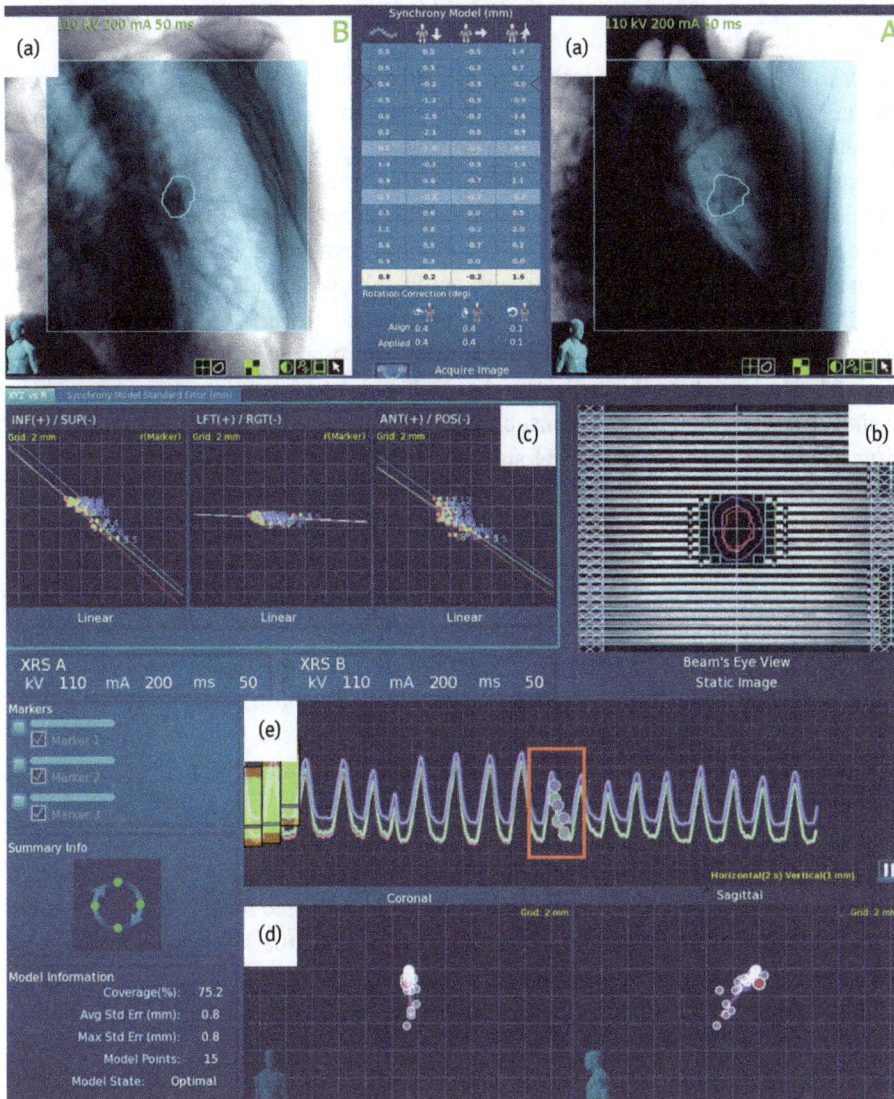

Abb. 1.5: Benutzeroberfläche zur Steuerung von Behandlungen mit aktiver Atmungskompensation am Beispiel einer Lungenmetastase. Überlagerung von Live-Röntgenaufnahmen (blau) und DRRs (grau) für beide Bildebenen (a), Überwachung der Feldgröße (b), Darstellung des Korrelationsmodells in den drei Raumrichtungen (c) und als Trajektorie in koronaler und sagittaler Darstellung (d), Atemsignal der drei optischen Marker (e) mit Datenpunkten aus drei aufeinanderfolgenden Positionsaufnahmen (roter Rahmen).

1.1.6 Behandlungsablauf: Statische Ziele im Körper

Unter „statische" Ziele im Körper fallen alle Regionen, die sich nur in vernachlässigbarem Maß mit der Atmung bewegen. Dazu gehören u. a. das Becken, der Hals, Extremitäten, sowie paraspinale, mit der Wirbelsäule fest verbundene Läsionen. Analog zur Behandlung von atembeweglichen Zielen werden Nackenkissen sowie Knie- und Fußstützen zur Lagerung verwendet. Der Einsatz von Vakuummatratzen, -kissen oder Schultermasken kann lokalisationsabhängig eine reproduzierbare Positionierung unterstützen. Auch eine Behandlung in Bauchlage ist möglich.

Die Scanlänge des Planungs-CTs umfasst ebenso einen Bereich von mindestens 10 cm superior und inferior der Läsion. Die Planung wird durchgeführt, wie in Kap. 1.1.4 beschrieben. Zusätzlich zu den in Kap. 1.1.5 genannten strahlensensiblen Risikostrukturen sind lokalisationsabhängig Blase und Rektum zu berücksichtigen. Grenzwerte für die Dosisbelastung sind in der Literatur beschrieben [16,23]. Für die meisten Ziele wird eine Verschreibungsisodose zwischen 60 und 75 % gewählt.

Tumore im Weichgewebe lassen sich nicht in den Röntgenaufnahmen des CK Bildortungssystems abbilden. Im Falle einer stabilen Verbindung des Tumors mit der Wirbelsäule lässt sich auch der angrenzende Wirbelsäulenabschnitt als Zielstruktur für die Bildortung verwenden. In diesem Fall erfolgt die Durchführung wie eine spinale radiochirurgische Behandlung. Für eine detaillierte Beschreibung dieses Ablaufs wird auf Kap. 1.1.6 in „Robotergesteuerte Radiochirurgie Band 1" verwiesen [24]. Besteht keine Nahebeziehung zur Wirbelsäule, müssen analog zu atembeweglichen Läsionen Goldmarker in oder um das Ziel implantiert werden, die als Surrogat für die Bildortung herangezogen werden.

Als Referenz für die Marker-basierte Bildortung wird ein DRR-Paar generiert. Zur Behandlung wird der Patient wie zur CT-Aufnahme auf dem CK-Behandlungstisch gelagert. Stereoskopische Röntgenbilder werden aufgenommen. Die Aufnahmeparameter (kV, mA, ms) werden angepasst, um die Sichtbarkeit der Goldmarker zu verbessern. Die Goldmarker werden auf Basis der Grauwerttopologie in den Live-Bildern einzeln identifiziert und mit der Position in den DRRs abgeglichen [25]. Die Differenz zwischen den Schwerpunkten der Markerverteilung in DRR und Live-Bildern entspricht der translatorischen Abweichung zwischen Soll- und Ist-Position des Ziels. Sofern drei oder mehr Goldmarker in hinreichendem Abstand zueinander vorhanden sind, wird aus dem Vergleich der Markergeometrie auch eine Winkelabweichung bestimmt. Zusätzlich werden die Abstände zwischen je zwei Markern verglichen. Diskrepanzen werden als Qualitätsparameter ausgegeben und können auf eine Migration eines oder mehrerer Marker seit der CT-Aufnahme hindeuten. In diesem Fall kann der verdächtige Marker für die Behandlungsdurchführung abgewählt werden. Die Translations- und Rotationsabweichungen werden verwendet, um das Ziel über eine Couch-Bewegung möglichst exakt in die Soll-Position zu rücken.

Die Behandlung wird gestartet: Der Roboter gibt nacheinander einzelne Strahlen auf das Ziel ab. Die Zielposition wird periodisch über weitere stereoskopische Rönt-

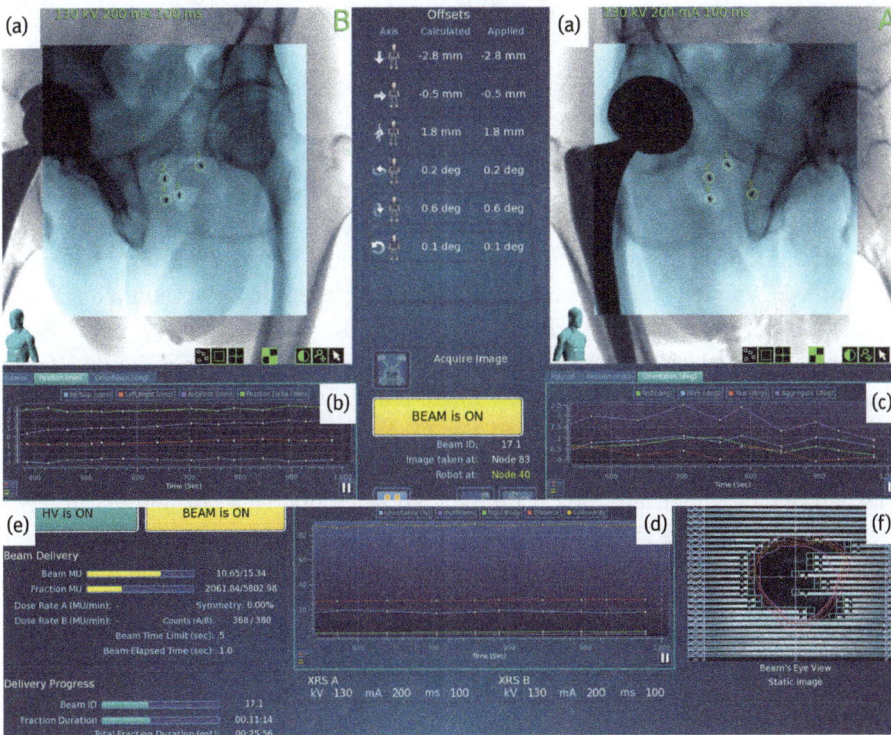

Abb. 1.6: Benutzeroberfläche zur Steuerung einer Prostata-Behandlung mit *Fiducial-Tracking*. Überlagerung von Live-Röntgenaufnahmen (blau) und DRRs (grau) für beide Bildebenen (a) und Darstellung von je 4 *Fiducials* (grün eingekreist), Bewegungsmuster für Translationen (b) und Rotationen (c), Qualitätsparameter für die Bildortung (d), Überwachung des Strahls (e) und der Feldgröße (f).

genbilder erfasst. Die Resultate werden dem Anwender angezeigt (Abb. 1.6). Die jeweils aktuellsten Abweichungen der Ist- von der Soll-Position werden für das Tracking durch den Roboter herangezogen. Die Nachführung des Strahls ist für Translationen bis ± 10 mm und Rotationen bis ± 5 Grad für Pitch bzw. ± 3 Grad für Roll und Yaw möglich, beim Verlassen dieses Bereichs ist eine Änderung der Patientenposition erforderlich.

Die übliche Aufnahmefrequenz liegt bei einem Bildpaar alle 20 bis 60 Sekunden. Die Eingangsdosis liegt abhängig von der Lokalisation bei 0,25 bis 2 mGy. Entsprechend variieren auch die effektiven Dosen über einen großen Bereich von 2 bis 25 mSv [19], was in der Größenordnung des dazugehörigen Planungs-CTs liegt. Der Einsatz der Röntgen-Bildführung wird durch die erhöhte Genauigkeit gerechtfertigt. Typische Behandlungszeiten für einzelne Läsionen liegen bei 20 bis 40 Minuten.

1.1.7 Maßnahmen zur Qualitätssicherung und -kontrolle

Aufgrund der speziellen Systemeigenschaften lassen sich aus der konventionellen Strahlentherapie entwickelte Empfehlungen zur Qualitätssicherungen nur bedingt auf die robotergeführte Radiochirurgie übertragen. Deshalb wurde 2011 von der *American Association of Physicists in Medicine* (AAPM) ein Report veröffentlicht [26], der sich detailliert mit spezifischen Maßnahmen zur Qualitätssicherung bei der Cyberknife-Radiochirurgie beschäftigt und derzeit für eine Neuauflage aktualisiert und erweitert wird. Er umfasst Konstanzprüfungen aller Teilsystem, des Gesamtsystems und Empfehlungen zur Prozesssicherheit.

Der wesentlichste technische Prüfpunkt ist der sogenannte End-to-End (E2E) Test, der den kompletten Behandlungsablauf mit einem anthropomorphen Phantom simuliert und alle Arbeitsschritte von der CT-Aufnahme über die Planung bis zur bildgeführten Applikation einschließt. Am Ort des Ziels werden radiochrome Filme platziert, die die applizierte Dosisverteilung abbilden und eine hochaufgelöste Auswertung erlauben. Als wesentlichstes Ergebnis erhält man den radialen Versatz der applizierten Dosiswolke von der Sollposition, der ein Maß für den geometrischen Gesamtfehler des Systems darstellt.

E2E Tests können analog zu den technischen Möglichkeiten des Cyberknifes für mit Goldmarker versehene und atembewegliche Lokalisationen (Synchrony) sowie Ziele in Kopf und Wirbelsäule, simuliert werden. Aus den in der Regel mindestens monatlich durchgeführten Tests lassen sich Rückschlüsse auf den Zustand des Systems ziehen und gegebenenfalls technische Korrekturmaßnahmen einleiten. Für ein Cyberknife in einwandfreiem Zustand liegt die Gesamtgenauigkeit gemittelt über alle Modalitäten bei unter einem halben Millimeter (Abb. 1.7).

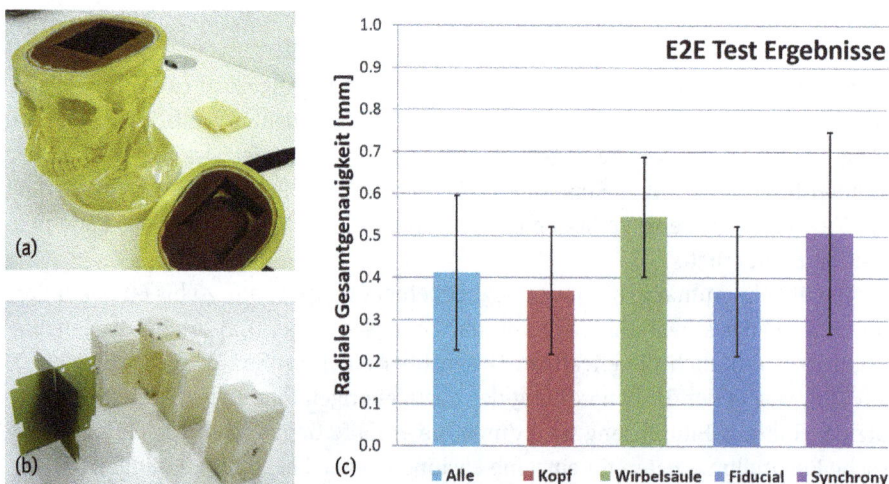

Abb. 1.7: End-to-End Tests. Anthropomorphes Kopfphantom (a), Filmhalter (b) und eine Zusammenfassung der Ergebnisse aus fast 200 Tests am CK M6 im Europäischen Cyberknife Zentrum München-Großhadern (c).

Zusätzlich zu technischen Gerätetests ist die Sicherheit des Behandlungsablaufs ein maßgeblicher Faktor für die Qualität. Dieser Punkt beinhaltet das Erstellen von Checklisten, Kontrollen bei kritischen Arbeitsschritten und die ausreichende Verfügbarkeit von hochqualifiziertem Personal. Darin sind auch behandlungsspezifische Maßnahmen enthalten, etwa die unabhängige visuelle Prüfung der markerlosen Bildortung von Lungentumoren, wo ein Erfassen einer bildmorphologisch ähnlichen Struktur im Suchfenster durch die Software technisch möglich, aber unbedingt durch den Anwender auszuschließen ist. Die Summe der technischen und organisatorischen Maßnahmen gewährleistet den für die robotergeführte Radiochirurgie notwendigen hohen Standard.

Referenzen

[1] Adler JR Jr, Chang SD, Murphy MJ, et al. The Cyberknife: a frameless robotic system for radiosurgery. Stereotact Funct Neurosurg. 1997;69(1–4 Pt 2):124–8.

[2] Antypas C, Pantelis E. Performance evaluation of a CyberKnife G4 image-guided robotic stereotactic radiosurgery system. Phys Med Biol. 2008;53(17):4697–718.

[3] Kilby W, Dooley JR, Kuduvalli G, Sayeh S, Maurer CR Jr. The CyberKnife Robotic Radiosurgery System in 2010. Technol Cancer Res Treat. 2010;9(5):433–52.

[4] Fürweger C, Prins P, Coskan H, Heijmen BJ. Characteristics and performance of the first commercial multileaf collimator for a robotic radiosurgery system. Med Phys. 2016;43(5):2063.

[5] Echner GG, Kilby W, Lee M, et al. The design, physical properties and clinical utility of an iris collimator for robotic radiosurgery. Phys Med Biol. 2009;54(18):5359–80.

[6] Heidorn SC, Kremer N, Fürweger C. A Novel Method for Quality Assurance of the Cyberknife Iris Variable Aperture Collimator. Cureus. 2016;8(5):e618.

[7] Asmerom G, Bourne D, Chappelow J, et al. The design and physical characterization of a multileaf collimator for robotic radiosurgery. Biomed Phys Eng Express. 2016;2:017003.

[8] Kathriarachchi V, Shang C, Evans G, Leventouri T, Kalantzis G. Dosimetric and radiobiological comparison of CyberKnife M6™ InCise multileaf collimator over IRIS™ variable collimator in prostate stereotactic body radiation therapy. J Med Phys. 2016;41(2):135–43.

[9] Masi L, Zani M, Doro R, et al. CyberKnife MLC-based treatment planning for abdominal and pelvic SBRT: Analysis of multiple dosimetric parameters, overall scoring index and clinical scoring. Phys Med. 2018;56:25–33.

[10] Hoogeman M, Prévost JB, Nuyttens J, et al. Clinical accuracy of the respiratory tumor tracking system of the cyberknife: assessment by analysis of log files. Int J Radiat Oncol Biol Phys. 2009;74(1):297–303.

[11] Pepin EW, Wu H, Zhang Y, Lord B. Correlation and prediction uncertainties in the cyberknife synchrony respiratory tracking system. Med Phys. 2011;38(7):4036–44.

[12] Schlaefer A, Schweikard A. Stepwise multi-criteria optimization for robotic radiosurgery. Med Phys. 2008;35(5):2094–103.

[13] Wilcox EE, Daskalov GM. Accuracy of dose measurements and calculations within and beyond heterogeneous tissues for 6 MV photon fields smaller than 4 cm produced by Cyberknife. Med Phys. 2008;35(6):2259–66.

[14] Heidorn SC, Kilby W, Fürweger C. Novel Monte Carlo dose calculation algorithm for robotic radiosurgery with multi leaf collimator: Dosimetric evaluation. Phys Med. 2018;55:25–32.

[15] Xu Q, Fan J, Grimm J, et al. The dosimetric impact of the prescription isodose line (IDL) on the quality of robotic stereotactic radiosurgery (SRS) plans. Med Phys. 2017;44(12):6159–6165.

[16] Benedict SH, Yenice KM, Followill D, et al. Stereotactic body radiation therapy: the report of AAPM Task Group 101. Med Phys. 2010;37(8):4078–101.

[17] Nuyttens JJ, Moiseenko V, McLaughlin M, Jain S, Herbert S, Grimm J. Esophageal Dose Tolerance in Patients Treated With Stereotactic Body Radiation Therapy. Semin Radiat Oncol. 2016;26 (2):120–8.

[18] Duijm M, Schillemans W, Aerts JG, Heijmen B, Nuyttens JJ. Dose and Volume of the Irradiated Main Bronchi and Related Side Effects in the Treatment of Central Lung Tumors With Stereotactic Radiotherapy. Semin Radiat Oncol. 2016;26(2):140–8.

[19] Goldsmith C, Price P, Cross T, et al. Dose-Volume Histogram Analysis of Stereotactic Body Radiotherapy Treatment of Pancreatic Cancer: A Focus on Duodenal Dose Constraints. Semin Radiat Oncol. 2016;26(2):149–56.

[20] LaCouture TA, Xue J, Subedi G, et al. Small Bowel Dose Tolerance for Stereotactic Body Radiation Therapy. Semin Radiat Oncol. 2016;26(2):157–64.

[21] Schweikard A, Shiomi H, Adler J. Respiration tracking in radiosurgery. Med Phys. 2004;31 (10):2738–41.

[22] Murphy MJ, Balter J, Balter S, et al. The management of imaging dose during image-guided radiotherapy: report of the AAPM Task Group 75. Med Phys. 2007;34(10):4041–63.

[23] Thomas TO, Hasan S, Small W Jr, et al. The tolerance of gastrointestinal organs to stereotactic body radiation therapy: what do we know so far? J Gastrointest Oncol. 2014;5(3):236–46.

[24] Fürweger C, Treuer H. Physikalische und Technische Rahmenbedingungen. In: Becker G, Muacevic A, Ruge M, eds. Robotergesteuerte Radichirurgie Band 1: Ein praktischer Leitfaden zur Therapie cranieller und spinaler Indikationen. Berlin: De Gruyter, 2020.

[25] Hatipoglu S, Mu Z, Fu D, Kuduvalli G. Evaluation of a robust fiducial tracking algorithm for image-guided radiosurgery. Proc. SPIE 6509:65090 A.

[26] Dieterich S, Cavedon C, Chuang CF, et al. Report of AAPM TG 135: quality assurance for robotic radiosurgery. Med Phys. 2011;38(6):2914–36.

1.2 Robotergeführte Radiochirurgie im Kontext anderer Systeme

Boris Dettinger, Christoph Fürweger

1.2.1 Definition Stereotactic Body Radiotherapy (SBRT)

Die Körperstereotaxie oder extrakranielle stereotaktische Bestrahlung (engl. *Stereotactic Body Radiotherapy* [SBRT]) ist eine Form der perkutanen Strahlentherapie in der eine hohe Gesamtdosis in einer oder wenigen Fraktionen bildgesteuert appliziert wird. Aufgrund der Dosiseskalation muss die Dosisverteilung sehr konformal an das Zielvolumen angepasst werden und einen steilen Dosisabfall hin zum umgebenden Normalgewebe gewähren. Neben einer erhöhten Genauigkeit und Präzision des Gesamtsystems muss das Zielvolumen sehr gut vom umgebenden Normalgewebe abgrenzbar sein [1].

1.2.2 Qualitätsanforderungen an die Körperstereotaxie

Für die SBRT gelten erhöhte Anforderungen an die Bestrahlungsgeräte sowie an die Prozesse in den jeweiligen Einrichtungen. Dies setzt zum einen definierte Abläufe, zum anderen ein geschultes interdisziplinäres Team voraus, welches ausreichend Erfahrung in der Körperstereotaxie vorweisen kann. Die im Folgenden genannten technischen sowie personellen und prozessualen Anforderungen sind der aktuell gültigen Empfehlung der Arbeitsgruppe Stereotaxie der Deutschen Gesellschaft für Radioonkologie (DEGRO) entnommen [1].

1.2.2.1 Technische Qualitätsanforderungen

Die korrekte *Patientenpositionierung* ist zwingende Voraussetzung für eine SBRT. Um dieselbe Position wie im Planungs-CT zu erreichen, werden Lagerungshilfen wie bspw. Vakuummatratzen oder Kombiboards verwendet. Diese ermöglichen eine reproduzierbare Lagerung für jede einzelne Fraktion. Die Lagerungskontrolle und Bestätigung der Soll-Position hingegen, erfolgt bildgeführt (engl. *Image Guided Radiotherapy* [IGRT]). Hierbei werden die aktuellen Aufnahmen mit dem Planungs-CT abgeglichen. Dies kann zum einen durch ein Cone-Beam-CT, in-room-CT, MRT oder stereoskopische Röntgenaufnahmen erfolgen. Abb. 1.8 zeigt 2 verschiedene bildgebende Systeme für die Lagerungskontrolle.

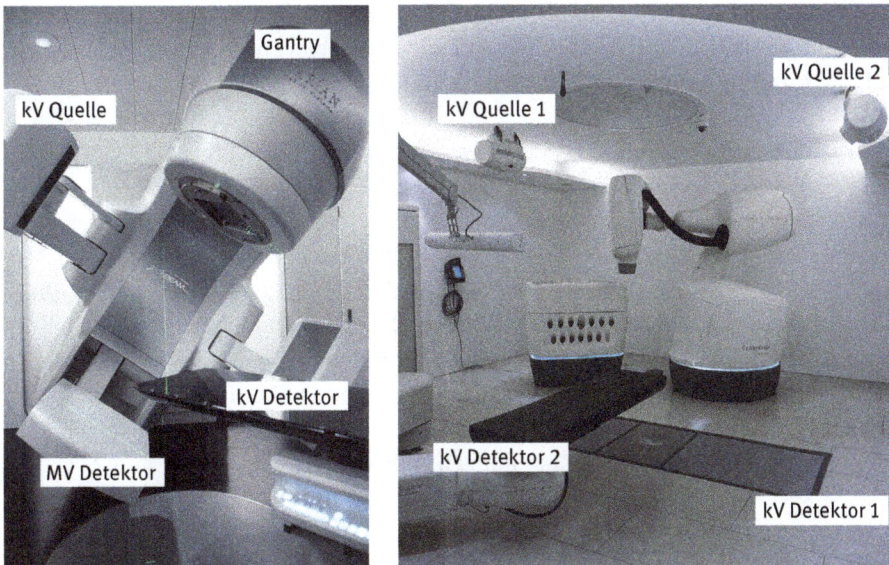

Abb. 1.8: Links: Cone Beam CT für die Lagerungskontrolle an einem Linearbeschleuniger der Fa. Varian (Abbildung mit Genehmigung der Fa. Varian Medical Systems, Palo Alto, CA, USA). Rechts: stereoskopische Röntgenröhren am Cyberknife M6 der Fa. Accuray Inc., Sunnyvale, CA, USA.

Lässt sich der Tumor vom angrenzenden Normalgewebe nicht unterscheiden, ist abhängig von der Lokalisation des Zielvolumens ein röntgendichter Marker oder ein elektromagnetischer Transponder als Surrogat zu implantieren. Dies sollte einige Tage vor dem Planungs-CT erfolgen, um eine Migration des Markers auszuschließen. Handelt es sich um eine Bestrahlung knöcherner Strukturen, kann der Soll-Ist-Abgleich direkt darauf erfolgen. Die Marker lassen sich bildgeführt direkt in das Zielvolumen einbringen. Für Lungentumore bspw. kann dies transthorakal oder bronchoskopisch erfolgen.

Bei *atembeweglichen Tumoren* muss eine entsprechende Bildgebung für die Zielvolumendefinition und Bestrahlungsplanung erfolgen. Je nach gewähltem Ansatz zur Kompensation der Atembeweglichkeit während der Bestrahlung müssen das Zielvolumenkonzept und die Bestrahlungsplanung angepasst werden. Hier lassen sich drei Strategien unterscheiden. Zum einen die Bestrahlung des gesamten Volumens in dem sich der Tumor während eines Atemzyklus befindet, sogenanntes ITV Konzept (engl. *Internal Target Volume* [ITV]). Die Bestrahlung in einer definierten Atemphase, das sogenannte *Gating*. Und schließlich die Echtzeit Verfolgung und Bestrahlung des Tumors (Tracking).

Neben einer adäquaten Zielvolumendefinition ist es wichtig einen geeigneten Dosisberechnungsalgorithmus für Bestrahlungen im Bereich von Dichteinhomogenitäten zu verwenden. Hierfür sind Algorithmen vom Typ B oder Monte Carlo Berechnungen zu wählen.

Um das umliegende Gewebe bestmöglich zu schonen, muss die verschriebene Dosis *konformal* an das Zielvolumen angepasst werden. Hierfür eignen sich Systeme mit Multilamellen-Kollimatoren mit einer Lamellenbreite von kleiner 10 mm bezogen auf das Isozentrum oder alternativ Rundkollimatoren mit verschiedenen Durchmessern.

Die mechanische Präzision und Reproduzierbarkeit sollte unter 1,25 mm liegen. Die dosimetrische Unsicherheit in einem End- to-End Test soll innerhalb des Zielvolumens maximal 3 % betragen. Für Zielvolumina kleiner 2 cm^3 ist eine Abweichung von maximal 5 % zulässig. Ein regelmäßiger systemspezifischer End- to- End Test sollte ebenso zu den Qualitätssicherungsmaßnahmen gehören wie eine Überprüfung der mechanischen Zielgenauigkeit. Aufgrund der bildgeführten Behandlung ist die tägliche Kontrolle der Übereinstimmung des Beschleunigers Bezugspunkts und des Bezugspunkts des bildgebenden Systems durchzuführen. Für die Kommissionierung sowie weiterführende qualitätssichernde Maßnahmen sei auf die einschlägigen DIN-Normen und internationalen Empfehlungen verwiesen [1].

1.2.2.2 Personelle und prozessuale Qualitätsanforderungen

Das interdisziplinäre Team sollte aus speziell geschulten Ärzten, Medizinphysikexperten sowie medizinisch-technischen Radiologieassistenten (MTRA) bestehen. Die Schulungen durch den jeweiligen Gerätehersteller berufsgruppenspezifisch erfolgen und durch eine Hospitation in einem erfahrenen Zentrum ergänzt werden. Alle relevanten Arbeitsabläufe müssen schriftlich erfasst werden. Die Indikation zur SBRT sollte aus einer interdisziplinären Tumorkonferenz herausgestellt werden. Für die kontinuierliche Weiterbildung ist eine regelmäßige Teilnahme an spezifischen Fortbildungsveranstaltungen der Fachgesellschaften empfehlenswert. Ebenso ist eine ausreichende Erfahrung auf dem Gebiet mit mindestens 20 Patienten pro Jahr vorzuweisen [1].

1.2.3 Geschichtliche Entwicklung der SBRT

Die Body Stereotaxie hat sich aus der intrakraniellen Stereotaxie heraus entwickelt. Diese nahm ihre Anfänge im Jahre 1951 und ist eng mit dem Namen Lars Leksell verbunden. Im Jahre 1968 wurde der erste Prototyp des Gamma Knifes in Stockholm in Betrieb genommen. Die Ergebnisse waren sehr vielversprechend und somit wurde der Gedanke der extremen Hypofraktionierung auch auf den extrakraniellen Bereich übertragen [2]. In den frühen 1990ern starteten die ersten Gruppen (Hamilton et al.) mit der Behandlung von spinalen Tumoren [3]. Kurz darauf folgte die Behandlung von weiteren verschiedenen extrakraniellen Tumoren durch Lax und Blomgren [4]. Shirato und Kollegen befassten sich bereits 1999 mit Strategien zur Kompensation von Atembewegungen [5]. Mit der wachsenden klinischen Erfahrung und der technischen Weiterentwicklung der Bestrahlungsgeräte nahm auch die Anzahl der Kliniken zu, welche die SBRT für die Behandlung verschiedenster Tumorlokalisationen einsetzen [6].

1.2.4 Kriterien zum Vergleich verschiedener SBRT Systeme

Um verschiedene SBRT Systeme im Gesamten objektiv vergleichen zu können, müssten exakt dieselben Voraussetzungen und Rahmenbedingungen geschaffen und der Faktor Mensch ausgeblendet werden. Dies ist nicht möglich und so ist selbst bei Planungsstudien unter Vorgabe einheitlicher Zielvolumina und Zielvorgaben das Ergebnis vom jeweiligen Planer abhängig [7]. Unabhängig davon, welches System für die SBRT eingesetzt wird, ist die Übung und Erfahrung des interdisziplinären Teams sowie die qualitätssichernden Prozesse maßgeblich für eine sichere und erfolgreiche Behandlung. Rein objektiv lassen sich allein die technischen Merkmale eines Systems gegenüberstellen.

1.2.5 Modifizierte LINAC Systeme

Die Gerätegenerationen der zwei großen Hersteller sind heutzutage weitestgehend mit einem bildgebenden System ausgestattet und erlauben durch den Einsatz eines Multilamellen-Kollimators einen hohen Grad an Konformität. Auch die mechanische Genauigkeit liegt in der geforderten Größenordnung [2]. Trotzdem sollen im Folgenden nur die für die SRS, SRT und SBRT empfohlenen Geräte vorgestellt werden.

1.2.5.1 Elekta Versa HD

Der Versa HD ist das High-End-Modell der klinischen Linearbeschleuniger der Fa. Elekta AB (Stockholm, Schweden). Er verfügt über mehrere Photonenenergien und Elektronenenergien und ermöglicht somit einen breiten klinischen Einsatz von einfachen Bestrahlungstechniken bis hin zu volumetrisch modulierten Techniken. Bei Verwendung eines Flattening-Filters stehen die Energien 6, 10, 15 oder 18 MV zur Verfügung. Wird auf diesen verzichtet entsteht eine Dosisleistung von 1400 MU/min bei 6 MV und bis zu 2200 MU/min bei 10 MV. Die applizierte Dosis wird von insgesamt 3 Monitorkammern unabhängig überwacht. Die Feldmodulation erfolgt durch einen Multilamellenkollimator mit insgesamt 160 Lamellen (Agility MLC). Dieser stellt Feldgrößen von 0,5 cm × 0,5 cm bis hin zu den üblichen 40 cm × 40 cm im Isozentrumsabstand von 100 cm dar. Die einzelnen Lamellen lassen sich interdigitierend verfahren und erlauben ein Überschreiten der Zentralachse von bis zu 15 cm bei einer maximalen effektiven Geschwindigkeit von 6,5 cm/s. Bezogen auf das Isozentrum haben die Lamellen eine Breite von 5 mm. Die Lamellenposition wird über eine optische Sensorik kontinuierlich überwacht und erzielt eine Genauigkeit von 1 mm in der Isozentrumsebene und eine Wiederholgenauigkeit von 0,5 mm. Mit einer Höhe von 9 cm erreichen sie eine sehr geringe Transmission von unter 0,5 %. Der Elekta Versa HD verfügt über alle gängigen Bestrahlungstechniken, wie 3D konformale Radiotherapie, Intensitätsmodulierte Radiotherapie (IMRT), volumetrisch modulierte Radiotherapie (VMAT). Diese sind koplanar und nicht koplanar durch Auslenkung des Behandlungstischs möglich [8–10].

Bildgebung

Die Kontrolle der Patientenpositionierung vor, während und zwischen der Behandlung kann durch ein um 90° versetzt zum Behandlungsstrahl angebrachtes kV System erfolgen (siehe Abb. 1.8). Hierfür stehen verschiedene Aufnahmemodi zur Verfügung. Neben einzelnen 2D-Aufnahmen für ein schnelles und einfaches Ausrichten, können ganze Sequenzen von 2D-Aufnahmen gemacht werden, um die Organbewegung zu erfassen. Mittels Cone-Beam-CT (CBCT) kann auch eine 3D-Bildgebung erfolgen. Abhängig von der Lokalisation lassen sich unterschiedliche Feldgrößen und Strahlparameter wählen. Darüber hinaus lässt sich dies auch zeitaufgelöst darstellen (4D-CBCT).

Alternativ ist eine MV Bildgebung implementiert. Das MV System hat ein Field-of-view (FOV) von 26 cm × 26 cm im Isozentrum und lässt sich um 11,5 cm in jede Richtung versetzen. Der zugehörige Detektor hat eine aktive Fläche von 40 cm × 40 cm bei einer Auflösung von 1024 × 1024 Pixel. Für eine Aufnahme ist lediglich 1 MU nötig. Der Abgleich der Lagerung erfolgt gegenüber dem Referenz CT anhand anatomischer Strukturen. Die errechnete Korrektur wird automatisch nach Bestätigung durch den Anwender durchgeführt. Der Behandlungstisch HexaPod evo RT erlaubt dabei eine Korrektur aller translatorischer und rotatorischer Freiheitsgrade mit einer Genauigkeit im Submillimeterbereich. Atembewegliche Ziele lassen sich durch Gating im Zusammenspiel mit IMRT oder VMAT optimal behandeln [9–11].

Behandlungsplanung

Die Planungssoftware Monaco der Firma Elekta AB (Stockholm, Schweden) bietet alle state-of-the-art Funktionen, wie bspw. rigide sowie deformierbare Bildregistrierung, multimodale Bildverarbeitung, inverse Planoptimierung für IMRT und VMAT Technik. Monte Carlo Dosisberechnung, Planadministrierung und Archivierung sowie eine Exportmöglichkeit relevanter Daten. Das Planungssystem ist voll in das Patienten-Management und Informationssystem Mosaiq der Firma Elekta AB (Stockholm, Schweden) integriert [8].

1.2.5.2 Varian Edge

Der Varian Edge baut auf der Truebeam Serie der Firma Varian Medical Systems (Palo Alto, CA, USA) auf und ist das dedizierte Modell für die SRS und SBRT. Neben den für klinische Beschleuniger üblichen Photonenenergien und Dosisleistungen von bis zu 650 MU/min steht speziell für die SRS/SBRT ein High Intensity Mode (FFF-*flattening filter free*) der 6 MV und 10 MV Photonenstrahlung mit einer Dosisleistung von bis zu 1400 MU/min (6 MV) und 2400 MU/min (10 MV) zur Verfügung. Dies erlaubt in Kombination mit der RapidArc-Technologie (VMAT) eine sehr schnelle Dosisapplikation. So bleibt die Behandlungszeit selbst bei sehr hohen Einzeldosen pro Fraktion im gewöhnlichen Zeitfenster. Als Multilamellenkollimator kommt der HD 120 mit insgesamt 60 Lamellenpaaren und einer maximalen Feldgröße von 40 cm × 22 cm zum Einsatz. Die reduzierte Größe ergibt sich aufgrund der feinen Lamellenbreite von 2,5 mm der mittleren 32 Lamellenpaare, die äußeren 28 haben eine Breite von 5 mm bezogen auf das Isozentrum in Abstand von 100 cm. Diese sind insbesondere für kleine Zielvolumina von Vorteil und erlauben eine sehr gute Konformität. Als Alternative können auch Cones mit Größen von 4 mm bis 17,5 mm verwendet werden. Der Varian Edge verfügt über alle gängigen Bestrahlungstechniken, wie 3D-konformale RT, IMRT, VMAT. Diese sind koplanar und nicht koplanar möglich [10,12,13]. Eine Besonderheit stellt sicherlich das Varian Calypso System dar. Hierbei lässt sich die Tumorposition in Echtzeit bestimmen und in einer definierten Atemphase bestrahlen (Gating). Im Gegensatz zum Synchrony-Ansatz der Fa. Accuray (Sunnyvale,

CA, USA) werden keine röntgendichten Marker implantiert und die Bewegung durch ein Korrelationsmodell mit einem Surrogat verknüpft. Sondern die implantierten Transponder werden direkt und kontinuierlich verfolgt [14,15] Dafür ist es notwendig im Vorfeld der Therapie einen Transponder in das Zielvolumen oder in der Nähe zu implantieren. Die Transponder sind deutlich größer als sonst übliche Goldmarker und haben eine Länge von ca. 1 cm [16,17].

Bildgebung

Für die Patientenpositionierung und Lagerungskontrolle steht zum einen das MV-System zur Verfügung mit einer reduzierten Photonenenergie von 2,5 MV zum anderen ist ein kV-System integriert, dass eine 2D, 3D sowie eine zeitaufgelöste Bildgebung ermöglicht (4D CBCT). Nach der Bildakquise erfolgt eine voll automatische Überlagerung der Bilddaten und die nötige Positionierungskorrektur kann nach Bestätigung des Anwenders durch den Behandlungstisch durchgeführt werden. Die PerfectPitch Couch erlaubt die Korrektur aller 3 translatorischer und 3 rotatorischer Freiheitsgrade. Die translatorische Positioniergenauigkeit ist kleiner 0,5 mm und die rotatorische kleiner 0,3°. Für die intra-fraktionelle Überwachung kann zusätzlich ein optisches Oberflächensystem genutzt werden. Außerdem lassen sich MV-fluoroskopische Aufnahmen machen oder intermittierende kV-Aufnahmen (Atem getriggert, Dosis getriggert, Gantry Winkel getriggert oder zeitabhängig). Somit ist situationsbedingt eine optimale Lagerungskontrolle gewährt. Alternativ zum Calypso System, lässt sich die Atembeweglichkeit des Zielvolumens kompensieren, indem die Dosis abhängig vom Atemzyklus eingestrahlt wird (Gating). Hierbei reagiert das System innerhalb von weniger als 350 ms. Neben der 3D-konformalen Technik, lassen sich auch IMRT sowie VMAT Technik gaten [10,13].

Behandlungsplanung

Die Planungssoftware Eclipse der Firma Varian Medical Systems (Palo Alto, CA, USA) bietet ebenfalls alle state-of-the-art Funktionen. Das Planungssystem ist voll in das Patienten-Management und Informationssystem Aria der Firma Varian Medical Systems (Palo Alto, CA, USA) integriert [12].

1.2.5.3 Brainlab Novalis

Das Novalis Radiochirurgieprogramm (Novalis® Radiosurgery) ist eine Erweiterung für die High-End-Linearbeschleuniger und erlaubt eine maßgeschneiderte Konfiguration für die stereotaktische Radiochirurgie (SRS) sowie die Körperstereotaxie (SBRT). Das Programm besteht aus Hardware-Komponenten, welche in das herstellerspezifische Umfeld installiert werden und spezieller Software, die eine schnelle und präzise Behandlungsplanung sowie Applikation der Dosis ermöglichen. Das Novalis Radiochirurgieprogramm wird in über 470 Zentren weltweit eingesetzt und basiert auf über zwanzig Jahren Erfahrung. Neben der rein technischen Erweiterung, wird auch das Personal vor Ort geschult und es erfolgt eine Zertifizierung durch den Novalis Prüfausschuss (Novalis Certified). Dies wird ergänzt durch jährliche Treffen der Community und einem interaktiven Forum, um den Wissenstransfer zu fördern [18].

ExacTrac

Die ExacTrac Röntgenüberwachung ist eine Ergänzung zu vorhandenen IGRT Lösungen. Das System besteht aus zwei in den Boden eingelassenen Röntgeneinheiten, die die intrafraktionelle Bewegung erfassen. Somit lässt sich die Patientenposition, die zu Beginn der Bestrahlung durch das IGRT System bestimmt wurde, mit Röntgenaufnahmen kontinuierlich überwachen und korrigieren. Die aufgenommenen Bilder werden mit der Referenzbildgebung fusioniert und Abweichungen der Position automatisch angezeigt. Die Bildgebung erfolgt unabhängig von der Gantry- und Couch-Position. Das System erlaubt somit eine intrafraktionelle Kontrolle und gleichzeitig eine unabhängige Verifizierung der Patientenpositionierung im Submillimeterbereich [19]. Über eine Schnittstelle wird das System integriert und die Korrektur erfolgt nach Bestätigung vollautomatisch durch den Behandlungstisch [20].

ExacTrac Dynamic

Das ExacTrac Dynamic vereint oberflächen- und röntgenbasiertes Tracking. Hierbei wird eine Thermaloberflächen Kameratechnologie mit dem ExacTrac-System kombiniert. Das erlaubt zum einen eine Echtzeitverifizierung der inneren Anatomie mit unmittelbarer Korrekturberechnung, Unterbrechung der Dosisapplikation und Repositionierung sowie ein Oberflächen-Tracking durch Thermalbildgebung. Die 4D-Thermalkamera korreliert die 3D-Wärmesignatur mit der rekonstruierten 3D-Oberflächenstruktur des Patienten. Über 300.000 Datenpunkte erlauben ein sehr genaues Positionieren und Tracken während des gesamten Atemzyklus. Die Erfassung der Wärmesignatur macht das System robust gegen optische Störungen wie Reflexionen oder unterschiedliche Raumausleuchtung. Im Gegensatz zu ExacTrac-Röntgenüberwachung werden größere Detektoren sowie Röntgenröhren mit einer höheren Wärmekapazität eingesetzt. Diese erlauben größere Aufnahmen bei einer höheren Aufnahmefrequenz [21].

Behandlungsplanung

Die Planungssoftware iPlan bietet mehrere Tools für die schnelle und einfache Planung und ergänzt so die herstellerspezifischen Planungssysteme. Ebenso steht eine Atlas-basierte Segmentierung als Unterstützung bei der Konturierung der Normalgewebe zur Verfügung. Dies erlaubt eine schnelle und zuverlässige Autokonturierung für verschiedene Körperregionen (bspw. Kopf-Hals-Region, Lunge und Prostata) [22].

1.2.6 Dedizierte SBRT/SRS Systeme

1.2.6.1 Brainlab Vero

Das Vero System entstand als Produkt einer Partnerschaft zwischen der Fa. Brainlab AG (Feldkirch, Deutschland) und der Mitsubishi Heavy Industrie Ltd. (Tokyo, Japan). Die Fa. Brainlab zeichnet sich für die Software und Steuerung sowie das Knowhow aus der Radiochirurgie verantwortlich, die Fa. Mitsubishi entwickelte den Linearbeschleuniger MHI-TH 2000. Das Gerät wurde speziell für die SBRT konzipiert. Die Kooperation der Firmen wurde jedoch kurz nach Markteintritt aufgelöst und das System ist nicht mehr zu erwerben. Der sehr kompakte C-Band-Linearbeschleuniger liefert eine Dosisleistung von bis zu 500 MU/min bei einer Energie von 6 MV. Er ist ebenso wie der Multilamellenkollimator und die kV- sowie MV-Bildgebung in einer Ring-Gantry integriert. Die Abb. 1.9 zeigt den schematischen Aufbau des Vero Systems. Als Bestrahlungstechnik kann zwischen einer 3D- konformalen statischen und dynamischen Technik sowie der intensitätsmodulierten Radiotherapie (IMRT) gewählt werden. Der Multilamellenkollimator besteht aus 30 Lamellenpaaren mit einer physikalischen Lamellenbreite von 2,5 mm (5,0 mm im Isozentrum). Dies resultiert in einer maximalen Feldgröße von 15 cm × 15 cm im Isozentrum. Die Positioniergenauigkeit der Lamellen ist hierbei 0,5 mm. Über Reflektoren an den Lamellenspitzen wird die Positionierung geführt. Sie lassen sich interdigitierend ansteuern und können mit der vollen Länge über die Feldmitte fahren, bei einer maximalen Geschwindigkeit von 5 cm/s. Mit einer Höhe von 11 cm erreichen sie eine sehr geringe mittlere Transmission von ca. 0,11 %. Beschleuniger und Multilamellenkollimator sind an der Ring-Gantry kardanisch aufgehängt. Dies erlaubt eine „Nickbewegung"

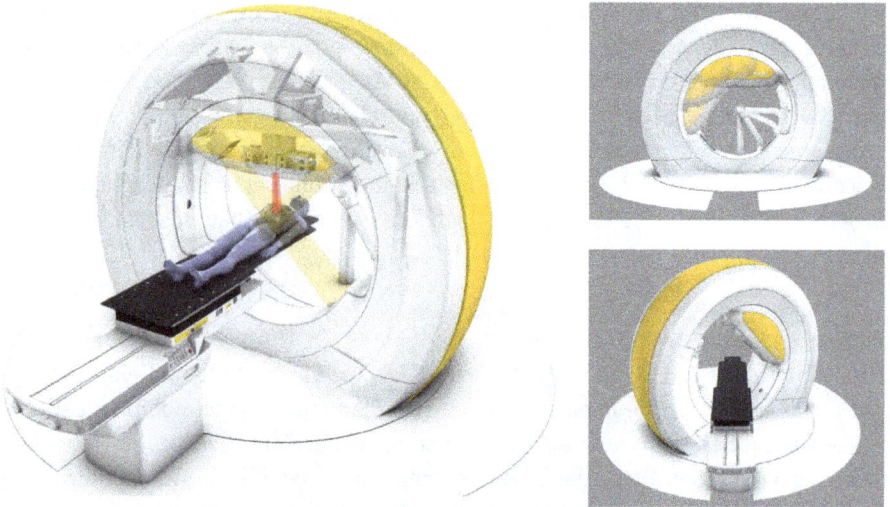

Abb. 1.9: Brainlab Vero (Abbildungen mit freundlicher Genehmigung der Fa. Brainlab, Feldkirch, Deutschland).

in inplane und crossplane von ± 2,4° mit einer Geschwindigkeit von 9°/s. Zum einen führt dies zu einer Vergrößerung des Feldes um ± 4,2 cm in der Isozentrumsebene, zum anderen dient dies um atembewegliche Tumore zu tracken. Innerhalb der Ring-Gantry rotiert der Beschleuniger mit einer Geschwindigkeit von bis zu 7°/s. Für non-koplanare Einstrahlrichtungen lässt sich der Tisch nicht auslenken, sondern es wird die gesamte Ring-Gantry gedreht. Hier ist eine Auslenkung um ± 60° möglich. Zum Markteintritt war eine Erweiterung der Bestrahlungstechniken angedacht. Zum einen sollte eine VMAT-Technik möglich sein (HYBRIDARC™) zum anderen eine Erweiterung dieser Technik mit zusätzlicher Bewegung der gesamten Ring-Gantry (sogenannter DYNAMIC WAVE ARC™). Diese Techniken sind ebenso wie das Tracking mittlerweile verfügbar [10,23].

Bildgebung

Ebenfalls in der Ring-Gantry integriert ist das kV-Bildgebungssystem. Hierfür sind 2 Röntgenröhren in einem Abstand von ± 45° zum Behandlungsstrahl montiert. Die maximale Röhrenspannung ist auf 125 kV begrenzt. Die zwei opponierenden Detektoren haben eine Pixelgröße von 0,388 mm. Dies erlaubt eine hochauflösende 2D-Bildgebung für die Positionierung und Lagerungskontrolle oder fluoroskopische Aufnahmen mit einer Frequenz von 0,2 bis 5 Hz. Die maximale Feldgröße ergibt sich zu 18 cm × 22 cm in der Isozentrumsebene. Mit beiden Röhren lassen sich auch CBCTs generieren mit einem Durchmesser von 20 cm und einer Länge von 15 cm. Für die MV-Bildgebung steht ein Detektor mit einer Pixelgröße von 0,4 mm und einer Auflösung von 1024 × 1024 Pixel zur Verfügung. Die maximale Feldgröße im Isozentrum ist hier 15 cm × 15 cm. Eine Lagerungskontrolle ist somit durch Abgleich des CBCTs mit dem Referenz-CT oder 2D-Aufnahmen mit den korrespondierenden DRRs möglich. Nach Bestätigung der errechneten Korrektur verfährt der Behandlungstisch voll automatisch. Translatorisch werden alle Abweichungen korrigiert. Rotatorisch werden nur 2 Freiheitsgrade durch den Behandlungstisch kompensiert. Anstelle der Tischrotation wird die gesamte Ring-Gantry rotiert [10,23]. Für das real-time-tracking wird im Vorfeld ein Goldmarker in das Zielvolumen implantiert und die Position mit Hilfe der 2 Röntgenröhren bestimmt. Gleichzeitig wird die Thoraxbewegung mittels Infrarotmarker und einem optischen Sensor erfasst. Aus diesen beiden Parametern wird ein Korrelationsmodell über mehrere Atemzyklen erstellt. Somit lässt sich die Tumorbewegung in Echtzeit nachverfolgen, ohne weiter Röntgenaufnahmen zu machen. Die Strahlnachführung erfolgt durch den kardanisch aufgehängten Multilamellenkollimator. Die geometrische Genauigkeit der Trackingmethode liegt im Submillimeterbereich [24,25].

Behandlungsplanung

Die Planungssoftware iPlan der Fa. Brainlab (Feldkirch, Deutschland) unterstütz die multimodale Bildgebung und sich anschließende rigide und deformierbare Fusionierung. Eine Atlas-basierte Autokonturierung sowie inverse Planoptimierung. Für die Dosisberechnung steht ein Pencil Beam Algorithmus sowie Monte Carlo Berechnung zur Verfügung [22].

1.2.6.2 Accuray TomoTherapy Serie

Die Tomotherapiegeräte waren die ersten kommerziell verfügbaren helikalen Bestrahlungsgeräte. Sie sind als dedizierte IMRT-Geräte mit einem voll integrierten IGRT-System konzipiert. Trotz der kompakten Bauform ist ein Bore-Durchmesser von 85 cm gegeben. Aufgrund des einzigartigen binären Multilamellenkollimators und der Möglichkeit des kontinuierlichen, longitudinalen Tischvorschubs, lassen sich Felder bis zu einer Gesamtlänge von 135 cm ohne Feldanschlüsse darstellen. Allerdings auch nur koplanare Felder. Der FFF-Stehwellenbeschleuniger mit einer Länge von lediglich 30 cm kommt ohne Umlenkmagnet aus und liefert eine Strahlenergie von 6 MV bei einer maximalen Dosisleistung von 850 MU/min. Die Gantry erlaubt eine Rotationsgeschwindigkeit von bis zu 5 Umdrehungen pro Minute für den Therapiestrahl und bis zu 6 Umdrehungen pro Minute für die Bildgebung bei einer Winkelgenauigkeit von 0,1°. Die Bildgebung basiert auf einem MV CT durch Modifizierung des Behandlungsstrahls. Da die Bestrahlung mit einem kontinuierlichen Tischvorschub erfolgt, ist die Synchronisation der Gantry-Geschwindigkeit, Lamellenposition und Tischbewegung von zentraler Bedeutung. Dies führt zu einem zeitlich getriggerten Abgleich dieser Parameter und setzt somit eine sehr konstante Dosisleistung voraus. Die Überwachung und Anpassung der Dosisleistung als Funktion der Zeit und Gantry-Position übernimmt das Dose Control System [10,26,27].

Binary Multileaf Collimator

Die Feldmodulation erfolgt durch einem Multilamellenkollimator mit 64 binären Lamellen. Diese werden pneumatisch verfahren und schaffen die volle Distanz in 20 ms bei einer Gesamtlatenzzeit von 50 ms. Die maximale Feldlänge in longitudinaler Richtung ist 40 cm, was in einer Lamellenbreite von 0,625 cm im Isozentrum resultiert. Die Durchlassstrahlung bei geschlossen Lamellen ist weniger als 0,5 %. Jede Rotation wird in 51 Projektionen aufgeteilt und die Modulation durch Öffnen oder Schließen der Lamellen dargestellt (Abb. 1.10) [10,26,27].

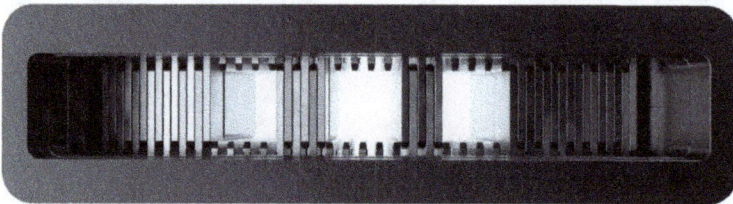

Abb. 1.10: Binary Multileaf Collimator (Abbildung mit freundlicher Genehmigung der Fa. Accuray Inc., Sunnyvale, CA, USA).

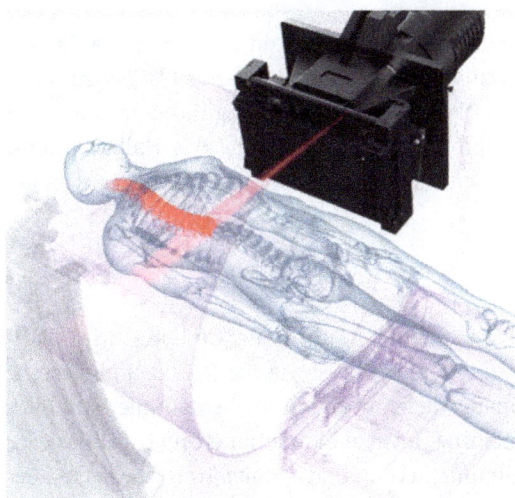

TomoHelical™ Behandlungsmodus

TomoHelical™ ist der Standard Behandlungsmodus bei dem eine 360° IMRT mit ei-ner kontinuierlichen Tischbewegung in longitudinaler Richtung überlagert wird. Dies resultiert in einer helikalen Bestrahlung mit einer sehr konformalen Dosisverteilung bei gleichzeitiger, optimaler Schonung des umliegenden Normalgewebes. Abhängig vom Grad der Modulation sowie des Tischvorschubs pro Gantry-Rotation lassen sich auch hohe Einzeldosen in einer Umdrehung applizieren. Eine typische Behandlung besteht jedoch aus mehreren Vollrotationen, um vor und während der Behandlung die Patientenpositionierung zu kontrollieren und gegebenenfalls zu korrigieren. Eine maximale Feldlänge von 135 cm ist möglich ohne Feldanschluss oder den Patienten umzulagern. In transversaler Richtung ist die Feldgröße auf 80 cm begrenzt (Abb. 1.11) [10,26].

TomoDirect™ Behandlungsmodus

Im Behandlungsmodus TomoDirect™ findet weiterhin ein kontinuierlicher Vorschub in longitudinaler Richtung statt, allerdings bei statischer Gantry. Diese ist abhängig und optimiert auf die Lage des Zielvolumens. Es sind bis zu zwölf unterschiedliche Gantry-Stellungen möglich, ebenso lässt sich der Grad der Feldmodulation bis hin zu statischen Feldern im Planungsprozess festlegen. Die Bestrahlung der einzelnen Fel-der erfolgt sequenziell mit kontinuierlichem Tischvorschub. Die maximale Feldgröße in longitudinaler Richtung ist somit weiterhin 135 cm, allerdings ist die transversale Größe des Feldes in diesem Behandlungsmodus auf 40 cm begrenzt [10,26].

TomoEDGE™

Die Weiterentwicklung TomoEdge Dynamic Jaws™ verbessert zum einen die Konformität der Dosisverteilung, zum anderen wird die Behandlungszeit um bis zu 50 % reduziert. Hierfür werden die bisher statischen Blenden in longitudinaler Richtung dem Zielvolumen nachgeführt. Dies führt zu einer Reduzierung des Halbschattens. TomoEdge lässt sich in Verbindung mit beiden Behandlungsmodi verwenden [10,26,28].

Behandlungsplanung

Die Planungssoftware Precision der Firma Accuray (Sunnyvale, CA, USA) wird plattformübergreifend für das Cyberknife, die Tomo-Serie sowie die Radixact eingesetzt. Sie bietet alle state-of-the-art Funktionen, wie bspw. rigide sowie deformierbare Bildregistrierung, multimodale Bildverarbeitung, inverse Planoptimierung (GPU-basiert), Monte Carlo Dosisberechnung, Planadministrierung und Archivierung sowie eine Exportmöglichkeit relevanter Daten [26].

1.2.6.3 Accuray Radixact

Die Radixact (Fa. Accuray, Sunnyvale, CA, USA) basiert auf der Plattform der Tomo-Therapy Serie und wurde als Nachfolgermodell in den Markt positioniert. Sie bietet die bekannten Behandlungsmodalitäten wie das Vorgängermodell TomoHelical™, TomoDirect™ und die Erweiterung TomoEdge™. Um eine schnellere Behandlung zu ermöglichen, wurde die Dosisleistung des 6 MV-Beschleunigers auf 1000 MU/min erhöht, sowie die Gantry-Geschwindigkeit der Bildgebung auf 10 Umdrehungen pro Minute angepasst. Ebenso die iterative Rekonstruktion, was zu einer Zeiteinsparung bei der Bildakquise von bis zu 66 % führt. Während der Behandlung ist weiterhin eine Rotationsgeschwindigkeit von bis zu 5 Umdrehungen pro Minute möglich [29].

Synchrony

Im Gegensatz zur TomoTherapy-Serie bietet die Radixact die Möglichkeit atembewegliche Zielvolumina in Echtzeit zu tracken. Hierfür wurde das, aus dem Cyberknife-System bekannte, Synchrony übernommen und adaptiert. Um einen atembeweglichen Tumor zu tracken, werden im Vorfeld der Behandlung ein bis vier Goldmarker in das Zielvolumen oder unmittelbar daneben implantiert. Die Position dieser Surrogate wird während der Atmung, durch ein um 90° versetzt zum Bestrahlungsfeld angebrachtes kV-System erfasst, so dass der gesamte Atemzyklus abgebildet ist. Gleichzeitig wird über einen optischen Sensor die Thoraxbewegung detektiert und ein Korrelationsmodell zwischen der Thoraxbewegung und den Goldmarkern erstellt (siehe auch Kap. 1.1.5). Im weiteren Verlauf der Behandlung werden nur noch Kontrollaufnahmen durch das kV-System gemacht, um das Korrelationsmodell zu verifizieren und gegebenenfalls zu aktualisieren. Die Nachverfolgung erfolgt durch kontinuierli-

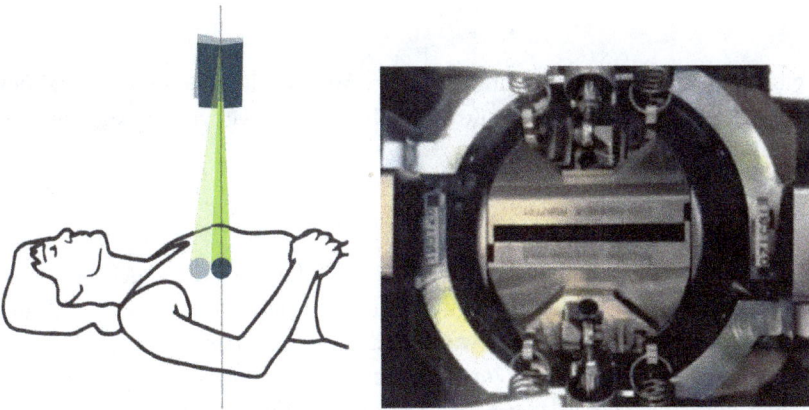

Abb. 1.12: Die Korrektur der Atembeweglichkeit in superior bzw. inferior Richtung wird durch die Blendenbewegung dargestellt. Das linke Bild zeigt eine schematische Darstellung der Bewegungs-kompensation. Das rechte Bild zeigt die geöffneten Blenden (Abbildung mit freundlicher Genehmigung der Fa. Accuray Inc., Sunnyvale, CA, USA).

che Veränderung der Blenden und der Lamellenpositionen. Die Blenden kompensieren dabei die Bewegung des Tumors in superior inferior Richtung. Die Nachverfolgung in transversaler Richtung erfolgt durch schnelles Öffnen und Schließen der einzelnen Lamellen (siehe Abb. 1.12). Die Reaktionszeit liegt für die Blenden bei weniger als 50 ms und für die Lamellenpositionierung bei unter 100 ms. Die Genauigkeit der Trackingmethode wird von der Firma Accuray (Sunnyvale, CA, USA) mit unter 1,5 mm angegeben. Für Lungentumore ist ebenso ein markerloses Tracking, das sogenannte XSightLung-Tracking, möglich (siehe auch Kap. 1.1.5) [29,30].

Behandlungsplanung

Die plattformübergreifende Planungssoftware Precision bietet neben den üblichen Funktionalitäten die Möglichkeit der adaptierten Planung (Precise ART™ Adaptive Radiation Therapy). Hierfür wird die tatsächlich abgestrahlte Dosis mit Hilfe der täglichen MVCT- Daten bestimmt. Die Konturen werden dabei automatisch mit dem aktuellen MVCT deformierbar registriert. Somit ist eine Überwachung der tatsächlich deponierten Dosis im Zielvolumen und in den Risikoorganen möglich. Bei Überschreitung gesetzter Grenzen lässt sich so frühzeitig reagieren und die Verschreibung anpassen [29].

1.2.7 MRT LINAC

Aktuell gibt es 4 verschiedene Hybrid Systeme, welche die Magnetresonanzbildgebung nutzen [31]. Im Folgenden sollen jedoch nur die zwei zurzeit kommerziell verfügbaren Systeme vorgestellt werden.

1.2.7.1 Viewray MRIdian

Die erste Generation des MRIdian der Fa. Viewray (Oakwood, OH, USA) nutzte als Strahlenquelle drei Co-60-Quellen, die ringförmig in einem Abstand von 120° um den Patienten angebracht waren. Hier wurden die ersten Patienten bereits im Jahre 2014 behandelt [32,33]. Die aktuelle Version nutzt stattdessen einen S- Band-Linearbeschleuniger mit einer Energie von 6 MV. Dieser ist auf einer drehbaren Gantry in einem 28 cm Spalt zwischen den zwei Hälften des supraleitenden Magneten integriert. Alle Linac-relevanten Bauteile sind auf dieser Gantry montiert. Um diese vom Magnetfeld abzuschirmen, befinden sich die einzelnen Elemente in ferromagnetischen Zylindern. Diese werden mit Karbonfasern und Kupfereinlagen modifiziert und bieten so auf der anderen Seite eine Abschirmung der MR-Bildgebung von der generierten Radiofrequenz. Der Behandlungsstrahl tritt senkrecht zum statischen Magnetfeld ein. Die Abb. 1.13 zeigt das Gesamtsystem sowie die Beschleuniger-Gantry. Konstruktiv bedingt ist keine Vollrotation der Gantry möglich und ein schmaler Winkelbereich zwischen 30° und 33° muss ausgespart bleiben. Ebenso lässt sich der Behandlungstisch nicht auslenken und somit sind keine nonkoplanaren Einstrahlrichtungen möglich. Das statische Magnetfeld hat eine Stärke von 0,35 T bei einer Gantry-Öffnung von 70 cm.

Der FFF-Linearbeschleuniger erzeugt eine Dosisleistung von 600 MU/min im Isozentrumsabstand von 90 cm. Als Bestrahlungstechnik steht neben der 3D-konformalen Technik eine step-and-shoot IMRT zur Auswahl. Der Multilamellenkollimator be-

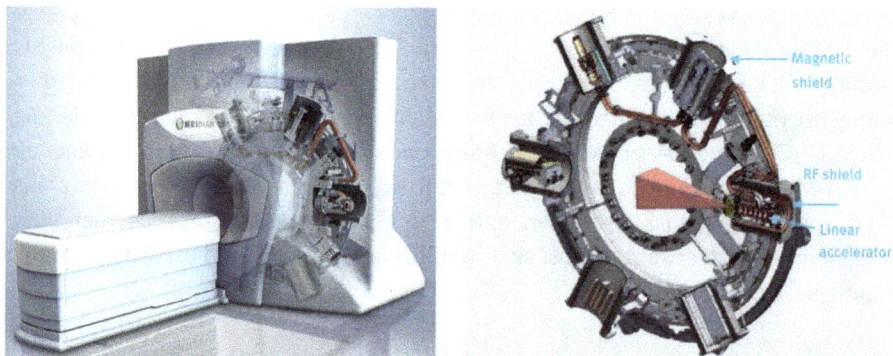

Abb. 1.13: Links: Viewray MRIdian LINAC; rechts: Beschleuniger-Gantry (Abbildung mit freundlicher Genehmigung der Fa. Viewray, Oakwood, OH, USA).

steht aus insgesamt 138 Lamellen, die in zwei übereinander liegenden Ebenen angeordnet sind. Jede Ebene hat eine Höhe von 5,5 cm, was zu einer Gesamthöhe des Multilamellenkollimators von 11 cm führt. Die Lamellenbreite beträgt 8,3 mm im Isozentrumsabstand. Um die Transmission zu minimieren, sind die Lamellen der zwei Ebenen um eine Lamellenbreite versetzt angeordnet. Dies führt gleichzeitig zu einer Verringerung der effektiven Lamellenbreite im Isozentrum auf 4,15 mm. Feldgrößen sind möglich von 0,2 cm × 0,415 cm bis hin zu 27,4 cm × 27,1 cm, bezogen auf die Isozentrumsebene. Die einzelnen Lamellen lassen sich interdigitierend verfahren und erlauben ein Überschreiten der Zentralachse [34–36].

Bildgebung

Das implementierte MRT der Fa. Siemens (Erlangen, Deutschland) hat ein sphärisches field- of-view von 50 cm im Durchmesser (engl. *diameter of spherical volume* [DSV]) und erlaubt Aufnahmen mit T2- bzw. T1-Kontrast. Für die volumetrische Bildakquise stehen zwei Aufnahmemodi mit voreingestellten field-of-views und einer Auflösung von 1,5 mm × 1,5 mm bei einer Schichtdicke von 1,5 mm bzw. 3 mm zur Auswahl. Werden bewegte 2D-Aufnahmen in nur einer sagittalen Schicht aufgenommen ist eine Bildrate von 4 Bildern pro Sekunde möglich (*cine mode* mit 4 Frames/s). Sollen hingegen drei konsekutive, parallele sagittale Schichten aufgenommen werden, reduziert sich die Bildrate auf 2 Frames/s. Es stehen ebenfalls vordefinierte FOVs zur Auswahl. Die Auflösung beträgt in der akquirierten Schicht 3,5 mm × 3,5 mm. Bei einer Auswahl von 3 konsekutiven Schichten ist die Schichtdicke 5 mm, 7 mm oder 10 mm. Die geometrische Genauigkeit innerhalb eines DSV von 20 cm ist laut Herstellerangaben kleiner als 1 mm. Bei einem größeren DSV von 35 cm kleiner als 2 mm [34–36].

Diese Genauigkeit ist von zentraler Bedeutung bei der adaptiven Strahlentherapie (engl. *Adaptive Radio Therapy* [ART]). Die tagesaktuellen MR-Sequenzen lassen sich inklusive aller Konturen rigide oder deformierbar mit dem initialen Planungs-CT bzw. MRT fusionieren. Die übernommenen Konturen können nun weiter angepasst und der originäre Behandlungsplan nachberechnet werden. Stellt dies kein zufriedenstellendes Ergebnis dar, besteht die Möglichkeit der adaptierten Planung. Die Anpassung des Bestrahlungsplans kann entweder durch erneute Optimierung der Segment-Wichtung, durch erneute Optimierung der Fluenz mit den originären Planvorgaben oder durch eine vollständig neue Optimierung erfolgen. Bevor der neuberechnete Plan abgestrahlt wird, lässt sich dieser durch eine zweite Monte Carlo Berechnung verifizieren. Softwaretools ermöglichen es, das Ergebnis mit dem originären Plan vergleichen zu können. Die Kompensation der Atembewegung ist über ein ITV-Ansatz oder über Gating möglich. Hierfür wird die Tumorbewegung in Echtzeit über den *cine mode* dargestellt. Die Konturen des Tumors und des Planungszielvolumens sind darin markiert. Verlässt der Tumor bzw. ein definierter Volumenanteil das Planungszielvolumen, wird der Therapiestrahl sofort unterbrochen. Bei Wiedereintritt wird die Bestrahlung automatisch wiederaufgenommen [33,37].

Behandlungsplanung

Das Planungssystem bietet alle state-of-the-art Funktionen, wie multimodale Bildverarbeitung, rigide und deformierbare Bildregistrierung, inverse Planoptimierung für die step-and-shoot IMRT sowie eine Monte Carlo Dosisberechnung mit oder ohne Berücksichtigung des statischen Magnetfelds. Ergänzend ist es möglich auch eine MR-Sequenz als initiale Planungsgrundlage zu verwenden. Hier erfolgt eine Einteilung in vordefinierte Dichtewerte. Bei einer adaptiven Reoptimierung ist dies immer der Fall. Dynamische Behandlungstechniken sind nicht möglich [34].

1.2.7.2 Elekta Unity

Im Jahr 2017 wurde der erste Patient behandelt und seit 2018 ist der MR Linac Unity der Fa. Elekta AB (Stockholm, Schweden) im klinischen Einsatz. Das Gerät wurde in Zusammenarbeit mit der Fa. Philips (Best, Niederlande) und der Universitätsklinik UMC Utrecht entwickelt [39–42]. Das MR basiert auf dem Typ Ingenia der Fa. Philips (Best, Niederlande) mit einem 1,5 T starken statischen Magnetfeld. Dies erlaubt eine MR-Bildgebung in einer ausgezeichneten und vergleichbaren Qualität, wie sie in der Röntgendiagnostik üblich ist. Der Linearbeschleuniger mit einer Energie von 7 MV befindet sich auf einer Ring-Gantry, die außerhalb des statischen Magnetfeldes angebracht ist. Abb. 1.14 zeigt eine schematische Darstellung des MR Linacs Elekta Unity. Alle weiteren Linac-relevanten Bauteile sowie der Multilamellenkollimator sind ebenfalls auf dieser Ring-Gantry montiert. Der Behandlungsstrahl tritt senkrecht zum statischen Magnetfeld ein und durchstrahlt hierbei den Elektromagneten. Die Gradientenspulen sind jedoch in diesem Bereich physikalisch geteilt, was ein Bestrahlungsfeld von 22 cm im Isozentrum ermöglicht. Der Behandlungstisch befindet sich in einer fixen Höhe von 14 cm unterhalb des Isozentrums. Er lässt sich weder vertikal

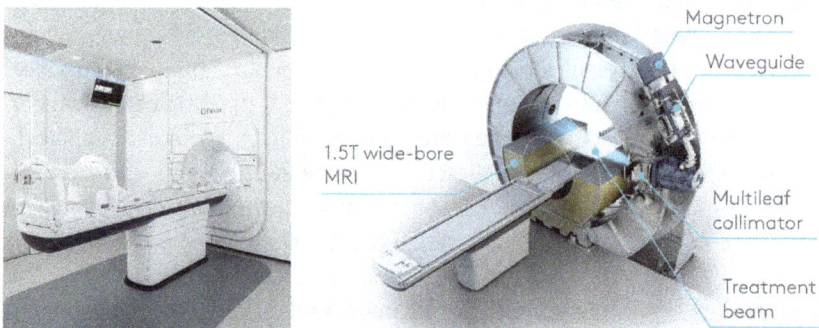

Abb. 1.14: Elekta Unity (Abbildung mit freundlicher Genehmigung der Fa. Elekta AB, Stockholm, Schweden).

noch lateral verfahren, sondern erlaubt lediglich die Positionierung des Patienten in kraniokaudaler Richtung. Rotatorische Korrekturen sind ebenfalls nicht möglich. Folglich sind auch keine nonkoplanaren Einstrahlrichtungen darstellbar. Die Gantry-Öffnung beträgt 70 cm. Der FFF Linearbeschleuniger generiert eine Dosisleistung von 450 MU/min im Isozentrumsabstand von 143,5 cm. Als Bestrahlungstechnik steht eine 3D-konformale-Technik sowie eine step-and-shoot IMRT zur Auswahl.

Der verwendete Multilamellenkollimator basiert auf dem aus den konventionellen Beschleunigern bekannten Agility mit insgesamt 160 Lamellen (siehe auch Kap. 1.2.5.1). Die einzelnen Lamellen lassen sich interdigitierend verfahren und erlauben ein Überschreiten der Zentralachse. Aufgrund des großen Isozentrumabstands ergibt sich eine Lamellenbreite von ca. 7,1 mm im Isozentrum. Die maximale Feldgröße beträgt in laterale Richtung 57 cm und in kraniokaudale Richtung 22 cm [40,43].

Bildgebung

Die geometrische Genauigkeit stimmt mit dem originären diagnostischen 1,5 T Ingenia MRT-System der Fa. Philips (Best, Niederlande) überein. Die maximale Abweichung beträgt 1,1 mm im Randbereich eines DOV von 25 cm. Im zentralen Bereich ist die Ungenauigkeit kleiner 0,5 mm [40]. Bei einem größeren DSV von 40 cm erhöht sich der Fehler auf 2,35 mm [44]. Es lassen sich T1- und T2-gewichtete Sequenzen aufnehmen. Diese werden in einem automatischen Prozess mit den originären Bilddaten der Planung fusioniert. Die Lage und Form des Zielvolumens sowie der Risikoorgane lässt sich somit prüfen. Für die Umsetzung der adaptiven Strahlentherapie (engl. *Adaptive Radio Therapy* [ART]) stehen mehrere Möglichkeiten zur Verfügung. Diese Strategien lassen sich in zwei Hauptkategorien einteilen. Das so genannte „adapt-to-position (ADP)" und „adapt-to-shape (ATS)". Beim ADP erfolgt eine geometrische Anpassung des originären Plans. Allerdings lässt sich nicht, wie an den konventionellen LINACs üblich, der Behandlungstisch verfahren und das Zielvolumen in das Isozentrum bringen. Sondern es müssen die Bestrahlungsfelder und Lamellen angepasst werden. Dies ist aufgrund der fixen Positionierung des Patienten und des Behandlungstisch notwendig. Nach Reoptimierung der Felder und Lamellenposition wird der Plan bewertet und zur Bestrahlung freigegeben. Bei dieser Strategie werden die Konturen nicht verändert. Ist aufgrund der geänderten Form des Zielvolumens oder der Risikoorgane eine Anpassung der Konturen notwendig, muss dies durch den zuständigen Arzt durchgeführt werden (ATS). Die Elektronendichte wird hierbei strukturbasiert übertragen und das aktuelle MRT und die geänderten Konturen werden für die Neuoptimierung und Dosisberechnung verwendet. Anschließend erfolgt die Beurteilung und Freigabe des Behandlungsplans. Vor der Bestrahlung erfolgt eine Planverifikation mit einem unabhängigen Dosisberechnungsprogramm [38]. Die Kompensation der Atembewegung ist über ein ITV-Ansatz oder über Gating möglich. Die Tumorbewegung wird dabei in Echtzeit dargestellt. Bewegt sich der Tumor bzw. ein definierter Volumenanteil aus einem vorgegebenen Bereich, wird der Beam unterbrochen. Bei Wiedereintritt wird die Bestrahlung wiederaufgenommen.

Behandlungsplanung

Die Planungssoftware Monaco der Firma Elekta AB (Stockholm, Schweden) bietet alle state-of-the-art Funktionen. Die automatische rigide sowie deformierbare Bildregistrierung ist zwingende Voraussetzung für eine schnelle Bearbeitung am Bestrahlungsgerät. Ebenso eine schnelle inverse Planoptimierung und Monte Carlo Dosisberechnung für die step-and-shoot IMRT. Planadministrierung und Archivierung sowie eine Exportmöglichkeit relevanter Daten ist gegeben. Das Planungssystem ist voll in das Patienten-Management und Informationssystem Mosaiq der Firma Elekta AB (Stockholm, Schweden) integriert. Dynamische Behandlungstechniken sind nicht möglich.

1.2.8 Zusammenfassung

Alle genannten Systeme erfüllen die technischen Anforderungen für die Körperstereotaxie, wie sie bspw. in der aktuell gültigen Definition der Arbeitsgruppe Stereotaxie der Deutschen Gesellschaft für Radioonkologie (DEGRO) genannt sind [1]. Eine maximale Dosiseskalation und damit verbundene erhöhte Lokale Kontrolle ist jedoch nur möglich, wenn so wenig wie möglich Normalgewebe im Bestrahlungsfeld liegt. Dies ist bei der Bestrahlung von atembeweglichen Tumoren mit einem ITV-Ansatz jedoch nicht der Fall, da hier ein sehr großes Volumen zwangsläufig mitbestrahlt wird. Wird die Atembeweglichkeit mittels Gating-Verfahren berücksichtigt, muss auch hier ein vergrößertes Volumen erfasst werden, um die Unsicherheiten zu kompensieren. **Lediglich die Echtzeit-Strahlnachverfolgung (Tracking) bietet die Möglichkeit den Sicherheitssaum auf ein Minimum zu reduzieren und die Dosiseskalation zu maximieren.** Diese Echtzeit-Strahlnachführung ist mit dem Cyberknife System bereits seit 2002 möglich (sogenanntes „Synchrony-Tracking"). Die Funktionsweise ist in Kap. 1.1.5 beschrieben. In adaptierter Form wurde das Synchrony-Tracking auf das Radixact System im Jahr 2019 erweitert. Somit sind diese beiden Systeme der Fa. Accuray Inc. (Sunnyvale, CA, USA) die einzig am Markt verfügbaren Bestrahlungsgeräte, welche eine Echtzeit Strahlnachverfolgung ermöglichen. Während mit dem robotergeführten Cyberknife-System mehr als 10 Jahre klinische Erfahrung besteht (siehe Kap. 2), ist das Radixact System neu und klinische Erfahrungen liegen noch nicht vor. Im Vergleich zur Radixact bietet das Cyberknife bauartbedingt jedoch deutlich mehr Freiheitsgrade um die Dosis aus verschiedenen Richtungen nonkoplanar und nichtisozentrisch einzustrahlen. Dies führt zu einer konformaleren Zielvolumenabdeckung bei besserer Risikostrukturschonung. In der Arbeit von Treuer et al. konnte dies im Vergleich zu einem stereotaktisch modifizierten Linearbeschleuniger gezeigt werden [45]. In Kombination mit der intra-fraktionellen, stereoskopischen Röntgenbildgebung, den lokalisationsspezifischen Trackingverfahren und der sehr hohen geometrischen Präzision, ist somit die bestmögliche Behandlung gegeben [46].

Referenzen

[1] Definition und Qualitätsanforderung der Stereotaktischen Strahlentherapie – eine Konsensus Empfehlung der DEGRO AG Stereotaxie (Stand 12.04.2018, gültig bis 31.12.2019). (Zugegriffen 01.08.2019, https://www.degro.org/wp-content/uploads/2018/12/201805-Definition-der-Stereotaktischen-Strahlentherapie-gem%C3%A4%C3%9F-DEGRO-AG-Stereotaxie-final.pdf)

[2] Lijun Ma et al. Emerging technologies in stereotactic body radiotherapy. Chin Clin Oncol 2017;6 (Suppl 2):S12

[3] Hamilton A, et al. Preliminary clinical experience with linear accelerator based spinal stereotactic radiosurgery. Neurosurgery. 1995;36(2):311–9.

[4] Blomgren H, et al. Stereotactic high dose fraction radiation therapy of extracranial tumors using an accelerator. Clinical experience of the first thirty-one patients. Acta Oncol. 1995;34(6):861–70.

[5] Shirato H, et al. Real-time tumour-tracking radiotherapy. Lancet. 1999;353(9161):1331–2.

[6] Bijlani A, et al. Stereotactic Radiosurgery and Stereotactic Body Radiation Therapy Cost-Effectiveness Results. Frontiers in Oncology. 2013 Vol. 3. Article 77.

[7] Martin AG, et al. Evaluating competing and emerging technologies for stereotactic body radiotherapy and other advanced radiotherapy techniques. Clin Oncol (R Coll Radiol). 2015;27 (5):251–9.

[8] Elekta Versa HD brochure. (Zugegriffen: 01.08.2019, https://www.elekta.com/dam/ jcr:87df2a31-552e-4117-ab12-5ca4130be849/Versa-HD-Brochure.pdf)

[9] Narayanasamy G, et al. Commissioning an Elekta Versa HD linear accelerator. J Appl Clin Med Phys. 2016;17(1):179–191.

[10] Fuerweger C, Burmeister JW, Nalichowski A, et al. Contemporary Devices for Spinal Radiosurgery. In: Gerszten PC, Ryu S, eds. Spine Radiosurgery. Stuttgart: Georg Thieme Verlag, 2015:80–98.

[11] Snyder JE, et al. Implementation of respiratory-gated VMAT on a Versa HD linear accelerator. J Appl Clin Med Phys. 2017;18(5):152–161.

[12] Varian Edge brochure. (Zugegriffen: 17.10.2019, https://www.varian.com/sites/default/files/resource_attachments/EDGE_brochure_RAD10621_05_19_secured.pdf)

[13] Wen N, et al. Characteristics of a novel treatment system for linear accelerator-based stereotactic radiosurgery. J Appl Clin Med Phys. 2015;16(4):125–148.

[14] Shah AP, et al. Real-time tumor tracking in the lung using an electromagnetic tracking system. Int J Radiat Oncol Biol Phys. 2013;86(3):477–83.

[15] Keall PJ, et al. The first clinical implementation of electromagnetic transponder-guided MLC tracking. Med Phys. 2014;41(2):020702.

[16] Varian the Calypso System- Real time motion tracking for real life results. (Zugegriffen: 17.10.2019, https://www.varian.com/sites/default/files/resource_attachments/Calypso_Prostate_ProductBrief_RAD10237B.pdf)

[17] Shah AP, et al. Real-time tumor tracking in the lung using an electromagnetic tracking system. Int J Radiat Oncol Biol Phys. 2013;86(3):477–83.

[18] Novalis. Umfassendes Radiochirurgieprogramm. (Zugegriffen: 20.09.2019, https://www.brainlab.com/de/radiochirurgie-produkte/novalis/#frameless-positioning)

[19] Wang X, et al. Submillimeter alignment of more than three contiguous vertebrae in spinal SRS/SBRT with 6-degree couch. J Appl Clin Med Phys. 2017;18:225–236.

[20] ExacTrac X-Ray. Exakte Patientenüberwachung. (Zugegriffen: 20.09.2019, https://www.brainlab.com/de/radiochirurgie-produkte/exactrac-6-5/)

[21] ExacTrac Dynamic. (Zugegriffen: 20.09.2019, https://www.brainlab.com/de/radiochirurgie-produkte/exactrac/)

[22] iPlan-Software für die RT-Bestrahlungsplanung. (Zugegriffen: 20.09.2019, https://www.brainlab.com/de/radiochirurgie-produkte/iplan-rt-bestrahlungsplanungssoftware/#dynamic-conformal-arc-planning)

[23] Solberg TD, et al. Commissioning and initial stereotactic ablative radiotherapy experience with Vero. J Appl Clin Med Phys. 2014;15(2):4685.

[24] Depuydt T, et al. Geometric accuracy of a novel gimbals based radiation therapy tumor tracking system. Radiother Oncol. 2011;98(3):365–72.

[25] Depuydt T, et al. Initial assessment of tumor tracking with a gimbaled linac system in clinical circumstances: a patient simulation study. Radiother Oncol. 2013;106(2):236–40.

[26] Tomotherapy. Technical Specifications. (Zugegriffen: 01.08.2019, https://www.accuray.com/wp-content/uploads/501067.a_tt_h-series-specbro.pdf)

[27] Sen A, West MK. Commissioning experience and quality assurance of helical tomotherapy machines. J Med Phys. 2009;34(4):194–9.

[28] Katayama S, et al. Accelerated tomotherapy delivery with TomoEdge technique. J Appl Clin Med Phys. 2015;16(2):4964.

[29] Radixact Series. Technical Specifications Brochure. (Zugegriffen: 01.08.2019, https://www.accuray.com/wp-content/uploads/radixact-series_-technical-specifications-brochure.pdf

[30] Schnarr E, et al. Feasibility of real-time motion management with helical tomotherapy. Med Phys. 2018 Apr;45(4):1329–1337.

[31] Pathmanathan AU. Magnetic Resonance Imaging-Guided Adaptive Radiation Therapy: A "Game Changer" for Prostate Treatment? Int J Radiat Oncol Biol Phys. 2018;100(2):361–373.

[32] Olsen J, Green O, Kashani R. World's First Application of MR-Guidance for Radiotherapy. Mo Med. 2015;112(5):358–360.

[33] Acharya S, et al. Online Magnetic Resonance Image Guided Adaptive Radiation Therapy: First Clinical Applications. Int J Radiat Oncol Biol Phys. 2016;94(2):394–403.

[34] Klueter S. Technical design and concept of a 0.35 T MR-Linac. Clinical and Translational Radiation Oncology. 2019;18:98–101.

[35] Wen N, et al. Evaluation of a magnetic resonance guided linear accelerator for stereotactic radiosurgery treatment. Radiother Oncol. 2018;127(3):460–466.

[36] Yan Y, et al. Characterization of a 0.35 T MR system for phantom image quality stability and in vivo assessment of motion quantification. J Appl Clin Med Phys. 2015;16(6):30–40.

[37] Lamb J, et al. Online Adaptive Radiation Therapy: Implementation of a New Process of Care. Cureus. 2017;9(8):e1618.

[38] Winkel D, et al. Adaptive radiotherapy: The Elekta Unity MR-linac concept. Clinical and Translational Radiation Oncology. 2019;18:54–59.

[39] Werensteijn-Honingh AM, et al. Feasibility of stereotactic radiotherapy using a 1.5 T MR-linac: Multi-fraction treatment of pelvic lymph node oligometastases. Radiother Oncol. 2019;134:50–54.

[40] Raaymakers BW, et al. First patients treated with a 1.5 T MRI-Linac: clinical proof of concept of a high-precision, high-field MRI guided radiotherapy treatment. Phys Med Biol. 2017;62(23):L41-L50.

[41] Raaymakers BW, et al. Integrating a 1.5 T MRI scanner with a 6 MV accelerator: proof of concept. Phys Med Biol. 2009;54(12):N229-37.

[42] Lagendijk JJ, Raaymakers BW, van Vulpen M. The magnetic resonance imaging-linac system. Semin Radiat Oncol. 2014;24(3):207–9.

[43] Menten MJ, Wetscherek A, Fast MF. MRI-guided lung SBRT: Present and future developments. Phys Med. 2017;44:139–149.

[44] Tijssen RHN, et al. OC-0257: Comprehensive MRI Acceptance Testing & Commissioning of a 1.5 T MR-Linac: Guidelines and Results. Radiotherapy and Oncology. 2017;123:130–131.

[45] Treuer H, et al. Intracranial stereotactic radiosurgery with an adapted linear accelerator vs. robotic radiosurgery: Comparison of dosimetric treatment plan quality. Strahlenther Onkol. 2015;191(6):470–6. Epub 2014 Nov 22.

[46] Sahgal A, et al. Stereotactic body radiosurgery for spinal metastases: a critical review. Int J Radiat Oncol Biol Phys. 2008;71(3):652–65.

1.3 Radiobiologie der Radiochirurgie

Stefan Rieken

1.3.1 Einführung und Vorbemerkungen

In ihrer langjährigen historischen Entwicklung hat das Fach der Strahlenbiologie einen Fokus auf solche Zell- und Gewebsphänomene gerichtet, die im Rahmen konventionell fraktionierter Bestrahlungen – das heißt bei Verteilung der Gesamtdosis auf zahlreiche kleine Einzeldosen von ca. 1,8–2,2 Gy – beobachtet werden. Unter der Vorstellung maximierter Ansprechraten von Tumoren bei zeitgleich akzeptabler Normalgewebsschädigung, wurden zahlreiche entitäten- und lokalisationsspezifische Schemata der Fraktionierung entwickelt. Allen Schemata gemein ist der mitunter schwierige Wandel auf dem schmalen Grat zwischen Tumorkuration und Erhalt der Organfunktion und Lebensqualität.

Die *intrinsische* Radiosensitivität, welche die Radiosensitivität von Tumorzellen *in vitro* mit klinischen Ansprechraten korreliert, wurde 1989 von Steel et al. beschrieben [1]. Sie ermöglichte die Differenzierung von gewebs- und vor allem dignitätsspezifischen Radiosensitivitäten, die im Rahmen der fraktionierten Strahlentherapie ihren Ausdruck in den bereits 1956 beschriebenen, klassischen „4 R's der Strahlenbiologie" finden [2]: Reparatur, Repopulation, Redistribution und Reoxygenierung. Während die Reparatur von subletalen und potenziell letalen Strahlenschäden und die Repopulation durch Proliferation in fraktionierungsbedingten Pausen das Überleben von Zellen bzw. eines Gewebes nach Bestrahlung ermöglichen, wird ihr Sterben durch die Redistribution von Zellen in radiosensitive Zellzyklusphasen sowie die sensibilisierende Zunahme des Sauerstoffpartialdruckes in eben denselben Pausen wahrscheinlicher. Mit welcher konkreten Fraktionierung dieses empfindliche Gleichgewicht zugunsten der Tumorvernichtung und zeitgleich der Normalgewebsschonung verschoben werden kann, war und ist Fragestellung zahlreicher präklinischer wie klinischer Studien der akademischen Strahlentherapie und Radioonkologie.

In der angewandten präklinischen Strahlenbiologie wurden Strahlenphänomene sowie die zugrundeliegenden Mechanismen überwiegend in isolierten Tumorzellen und weniger in Normalgeweben beschrieben. Aus vermutlich klinischer Motivation heraus galt die radiogene Vernichtung der Tumorzelle durch ionisierende Strahlen als primärer Endpunkt der meisten strahlenbiologischen Forschungsaktivitäten. Beiträge anderer Zellen zur Wirksamkeit einer Bestrahlung werden in experimentellen *in-vitro*-Ansätzen regelmäßig unterschätzt oder ignoriert; eine radiogene Modifikation von Stroma, interstitiellen Leitungsbahnen und immunkompetenten Zellen ist aber seit Langem bekannt, und ihre Bedeutung für die Wirksamkeit einer Strahlentherapie ist insbesondere im Kontext der Radiochirurgie und fraktionierten Stereotaxie beschrieben worden.

Untersuchungen zu Akut- und Spätnebenwirkungen einer Bestrahlung haben seit den 1950er-Jahren zunehmend die Strahlenbiologie des Normalgewebes adressiert, und in jüngerer Zeit sind vor allem Erkenntnisse zur radiogen alterierter Tumor-Normalgewebsinteraktion mit großem Interesse verfolgt worden. Neue Pharmaka wie z. B. die Immunonkologika bieten in diesem Zusammenhang aussichtsreiche Optionen einer intermodalen Synergie, die in mehreren klinischen Studien bereits bestätigt werden konnte [3,4].

Will man nun die Strahlenbiologie einer ablativ-hypofraktionierten Bestrahlung charakterisieren, so gilt es, neben den Mechanismen radiogener Zytotoxizität in der Tumorzelle selbst, auch solche radiogenen Phänomene zu beschreiben und zu quantifizieren, die in lokoregionären (Normalgewebs-)Strukturen sowie zirkulierenden (und zumeist immunkompetenten) Zellen hervorgerufen werden und die maßgeblich zum antineoplastischen Effekt einer Strahlentherapie beitragen. Letztere werden in Abgrenzung zu den – überwiegende DNA-gerichteten – Primäreffekten als Sekundäreffekte bezeichnet.

1.3.2 Primäreffekte und Einflussfaktoren der intrinsischen Radiosensibilität

1.3.2.1 Fraktionierungsabhängige Phänomene der biologischen Radiosensibilität

Aus der Ära dreidimensional geplanter, aber nicht bildgeführter oder bewegungskorrigierter Strahlentherapie, resultierten auf der Basis von positionierungsbedingten Sicherheitssäumen, große Expositionen von Normalgeweben gegenüber der therapeutisch dosierten Bestrahlung. Hier zeigte sich die fraktionierte Strahlentherapie der radiochirurgischen oder stark hypofraktionierten Therapie biologisch in vielen Situationen überlegen, da fraktionierungsbedingte Effekte und die Identifikation gewebsspezifischer Radiosensitivitäten durch Pausen zwischen den zahlreichen Einzeldosen das Zellüberleben sowohl erhöhen als auch erniedrigen konnten. Ziel hierbei war und ist es, durch optimierte Fraktionierungsregime, das Überleben des dosisexponierten Normalgewebes zu sichern und damit Nebenwirkungen zu reduzieren, während das Überleben der Tumorzellen möglichst weit reduziert und idealerweise völlig vernichtet werden soll.

Nachfolgend sollen die 4 wichtigsten Fraktionierungseffekte im Kontext der Hypofraktionierung kurz dargestellt werden („4 R's der Strahlenbiologie"), wobei die intrinsische und gewebs- wie dignitätsspezifische Radiosensitivität von vielen Autoren als ein „5. R" der Strahlenbiologie verstanden wird [1]:

Reparatur

Prinzipiell verfügen Tumorzellen und Zellen des Normalgewebes über Methoden zur effizienten Stabilisierung und/oder Reparatur von Schäden ihres Erbgutes. Mit absteigender Wahrscheinlichkeit der korrekten Reparatur vermögen es eukaryote Zellen, Einzel- und Doppelstrangbrüche ihrer DNA mittels Exzisionsreparatur, homologer Rekombination, nicht-homologem „end joining" und Mikrohomologie-vermitteltem „end joining" zu stabilisieren [5]. Tumorcharakteristische Aberrationen in genomisch kodierten DNA-Reparatur-Systemen erschweren es bestrahlten Tumorzellen jedoch, strahlenbedingte DNA-Schäden in fraktionierungsbedingten Pausen effizient und korrekt zu reparieren, während den Normalgeweben zumeist eine höhere Reparaturkapazität zugesprochen wird [6]. Bei Bestrahlung in nur wenigen Fraktionen erscheint es nun weniger aussichtsreich, vermittels dignitätsspezifischer Reparaturkapazitäten eine differenzielle Strahlenempfindlichkeit zu begünstigen und klinisch zu nutzen. Einige Verfahren der stereotaktischen Strahlentherapie bedingen allerdings vergleichsweise lange Fraktionszeiten, und insbesondere schnell proliferierende Gewebe vermögen es unter Umständen, bereits während der Bestrahlung die DNA-Reparatur zu initiieren und umzusetzen. Präklinische Studien warnen daher vor einem biologischen Wirkungsverlust, wenn die Fraktionsdauer > 30 Minuten beträgt [7–9].

Repopulation

Bereits früh wurde beobachtet, dass eine fraktionierte protrahierte Bestrahlung nach wenigen Wochen mit einer interfraktionellen Repopulation von Tumorgeweben assoziiert ist, weshalb eine zusätzliche Dosisapplikation im Vergleich zu nicht-fraktionierten oder hypofraktionierten Regimen erforderlich ist, um dasselbe Ausmaß radiogenen Zelltodes zu erreichen [10]. Das Phänomen der akzelerierten oder kompensatorischen Repopulation nach Strahlen- oder auch Chemotherapie bezeichnet hierbei die im Vergleich zur unbehandelten Kontrolle frühere und schnellere Zellteilung in überlebenden Zellklonen. Mit der sogenannten kick-off-Zeit (T_k) wird jenes Zeitintervall bemessen, das zwischen Beginn einer fraktionierten Bestrahlung und Beginn der akzelerierten Repopulation vergeht [11]. In der Literatur werden für verschiedene Tumorentitäten T_k-Werte von ca. 20–70 Tagen beschrieben [12–15]. Während die meisten Daten zur Repopulation nach (normo-) fraktionierter Strahlentherapie erhoben wurden und die präklinische Datenlage für radiochirurgische oder hypofraktionierte

Bestrahlungen schwach ist, wurde in einer retrospektiven klinischen Auswertung der lokalen Kontrolle nach stereotaktischer Bestrahlung von Lungentumoren beschrieben, dass eine kürzere Behandlungszeit (≤ 10 Tage vs. ≥ 11 Tage) mit einer signifikant höheren Lokalkontrolle einhergeht [16].

Reoxygenierung

In seiner elektrophilen Eigenschaft, freie Radikale zu fixieren und vor der frühen Detoxifikation durch z. B. Sulfhydrylverbindungen zu bewahren, wirkt Sauerstoff radiosensibilisierend [17,18]. Da es nach dem ersten Absterben bestrahlter Zellen zu einer Reduktion der Zelldichte und damit zu einer Zunahme des Sauerstoffpartialdruckes kommen kann, kann eine Pause zwischen 2 Fraktionen zur oxygenierungsbedingten Steigerung der Strahlenempfindlichkeit führen. Die Bedeutung der Reoxygenierung wird unter hypofraktionierter Bestrahlung als gering erachtet, bei Anwendung der Radiochirurgie erscheint sie naturgemäß als irrelevant. Klinische Studien haben überdies keinen Vorteil von hypofraktionierten gegenüber einzeitigen Stereotaxien gezeigt, der auf eine eventuelle Reoxygenierung in den Fraktionspausen zurückgeführt werden könnte. Allerdings ist die schlechtere Kontrolle von großen Läsionen nach stereotaktischer Bestrahlung mehrfach beschrieben worden [19–23], und einige Autoren interpretieren dieses Phänomen als Ausdruck der Hypoxie in größeren Tumorformationen. Ob diese Beobachtung nun allerdings Anlass zu oxydierenden Maßnahmen oder zur konkomitanten Gabe von pharmakologischen Sensibilisatoren hypoxischer Zellen ist, ist rein spekulativ und klinisch nicht validiert worden [19].

Redistribution

In einem heterogen über die Phasen des Zellzyklus verteilten Zellverbund wird jede Bestrahlung zuerst jene Zellen töten, die sich in den radiovulnerablen Phasen des Zellzyklus, allen voran in der G2/M- und der frühen Synthese-Phase, befinden. Es verbleibt ein statistisch radioresistenteres Zellkollektiv, dessen Redistribution in die verschiedenen Zellzyklusphasen während einer fraktionierungsbedingten Pause die Strahlensensitivität für eine weitere Strahlenfraktion erhöhen kann. Ähnlich den Beobachtungen zur Reoxygenierung haben empirische und retrospektive klinische Untersuchungen bisher nicht belegen können, dass interfraktionelle Pausen bei hypofraktionierter Bestrahlung die klinischen Ergebnisse durch Zunutzemachen der Redistribution verbessern würden. Limitierte präklinische Untersuchungen zu einer Zelllinie des Nierenzellkarzinoms zeigen allerdings, dass die in-vitro-Bestrahlung mit drei Fraktionen vs. einer Fraktion zu einem signifikant geringeren Tumorzellüberleben führt und dass die Hypofraktionierung – anders als die Radiochirurgie – zu einem G2/M-Arrest führt [24].

1.3.2.2 Strahlenbiologische Modelle zur Vorhersage des Zellüberlebens nach Bestrahlung

Zur Beantwortung der Frage, ob oder ob nicht ein klinisch angestrebter Zelltod einge-
treten ist, wird seit nunmehr 70 Jahren die klonogene Koloniebildung als Hauptziel-
kriterium der Strahlenwirkung auf (Tumor-)Zellen verwendet [2]. Hierbei werden Ein-
zelzellen nach Bestrahlung ausgesät und nach zellspezifischen Zeitintervallen die
Klonogenität bestimmt, indem Kolonien mit mindestens 50 Zellen als Ausdruck anhaltender mitotischer Aktivität gezählt und auf den Vergleichswert unbestrahlter Zellen normiert werden [17]. Die Auswertung erfolgt in Dosis-Wirkungskurven für das
klonogene Überleben der untersuchten Zellen, wobei verschiedene Modelle der Interpretation herangezogen werden. Der Übersicht halber sollen hier nur einige der zahlreichen existierenden Modelle vorgestellt werden:

Single-Hit-Multitarget-Modell

Mit Hilfe des sogenannten Single-Hit-Multitarget-Modells wurden aus klonogenen
Überlebensversuchen heraus Überlebenskurven generiert, die das Zellüberleben (S)
in Abhängigkeit von der Dosis (D), dem Parameter D_0-Steigung des exponentiellen
Kurvenabschnitts und Maß der zellinhärenten Radiosensitivität – sowie der Frakti-
ons- bzw. Extrapolationszahl (n) wie folgt beschrieben:

$$S_D = 1 - (1 - e^{\frac{D}{D_0}})^n$$

Das Single-Hit-Multitarget-Modell unterstellt dabei, dass in einer Zelle multiple, von-
einander unabhängige Zielstrukturen existieren („multitarget"), die allesamt getroffen werden müssen („single hit"), um die Zelle zu töten. Dieses Modell korreliert vor
allem bei höheren Strahlendosen sehr gut mit Zellkulturexperimenten, während
Niedrigdosiseffekte vermutlich unterschätzt werden und experimentellen *in-vitro*-Be-
obachtungen nicht entsprechen.

Linear-quadratisches Modell (LQ-Modell)

Das LQ-Modell wurde entwickelt, nachdem *in vitro* beobachtet wurde, dass radiogene
DNA-Schäden in einer linear-quadratischen Dosisbeziehung stehen. Dem linearen α-
Term entsprechen hierbei irreparable und damit fraktionierungsunabhängige DNA-
Schäden, die aus den (kumulierten) Schäden eines einzelnen Photons oder Elektrons
resultieren („*intra*track damage"). Der β-Term dagegen beschreibt prinzipiell repa-
rable DNA-Schäden (z. B. Einzelstrangbrüche), deren räumliche und zeitliche Koinzi-
denz durch die Akkumulation mehrerer Photonen- oder elektroneninduzierter Schäden eine Reparatur dosis-, dosisleistungs- und fraktionierungsabhängig unwahr-
scheinlich macht. Der β-Term folgt daher einem quadratischen Verlauf („*inter*track-
damage"). Der Gesamt-DNA-Schaden ist die Summe aus linear und quadratisch cha-
rakterisierten Schäden, und der α/β-Wert stellt die Dosis dar, bei welcher die Beiträge
von α und β zum Zelltod gleich sind. Ein niedriger α/β-Wert kennzeichnet Gewebe,

die – am ehesten bedingt durch ein hohes Reparaturvermögen – gegenüber kleinen Strahlendosen relativ resistent und gegenüber hohen Strahlendosen sehr empfindlich sind. Hier hat das Akkumulationsphänomen aus *intertrack*-Interaktionen eine hohe Bedeutung. Umgekehrt verhält es sich bei hohen α/β-Werten. Früh reagierenden Geweben, darunter auch die meisten Tumorentitäten, wird ein hoher α/β-Wert von ca. 10 zugesprochen, während spät reagierende Gewebe einen eher geringen α/β-Wert von ca. 3 haben.

Nach dem aus diesen Überlegungen resultierenden LQ-Modell wird das Überleben nun mit der folgenden Formel beschrieben:

$$S_D = e^{-(\alpha D + \beta D^2)}$$

Sowohl in präklinischen wie auch klinischen Studien hat sich das LQ-Modell insbesondere bei Verwendung kleinerer Einzeldosen von ca. 1–5 Gy bewährt, während es bei Bestrahlung mit hohen Einzeldosen (> 8 Gy) eine kontinuierlich steiler werdende Abnahme des Zellüberlebens suggeriert („curving"), die in experimentellen Ansätzen so nicht bestätigt werden konnte. Dies mag darin begründet liegen, dass *intertrack*-Interaktionen des quadratischen β-Terms einer Sättigung unterliegen, die im LQ-Modell so nicht abgebildet wird.

Wird nun mit mehreren Fraktionen (n) bestrahlt und zwischen den Fraktionen eine vollständige Erholung von subletalen Strahlenschäden angenommen, dann hat jede Fraktion der Dosis D denselben Effekt auf das Zellüberleben S, und das Überleben nach n Fraktionen (S_n) kann mit dem LQ-Modell wie folgt wiedergegeben werden:

$$S_n = e^{-n(\alpha D + \beta D^2)}$$

Der Effekt E, also die radiogene Reduktion des Zellüberlebens ($E = -\log_e S$), ergibt sich dann als:

$$E = n\,(\alpha D + \beta D^2)$$

Es ist nun von großer Bedeutung in der klinischen Strahlentherapie, verschiedene Fraktionierungen miteinander zu vergleichen. Wenn durch verschiedene Fraktionierungen aber gleiche Effekte erzielt werden sollen, so muss ein stabiles Effektniveau bestimmt werden, das vom zeitlichen Muster – der Fraktionierung – der Bestrahlung unabhängig ist. Hier bietet sich die Normierung auf den fraktionierungsunabhängigen α-Wert an (E/α). Diese Größe (E/α) wird auch „biologisch effektive Dosis" (BED) genannt. Sie stellt eine extrapolierte Dosis aus der theoretischen Applikation unzähliger kleinster Einzeldosen dar, welche denselben biologischen Effekt hätte wie die dem Vergleich unterworfene Fraktionierung. Sie ist stets größer als die physikalische Dosis ($n \times D$).

Aus der Formel zur Berechnung des Effektes E lässt sie sich wie folgt herleiten:

$$E = (n \times D) \times (\alpha + \beta D)$$

$$\frac{E}{\alpha} = (n \times D) \times \left(1 + \frac{\beta D}{\alpha}\right)$$

$$\frac{E}{\alpha} = (n \times D) \times \left(1 + \frac{D}{\alpha/\beta}\right); \quad \frac{E}{\alpha} = BED$$

$$BED = (n \times D) \times \left(1 + \frac{D}{\alpha/\beta}\right)$$

Will man nun eine alternative Fraktionierung mit demselben biologischen Effekt einer normofraktionierten Bestrahlung in 2 Gy Einzeldosen wählen, so ist die nachfolgende Formel zur Berechnung dieser sogenannten $EQD_{\alpha/\beta,\,2}$ („Äquivalente Dosis in 2 Gy Fraktionen") hilfreich:

$$EQD_{(\alpha/\beta,\,2)} = n \times d \times \left(\frac{\alpha/\beta + d}{\alpha/\beta + 2}\right)$$

Die nunmehr aufgeführten Formeln sind dadurch in ihrer biologischen Aussagekraft limitiert, dass sie das Überleben einer Zelle nach Bestrahlung ausschließlich in eben dieser Zelle betrachten (Primäreffekte) und eventuelle Beiträge weiterer Zellen sowie Stroma- und Gewebskomponenten nicht berücksichtigen (Sekundäreffekte). Ferner ist insbesondere das LQ-Modell für die Verwendung höherer Einzeldosen kontrovers diskutiert worden, da die errechneten Vorhersagen zum Zellüberleben nicht konsistent den experimentell erhobenen Überlebensraten entsprechen.

1.3.2.3 Modellspezifika bei SABR
Zahlreiche Modelle und Formalismen wurden entwickelt, um die Überlebenskurven nach hypofraktionierter Bestrahlung zu errechnen. Stellvertretend für sie, soll hier ihr prominentestes Beispiel – das USC/SFED-Modell – beschrieben werden.

Zur Berechnung von Dosen und Überlebensraten in der stereotaktischen Strahlentherapie wird häufig das *Universal Survival Curve* (USC)/*Single Fraction Equivalent Dose* (SFED)-Modell verwendet, das ein Hybrid aus dem LQ-Modell und dem Single-Hit (D_0)-Modell ist und das Überlebenskurven insbesondere bei hohen Einzeldosen korrekter darstellt als die zuvor genannten Modelle.

Das USC-Modell wurde von Park et al. entwickelt und kombiniert den Vorteil des LQ-Modells im niederdosierten Schulterbereich von Überlebenskurven mit dem halblogarithmisch-linearen Verlauf des Single-Hit-Multitarget-Modells von Überlebenskurven bei Verwendung ablativer Strahlendosen [Park]. Der wesentliche Vorteil des USC/SFED-Modells ist, dass die kontinuierliche Krümmung der Überlebenskurve bei höheren Dosen – die experimentell so nicht bestätigt werden konnte – vermieden wird.

Nachteilig ist seine Komplexität und Abhängigkeit von 5 Parametern (α, α/β, D_0, D_q und D_T). Hierbei entspricht D_0 jenem Dosisbetrag, welcher das Zellüberleben auf einen Wert von 37 % des Ausgangswertes reduziert und welcher im exponentiellen Kurvenabschnitt bestimmt wird, während D_q als Ausdruck der zellulären Reparaturkapazität der Breite der Schulter einer Zellüberlebenskurve entspricht und jene hypothetische Dosis darstellt, nach deren Applikation die Zellzahl in der Bilanz aus radiogenem Zelltod und anhaltender Proliferation stabil ist („quasi-threshold dose"). Der Parameter D_T ist die Transitionsdosis und damit jene Dosis, bei der ein Übergang des Überlebens vom Verlauf nach LQ-Modell auf den Verlauf nach Single-Hit-Multitarget-Modell vermutet wird. Der α-Term und der α/β-Wert wurden vorangehend bereits vorgestellt.

Die Verwendung des USC/SFED-Modells erlaubt eine bessere Annäherung errechneter Überlebenskurven an experimentell ermittelte Überlebenskurven. Die BED wird dabei nach dem LQ-Modell berechnet, wenn die verwendete Fraktionsdosis < D_T ist. Ist sie größer, wird das USC-Modell verwendet:

$$\text{BED}_{\text{USC}} = \frac{1}{(\alpha \times D_0)} \times (D - n \times D_q)$$

Für eine Zelllinie des nicht-kleinzelligen Bronchialkarzinoms (NSCLC, H460) wurde eine D_T von 6,2 Gy ermittelt [25].

Die SFED ist definiert als jene Einzeldosis, welche denselben biologischen Effekt hat wie die Gesamtdosis der zu vergleichenden fraktionierten Bestrahlung ($n \times D$), und sie errechnet sich wie folgt:

$$\text{SFED} = D - (n - 1) \times D_q$$

Die SED („standard effective dose") wiederum ist jene Gesamtdosis einer in Einzeldosen von 2 Gy applizierten fraktionierten Strahlentherapie, die denselben biologischen Effekt hat wie eine zu vergleichende hypofraktionierte Bestrahlung. Sie kann unter Verwendung beider oben genannter Formeln bestimmt werden:

$$\text{SED} = \frac{1}{(\alpha \times D_0)} \times \frac{D_{\text{SBRT}} - n_{\text{SBRT}} \times D_q}{\left(1 + \frac{2}{\alpha/\beta}\right)}$$

Überlebenskurven, die mit Hilfe des LQ-Modell oder des USC-Modells, generiert werden, unterscheiden sich durchaus, wobei der absolute Unterschied sehr gering und nur von fraglicher klinischer Relevanz ist, so dass einige Autoren die Notwendigkeit, bei hypofraktionierter Bestrahlung das bewährte und einfache LQ-Modell durch das USC/SFED-Modell zu ersetzen, in Frage stellen [26]. In der Tat wird argumentiert, dass das LQ-Modell eher *zufällig* das Zellüberleben nach hypofraktionierter Bestrahlung korrekt abbildet, da indirekte Effekte (siehe Kap. 1.3.3) zum radiogenen Zelltod bei Einzeldosen > 10 Gy beitragen können und daher mit kontinuierlich abfallenden Überlebenskurven („curving") korrekt abgebildet wären.

1.3.3 Sekundäreffekte und SABR-assoziierte Milieu-Phänomene

Zusätzlich zur direkten Tötung von Zellen vermittels radiogener DNA-Schäden, die mit Hilfe der oben genannten Modellformalismen skizziert werden können, vermag insbesondere die Bestrahlung mit hohen Einzeldosen Schäden an Nicht-DNA-Bestandteilen von Zellen zu erzeugen sowie das Mikromilieu dergestalt zu modulieren, dass mittels dieser indirekten oder sekundären Effekte die Zytotoxizität einer ionisierenden Bestrahlung erhöht wird.

1.3.3.1 Endothel- und Gefäßschäden

Präklinische experimentelle Studien haben demonstriert, dass eine Bestrahlung mit Einzeldosen > 10 Gy die Vaskularisation von Tumoren nach einer kurzen Latenzphase signifikant beeinträchtigt und dass dies, bedingt durch den resultierenden Perfusionsmangel, ein sekundäres Zellsterben verursachen kann [27]. Im Gegensatz zu den kleinen Einzeldosen der Normofraktionierung wird bei ablativ hohen Einzeldosen eine ceramid-vermittelte Apoptose von Endothelzellen beobachtet, die nach wenigen Tagen zum Absterben eines Tumors führen kann [28]. Diese Beobachtungen entstammen Versuchen an Melanom- und Sarkomzellen; sie wurden bisher kaum auf andere Tumorentitäten übertragen, und von früheren Autoren wurde die Existenz einer latenzabhängigen, sekundären Zytotoxizität nach hypofraktionierten Bestrahlung in Frage gestellt [29]. Andere Theorien wiederum beinhalten, dass die radiogen bedingte Störung der vaskulären Integrität zur Schädigung der intrinsisch eher radioresistenten Tumor-Stammzellen in perivaskulären Nischen führt [27].

1.3.3.2 Radioimmunisierung

Präklinische und zunehmend auch klinische Studien haben eindrucksvoll gezeigt, dass eine ionisierende Bestrahlung von Tumoren wie auch Strukturen des Normalgewebes immunmodulatorische Wirkung entfaltet. Diese kann nach Zulassung verschiedener immunonkologischer Pharmaka, z. B. den Checkpoint-Inhibitoren, zugunsten onkologischer Patienten mit z. B. nicht-kleinzelligen Bronchialkarzinomen [3,4] genutzt werden. Nachfolgend sollen die zugrundeliegenden Mechanismen kurz zusammengefasst werden:

Der zytotoxische Effekt einer Bestrahlung führt unweigerlich zur gesteigerten Freisetzung von tumorassoziierten und tumorspezifischen Antigenen. Auch Neoantigene werden nach Bestrahlung exprimiert. Ferner wird nach Bestrahlung die Freisetzung von sogenannten DAMPs („damage-associated molecular pattern") beobachtet. Diese umfassen das DNA-bindende Protein HMGB1 („high mobility group box 1"), den Haupthistokompatibilitätskomplex MHC-I sowie das Nukleotid Adenosintriphosphat (ATP). Gemeinsam orchestrieren diese die Attraktion und Aktivierung von phagozytierenden, antigenpräsentierenden und zytotoxischen Zellen des Immunsystems. Die Idee, dass über diesen Weg eine radiogene antitumorale Immunaktivierung auch zur effektiven immunologischen Bekämpfung von Tumormanifestationen außerhalb des Strahlenvolumens führt, wird im sogenannten „abscopal effect" verwirklicht. Dieser ist unter alleiniger Bestrahlung allerdings ausgesprochen selten, da diese neben ihrer immunaktivierenden Wirkung gleichsam sowohl serologische wie zytologische immunsuppressive Effekte hervorruft: So wird nach Bestrahlung die rasche Rekrutierung myeloider Suppressorzellen sowie regulatorischer T-Lymphozyten (T_{reg}.) beobachtet. Ferner werden immunsuppressive Zytokine, wie z. B. TGF-β und Interleukin-10, exprimiert sowie ko-inhibitorische Moleküle, wie z. B. das Protein PD-L1 („programmed cell death protein 1"), in ihrer Expression hochreguliert.

Im Lichte der guten Wirkung von Checkpoint-Inhibitoren bei Tumorerkrankungen mit erhöhter PD-L1-Expression sei hier noch einmal angemerkt, dass die Hochregulation der PD-L1-Expression nach einer Bestrahlung prinzipiell einen Mechanismus der (Strahlen-)Resistenz darstellt, der für sich genommen einen prognostisch negativen Faktor darstellt [30] und erst nach Markteinführung der Checkpoint-Inhibitoren hoffnungsvollere Aufmerksamkeit erfahren hat. In einer kleinen prospektiv-randomisierten Phase II-Studie wurde gezeigt, dass Patienten mit metastasierten nicht-kleinzelligen Bronchialkarzinomen, deren Tumore kein PD-L1 exprimieren, von der ablativ-hypofraktionierten Bestrahlung zusätzlich zur PD-1/PD-L1-gerichteten Immuntherapie profitieren und ein signifikant besseres progressionsfreies sowie Gesamt-Überleben erreichen als Patienten, denen nur eine Immuntherapie gegeben wird [4]. In dieser Studie erfolgte die Bestrahlung von überwiegend Lungen- und Lymphknotenmetastasen an jedem zweiten Werktag in einer Fraktionierung von 3 × 8 Gy.

Analoge Ergebnisse konnten erzielt werden für 22 Patienten mit anti-CTLA-4-refraktären metastasierten nicht-kleinzelligen Bronchialkarzinomen, in denen nach hypofraktionierter Bestrahlung mit 6 × 5 Gy oder mit 3 × 9,5 Gy die CTLA-4-Blockade wiederaufgenommen wurde und eine weitere Krankheitsprogression in annähernd 50 % der Patienten verhindert werden konnte [31]. In ihrer präklinischen und translationalen Analyse dieses Kollektivs demonstrierten die Autoren die radiogene Induktion tumorspezifischer T-Lymphozyten durch strahleninduzierte immunogene Mutationen.

Die stärkste klinische Evidenz für das günstige Zusammenwirken von Strahlen- und Immuntherapie existiert derzeit allerdings für die Normofraktionierung. In der multizentrischen, prospektiven, randomisierten Phase III-PACIFIC-Studie wurden Patienten mit nicht-kleinzelligen Bronchialkarzinomen vor der konsolidierenden Immuntherapie mit einer thorakalen Radiochemotherapie behandelt, wobei die Strahlentherapie in 2 Gy Einzeldosen bis zu Gesamtdosen von 54–74 Gy appliziert wurde.

In zahlreichen präklinischen Arbeiten und auch in wenigen klinischen Studien wurde aber gezeigt, dass auch durch eine hypofraktionierte Strahlentherapie aussichtsreiche Immunmodulationen hervorgerufen werden können. Zell- und tierexperimentelle Arbeiten suggerieren sogar die Überlegenheit ablativ-hypofraktionierter Dosisregime für die immunstimulatorische Modifikation des tumoralen Mikromilieus [32,33]. Während eine konkrete Dosierung und eine konkrete Fraktionierung für die optimiert immunstimulierende Strahlentherapie weiterhin kontrovers diskutiert werden, scheint die BED eine Bedeutung zu haben: Marconi et al. zeigen in einer Meta-analyse zum „abscopal effect" im präklinischen Modell, dass die Wahrscheinlichkeit für sein Auftreten auf > 50 % ansteigt, wenn eine BED von > 60 Gy verwendet wird (α/β = 10) [34].

1.3.4 Zusammenfassung

Die ablativ-hypofraktionierte Strahlentherapie wirkt durch direkte und indirekte Effekte zytotoxisch.

Zu den direkten Effekten werden radiogene Schäden innerhalb der Tumorzelle selbst – überwiegend DNA-Strangbrüche – gezählt, während die indirekten Effekte auf Strahlenschäden tumorversorgender Gefäße und auf radiogen modulierte Immunreaktionen zurückgeführt werden.

Grundsätzlich folgen die direkten Effekte der ablativ-hypofraktionierten Strahlentherapie den Mechanismen, die auch für normofraktionierte Strahlenregime beschrieben werden. Fraglich und kontrovers diskutiert wird jedoch, ob Modelle der Berechnung von Überlebensraten in der normofraktionierten Strahlentherapie die zu erwartenden Überlebensraten auch bei SABR korrekt beschreiben.

Das noch recht junge Konzept der Kombination von Strahlentherapie und Immuntherapie ist äußerst vielversprechend, wobei die Überlegenheit ablativ-hypofraktionierter gegenüber normofraktionierten Regimen bisher nicht gezeigt wurde.

Referenzen

[1] Steel GG, McMillan TJ, Peacock JH. The radiobiology of human cells and tissues. In vitro radiosensitivity. The picture has changed in the 1980 s. Int J Radiat Biol. 1989;56(5):525–37.

[2] Puck TT, Marcus PI. Action of x-rays on mammalian cells. J Exp Med. 1956;103(5):653–66.

[3] Antonia SJ, Villegas A, Daniel D, et al. Overall Survival with Durvalumab after Chemoradiotherapy in Stage III NSCLC. N Engl J Med. 2018;379(24):2342–2350.

[4] Theelen WSME, Peulen HMU, Lalezari F, et al. Effect of Pembrolizumab After Stereotactic Body Radiotherapy vs Pembrolizumab Alone on Tumor Response in Patients With Advanced Non-Small Cell Lung Cancer: Results of the PEMBRO-RT Phase 2 Randomized Clinical Trial. JAMA Oncol. 2019 Jul 11 (Epub ahead of print).

[5] Sethi RA, Barani IJ, Larson DA, Roach M. Handbook of Evidence-Based Stereotatic Radiosurgery and Stereotactic Body Radiotherapy. Springer-Verlag 2016.

[6]   Jackson SP, Bartek J. The DNA-damage response in human biology and disease. Nature. 2009;461(7267):1071–8.

[7]   Liu Q, Schneider F, Ma L. Sublethal damage (SLD) repair: relation to DNA repair and implications for protracted irradiation with low-energy X-rays. Int J Radiat Oncol Biol Phys. 2011;81(2):S715–S716.

[8]   Shibamoto Y, Miyakawa A, Otsuka S, Iwata H. Radiobiology of hypo-fractionated stereotactic radiotherapy: what are the optimal fractionation schedules? J Radiat Res. 2016;57(S1):i76–i82.

[9]   Fowler JF, Welsh JS, Howard SP. Loss of biological effect in prolonged fraction delivery. Int J Radiat Oncol Biol Phys. 2004;59(1):242–249.

[10] Withers HR. Biologic basis for altered fractionation schemes. Cancer. 1985;55(9 Suppl):2086–95.

[11] Garau M. Radiobiology of stereotactic body radiation therapy (SBRT). Rep Pract Oncol Radiother. 2017;22(2):86–95.

[12] Withers HR, Taylor JMG, Maciejewski B. The hazard of accelerated tumor clonogen repopulation during radiotherapy. Acta Oncol. 1988;27(2):131–146.

[13] Withers HR, Peters LJ, Taylor JMG. Local control of carcinoma of the tonsil by radiation therapy: an analysis of patterns of fractionation in nine institutions. Int J Radiat Oncol Biol Phys. 1995;33 (3):549–562.

[14] Huang Z, Mayr NA, Gao M. Onset time of tumor repopulation for cervical cancer: first evidence from clinical data. Int J Radiat Oncol Biol Phys. 2012;84(2):478–484.

[15] Gao M, Huang Z, Mayr NA, Wang JZ. Tumor repopulation during radiation therapy: stage dependency of onset time for prostate cancer. Int J Radiat Oncol Biol Phys. 2009;75(3):S349.

[16] Kestin L, Grills I, Guckenberger M. Dose–response relationship with clinical outcome for lung stereotactic body radiotherapy (SBRT) delivered via online image guidance. Radiother Oncol. 2014;110(3):499–504.

[17] Wannenmacher M, Debus J, Wenz F. Strahlentherapie. Springer-Verlag Berlin Heidelberg 2006.

[18] Halperin EC, Wazer DE, Perez CA, Brady LW. Perez and Brady's Principles and Practice of Radiation Oncology, Wolters Kluwer.

[19] Brown MJ, Diehn PM, Loo BW. Stereotactic ablative radiotherapy should be combined with a hypoxic cell radiosensitizer. Int J Radiat Oncol Biol Phys. 2010;78(2):323–327.

[20] Shibamoto Y, Miyakawa A, Otsuka S, Iwata H. Radiobiology of hypo-fractionated stereotactic radiotherapy: what are the optimal fractionation schedules? J Radiat Res. 2016;57(S1):i76–i82.

[21] Choi CW, Cho CK, Yoo SY. Image-guided stereotactic body radiation therapy in patients with isolated para-aortic lymph node metastases from uterine cervical and corpus cancer. Int J Radiat Oncol Biol Phys. 2009;74(1):147–153.

[22] Rusthoven KE, Kavanagh BD, Cardenes H. Multi-institutional phase I/II trial of stereotactic body radiation therapy for liver metastases. J Clin Oncol. 2009;27(10):1572–1578.

[23] Navarria P, De Rose F, Ascolese AM. SBRT for lung oligometastases: who is the perfect candidate? Rep Pract Oncol Radiother. 2015;20(6):446–453.

[24] Khorramizadeh M, Saberi A, Tahmasebi-Birgani M, Shokrani P, Amouhedari A. Impact of Prolonged Fraction Delivery Time Modelling Stereotactic Body Radiation Therapy with High Dose Hypofractionation on the Killing of Cultured ACHN Renal Cell Carcinoma Cell Line. J Biomed Phys Eng. 2017;7(3):205–216.

[25] Park C, Papiez L, Zhang S. Universal survival curve and single fraction equivalent dose: useful tools in understanding potency of ablative radiotherapy. Int J Radiat Oncol Biol Phys. 2008;70 (3):847–852.

[26] Brown JM, Carlson DJ, Brenner DJ. The tumor radiobiology of SRS and SBRT: are more than the 5 Rs involved? Int J Radiat Oncol Biol Phys. 2014;88(2):254–62.

[27] Park HJ, Griffin RJ, Hui S, Levitt SH, Song CW. Radiation-induced vascular damage in tumors: implications of vascular damage in ablative hypofractionated radiotherapy (SBRT and SRS). Radiat Res. 2012;177(3):311–27.

[28] Garcia-Barros M, Paris F, Cordon-Cardo C, et al. Tumor response to radiotherapy regulated by endothelial cell apoptosis. Science. 2003;300(5622):1155–9.

[29] Barendsen GW, Broerse JJ. Experimental radiotherapy of a rat rhabdomyosarcoma with 15 MeV neutrons and 300 kV x-rays. I. Effects of single exposures. Eur J Cancer. 1969;5(4):373–91.

[30] Wu P, Wu D, Li L, Chai Y, Huang J. PD-L1 and Survival in Solid Tumors: A Meta-Analysis. PLoS One. 2015;10(6):e0131403.

[31] Formenti SC, Rudqvist NP, Golden E. et al. Radiotherapy induces responses of lung cancer to CTLA-4 blockade. Nat Med. 2018 Dec;24(12):1845–1851.

[32] Filatenkov A, Baker J, Mueller AM, et al. Ablative Tumor Radiation Can Change the Tumor Immune Cell Microenvironment to Induce Durable Complete Remissions. Clin Cancer Res. 2015;21(16):3727–39.

[33] Lee Y, Auh SL, Wang Y, et al. Therapeutic effects of ablative radiation on local tumor require CD8 + T cells: changing strategies for cancer treatment. Blood. 2009;114(3):589–95.

[34] Marconi R, Strolin S, Bossi G, Strigari L. A meta-analysis of the abscopal effect in preclinical models: Is the biologically effective dose a relevant physical trigger? PLoS One. 2017;12(2): e0171559.

2 Radiochirurgie im Bereich des Körpers

2.1 Einleitung

Gerd Becker

Nachdem die Radiochirurgie mit dem Gamma Knife die klinische Wertigkeit dieser Methode zeigen konnte, wurden die Prinzipien der Radiochirurgie in den 90er Jahren auf den Linearbeschleuniger übertragen. Gleich nach der Einführung der stereotaktischen Konvergenzbestrahlung mittels Linearbeschleuniger am Kopf, wurde versucht die stereotaktischen Techniken auf den Körper zu übertragen (siehe Kap. 1.1 und Kap. 1.2). Es benötigte mehr als eine zehnjährige Entwicklung, bevor es möglich war eine hohe Einzeit-Strahlendosis präzise in Zielvolumina im Körper zu applizieren.

Die ersten Patienten, bei denen diese Techniken angewendet wurden, waren metastasierte Patienten, bei denen keine überzeugenden Therapiealternativen zur Verfügung standen. Erst als diese Technik mit reproduzierbarer Präzision und qualitätsgesichert durchgeführt werden konnte, wurden systematische Untersuchungen gestartet, beginnend mit Dosis-Findungsprotokollen. Als die lokale Tumorkontrolle nachgewiesen und vergleichbar mit operativen Verfahren war, wurde dann bei inoperablen Patienten mit Bronchialkarzinom die lokal ablative Bestrahlung als Primärtherapie angewandt. Mit zunehmender Sicherheit und Datenlage wurden diese Methoden auch in der Salvage-Therapie eingesetzt.

Nicht zuletzt durch die Stereotaxie Arbeitsgruppe der Deutschen Gesellschaft für Radioonkologie (DEGRO) konnte die Notwendigkeit einer hohen biologisch äquivalenten Dosis nachgewiesen werden [1]. Dies ist ein großer Vorteil der robotergeführten Radiochirurgie, da durch das kontinuierliche Nachverfolgen des Zielgebietes die Sicherheitsabstände vermindert werden und somit die eingestrahlte Dosis erhöht werden konnte [2].

2.1.1 Primär-Therapie

Nachdem man die Lokale Kontrolle bei metastasierten Patienten nachweisen konnte, verbunden mit einer geringen Toxizität, und zunehmend Erfahrung bekam über die notwendige und tolerable Dosis, wurden die radiochirurgischen Techniken auch als Primärtherapie eingesetzt. So wird im Kap. 2.3 Lunge sehr ausführlich die Datenlage für das Bronchialkarzinom vorgestellt. Die ersten Patienten mit lokalisiertem Bronchialkarzinom (UICC Stadium I), die radiochirurgisch behandelt wurden, waren von der Lungenfunktion internistisch anästhesiologisch inoperabel. Für diese Patienten wurden die Erfahrungen der Dosierung und Verträglichkeit bei Lungenmetastasen übertragen und ausgewertet. Bei Einstrahlung der notwendigen Dosis erreicht die Radiochirurgie die gleiche lokale Kontrollrate wie operative Verfahren. Da jedoch kein Anästhe-

https://doi.org/10.1515/9783110542035-002

sie- oder perioperatives Risiko besteht, ist in einzelnen Vergleichsserien das Gesamtüberleben bei den radiochirurgischen Patienten besser als bei den operierten. Der Vergleich der verschiedenen radiochirurgischen Techniken zeigte, dass nur das Cyberknife wirklich in der Lage ist die Atembewegung kontinuierlich auszugleichen und nach-
zuverfolgen. Somit konnte der Sicherheitsabstand konsequent verkleinert werden und
schrittweise die Dosis eskaliert werden.

Parallel zu diesem Erkenntnisgewinn wurden im Tumorboard auch Patienten vorgestellt mit primären Lebertumoren (Hepatozelluläres Karzinom). Diese Patienten sind
oft wegen internistischen Risiken, bzw. der Tumorlokalisation oder Kontakt zu den Gefäßen nicht operabel. Die anderen lokal ablativen Verfahren wie die Radiofrequenzablation sind ebenso in der Indikation begrenzt. Somit wurde zunehmend diesen Patienten die Radiochirurgie angeboten. Da die modifizierten Linearbeschleuniger-Syste-
me doch größere Sicherheitsabstände benötigen, waren die Zielvolumina zu groß und
dadurch dosislimitiert. Insofern konnte insbesondere in der Leber die robotergeführte
Radiochirurgie ihre Vorteile ausspielen, da sie über Fiducial-Tracking die Atembewegung der Leber ausgleichen kann und somit die Sicherheitsabstände für das klinische
Zielvolumen deutlich verringert werden können. Zwischenzeitlich konnte durch eine
sehr gute Datenlage die optimale Dosis-Wirkungs-Beziehung definiert werden. Die
Auswertung der Arbeitsgruppe Stereotaxie der Deutschen Gesellschaft für Radioonkologie (DEGRO) [1], aber auch die Ergebnisse der RSSearch Patient Registry [2] bestätig-
ten die Notwendigkeit einer tumorumschließenden Dosis von $BED_{10} > 100$ Gy [2] bzw.
bezogen auf das Maximum eine BED von 150 Gy (EQD2 Gy) [1].

So wurden im Tumorboard auch zunehmend andere Lokalisationen vorgestellt,
die aus funktionellen Gründen nicht operabel waren, typischerweise lokal begrenzte
Nierenzellkarzinome, deren Resektion entweder internistisch oder anästhesiologisch
nicht möglich war oder den Patienten dialysepflichtig gemacht hätte. Hier konnte
durch die lokal ablative Therapie eine absolut vergleichbare Lokale Kontrolle und
Überlebensraten wie bei den operativen Verfahren erreicht werden.

Einer der ersten Tumore, bei dem die robotergeführte Radiochirurgie zum Standard und in den Leitlinien verankert wurde, ist das Prostatakarzinom. In den letzten
Jahrzehnten zeigte sich, dass das Prostatakarzinom relativ strahlenresistent ist und
bei niedrigen Einzeldosen hohe Gesamtdosen von bis zu 80 Gy benötigt. Insofern
wurde in den Forschungen der letzten Jahrzehnte auch die Alpha-/Beta-Annahme
des Prostatakarzinoms korrigiert und gezeigt, dass höhere Einzeldosen prinzipiell effektiv, vielleicht sogar effektiver sind. Die optimale Methode die Einzeldosis zu erhöhen, ist die robotergeführte Radiochirurgie. Insofern entwickelte sich insbesondere
in den USA sehr früh die Radiochirurgie als Primärtherapie des Prostatakarzinoms,
vor allem bei low- und medium risk Patienten. Die bisherigen Ergebnisse zeigen hier
mindestens die gleiche Effektivität wie die moderne fraktionierte intensitätsmodulierte Radiotherapie und die modernen Operationstechniken. Im Vergleich der Toxizitäten ergeben sich jedoch Vorteile für die robotergeführte Radiochirurgie [3]. Während
in den USA die robotergeführte Radiochirurgie bei der Primärbehandlung des Prosta-

takarzinoms schon seit vielen Jahren in den Leitlinien verankert ist, wird dies in Deutschland von den Fachgesellschaften noch kontrovers diskutiert.

2.1.2 Oligometastasierung

Ein Paradigmenwechsel wurde erstmals 1995 von Hellmann und Weichselbaum geschrieben [4]. Die Oligometastasierung beschreibt ein intermediäres Krebsstadium zwischen lokal begrenzter und systemischer Metastasierung. Aus den veröffentlichten klinischen Daten entwickelte sich die Hypothese, dass eine lokale Behandlung bei Patienten mit begrenzter Metastasierung eine Heilung erreichen kann. Die meisten Studien definierten Oligometastasierung mit 3 oder maximal 5 Metastasen in einem oder wenigen Organen. Grundlage ist die moderne Schnittbilddiagnostik mit CT, MR und PET. Insbesondere durch das PET (und PSMA-PET) kann nicht nur sensitiver als früher eine lokal begrenzte Metastasierung erkannt werden, sondern vor allem auch eine disseminierte Metastasierung und somit die Notwendigkeit einer Systemtherapie. Am Beispiel der kolorektalen Lebermetastasen konnte durch Ansprechen der Systemtherapie bei diffuser Metastasierung eine Oligometastasierung herbeigeführt werden. Somit ist der Begriff der Oligometastasierung heutzutage nur als Überbegriff zu verstehen und im klinischen Alltag muss die Situation differenzierter betrachtet werden (siehe Tab. 2.1) [5].

Tab. 2.1: Verschiedene Formen der Oligometastasierung, modifiziert nach Vu und Guckenberger [5].

Oligometastasierung	eine maligne Erkrankung hat einige wenige Metastasen entwickelt; in den meisten Studien werden bis zu 3 oder bis zu 5 Metastasen als Oligometastasierung definiert
synchrone Oligometastasierung	die Oligometastasierung wird zum Zeitpunkt der Diagnosestellung des Primärtumors entdeckt
metachrone Oligometastasierung	die Oligometastasierung entwickelt sich nach Behandlung des Primärtumors
de-novo-Oligometastasierung	keine Historie von metastasierter Erkrankung in der Krankengeschichte
induzierte Oligometastasierung	bereits vorbekannte maligne Erkrankung mit multiplen Metastasen, erst nach Ansprechen auf Systemtherapie liegt eine Oligometastasierung vor
Oligoprogression	eine limitierte Anzahl von Metastasen ist progredient unter laufender Systemtherapie, während alle anderen Metastasen kontrolliert sind
Oligopersistenz	eine limitierte Anzahl von Metastasen sind unter laufender Systemtherapie persistent, während die meisten Metastasen vollständig oder zumindest besser angesprochen haben
Oligorezidiv	eine limitierte Anzahl von Metastasen ist progredient, ohne dass aktuell eine Systemtherapie gegeben wird

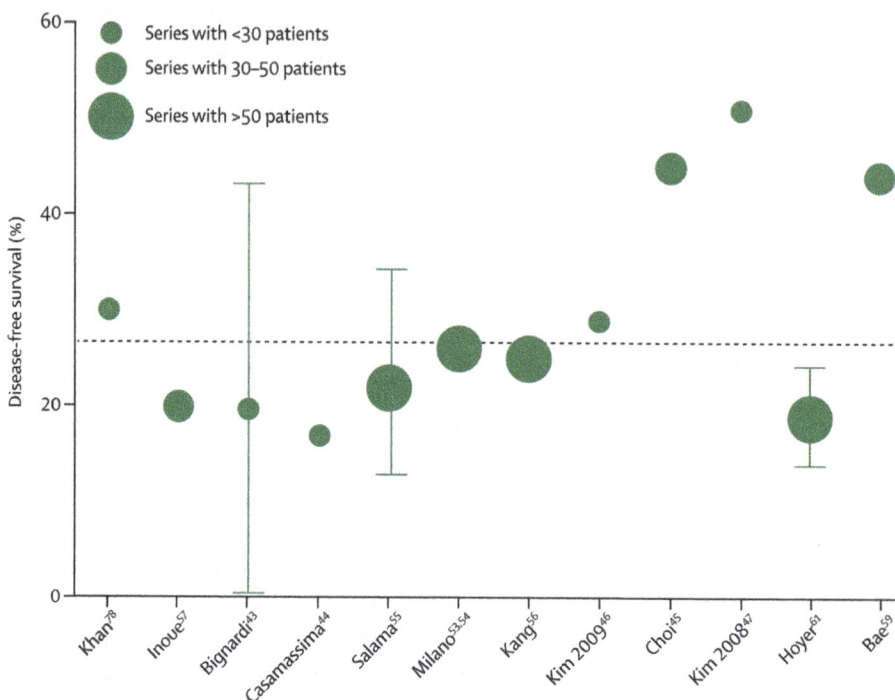

Abb. 2.1: Zusammenstellung verschiedener Studien mit dem Krankheitsfreien Überleben nach lokaler Therapie bei Oligometastasierung (modifiziert nach Bleif; siehe Kap. 3.1).

In einer Vielzahl von Studien wurde zwischenzeitlich nachgewiesen, dass bei 20–25 % der Patienten durch eine lokal ablative Therapie eine signifikante Verlängerung des Überlebens bis hin zur Heilung erreicht werden kann (Abb. 2.1). War es ursprünglich fast ausschließlich die chirurgische Resektion von Lungen- oder Lebermetastasen, so sind in modernen Studien mehrheitlich stereotaktische Strahlentherapietechniken verwendet worden. Dies hat bei Patienten mit Oligometastasierung große Vorteile. Zum einem kann die hoch konzentrierte Bestrahlung an fast allen Lokalisationen durchgeführt werden und zum anderen können gleichzeitig mehrere Metastasen in verschiedenen Organen behandelt werden. Die Therapie ist nicht invasiv und kann in wenigen oder einer einzigen Sitzung durchgeführt werden und die Nebenwirkungen sind außerordentlich gering. Somit kann die stereotaktische Strahlenbehandlung und Radiochirurgie auch bei älteren Patienten angewendet werden.

In präklinischen als auch in ersten klinischen Daten zeigen sich synergistische Effekte zwischen einer Hochdosis-Strahlentherapie und einer Immuntherapie, insbesondere mit Immuncheckpoint-Inhibitoren [6,7]. Sollte sich dies zukünftig bestätigen, gewinnt die Hochdosis-Strahlenbehandlung zusätzlich an Bedeutung.

2.1.3 Salvage-Therapie

Nach Etablierung der Radiochirurgie bei metastasierten Patienten und der Übertragung dieser Erkenntnisse auf die Primärbehandlung (Lunge, Leber, Prostata etc.) wurden zunehmend auch vorbestrahlte Patienten der Radiochirurgie zugeführt. Hier

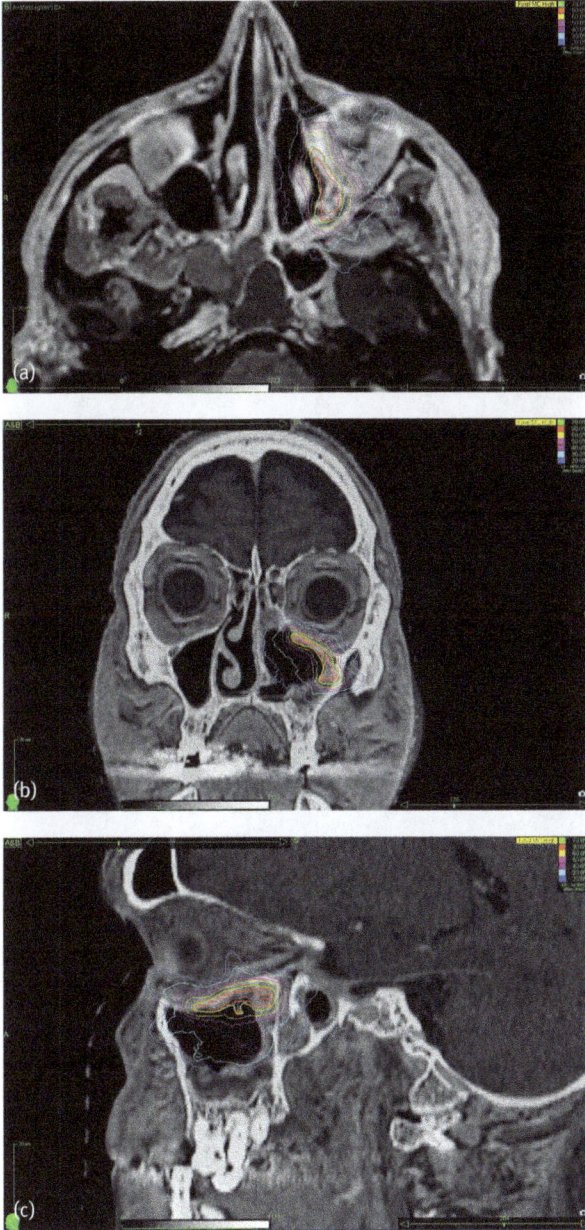

Abb. 2.2: Dosisverteilung eines Rezidivs eines mit 66,6 vorbestrahlten Nasopharynxkarzinoms. Rot: Zielvolumen. Grün: Therapeutische Dosis 3 Fraktionen je 9 Gy auf die 79 % umschließende Isodose. Hellblau: 30 % Isodose. Dunkelblau: 10 % Isodose. (a) axiale Darstellung. (b) frontale Darstellung. (c) sagittale Darstellung.

sind zum einen die scharf begrenzten Rezidive von Glioblastomen zu nennen, die typischerweise in der Regel schon bis 60 Gy vorbestrahlt sind, oder Rezidive im Schädelbasisbereich , d. h. Nasopharynxkarzinom (siehe Abb. 2.2) oder andere Tumorentitäten, die entsprechend vorbelastet sind, wie z. B. im Bereich des Beckens bei gynäkologischen, kolorektalen Rezidiven oder bei vorbestrahltem Prostatakarzinom. Hierzu wird in den einzelnen Kapiteln ausführlich Stellung genommen.

Referenzen

[1] Andratschke N, Alheid H, Allgäuer M, et al. The SBRT database initiative of the German Society for Radiation Oncology (DEGRO): patterns of care and outcome analysis of stereotactic body radiotherapy (SBRT) for liver oligometastases in 474 patients with 623 metastases. BMC Cancer. 2018;18(1):283. doi: 10.1186/s12885-018-4191-2. PubMed PMID: 29534687; PubMed Central PMCID: PMC585111

[2] Mahadevan A, Blanck O, Lanciano R, et al. Stereotactic Body Radiotherapy (SBRT) for liver metastasis – clinical outcomes from the international multi-institutional RSSearch® Patient Registry. Radiat Oncol. 2018; 13(1): 26–37. doi: 10.1186/s13014-018-0969-2. PubMed PMID: 29439707; PubMed Central PMCID: PMC5811977.

[3] Kishan Au, et al. Long-term outcomes of stereotactic body radiotherapy for low risk and intermediate-risk prostate cancer. JAMA Network Open. 2019;2(2):e188006.doi:10.1001/jamanetworopen.2018.8006

[4] Hellman S, Weichselbaum RR. Oligometastases. J Clin Oncol. 1995;13:8–10. https://doi.org/10.1200/JCO.1995.13.1.8

[5] Vu E, Guckenberger M. Paradigmenwechsel für stereotaktische Strahlentherapie. Onkologe. 2019;25:38–46; https://doi.org/10.1007/s00761-019-0617-y

[6] Bernstein MB, Krishnan S, Hodge JW, Chang JY. Immunotherapy and stereotactic ablative radiotherapy (ISABR): A curative approach? Nat Rev Clin Oncol. 2016;13:516–524. https://doi.org/ 10.1038/ nrclinonc.2016.30

[7] Twyman-Saint Victor C, Rech AJ, Maity A, et al. Radiation and dual checkpoint blockade activate non-redundant immune mechanisms in cancer. Nature. 2015;520:373–377. https://doi.org/10.1038/nature14292

2.2 Kopf-Hals-Tumore

Carmen Stromberger

2.2.1 Klinische Einführung

Tumore im Kopf-Hals-Bereich sind überwiegend Plattenepithelkarzinome (> 95 %). Mit Lokalisation in den unterschiedlichen Teilbereichen der Kopf-Hals-Region wie etwa Pharynx, Larynx, Mundhöhle, Lippen, Nase und Nasennebenhöhlen handelt es sich um eine heterogene Tumorgruppe. In Deutschland wird die Anzahl der Neuerkrankungen mit 7,3 % bzw. 24,3 %/100.000 (Frauen und Männern) angegeben und davon sind 60 % bereits lokal fortgeschrittene Erkrankungen [1]. Über alle Stadien betrachtet, liegt das 5-Jahres-Überleben geschlechterspezifisch bei 61 bzw. 51 %

(Frauen bzw. Männer). Das Human Papillomavirus positive (HPV pos.) Oropharynxkarzinom hat einen prognostisch deutlich günstigeren Verlauf und tritt mit zunehmender Inzidenz auf [6]. HPV pos. Oropharynxkarzinom Patienten sind zumeist gesünder, jünger und haben im Vergleich zu Patienten mit nikotin- oder alkoholinduziert Kopf-Hals-Tumoren (KHT) eine bessere Prognose (3-Jahresüberleben > 83 %) [2,3]. In die Edition 8 der American Joint Committee of Cancer (AJCC) TNM Klassifikation fand diese neue Entität des HPV pos. Oropharynxkarzinoms zuletzt Eingang [4]. Anhand einer retrospektiven Datenauswertung von > 15.000 Patienten ergab sich bei den HPV pos. Oropharynxkarzinomen nach TNM 8 in 63,5 % bzw. 85,8 % der Fälle ein Downstaging in das klinische bzw. pathologische Stadium I. Dies spiegelt die Prognose dieser Patienten deutlich besser wider, ohne eine Änderung der bisherigen Therapiestrategie [5].

Die kurativ intendierte Therapie von Plattenepithelkarzinomen der Kopf-Hals-Region ist stadienabhängig. Prinzipiell werden Tumore in Frühstadien (cT1-2, cN0-1 mit maximal einem ipsilateral-befallenen Lymphknoten bis 3 cm) mit alleiniger fraktionierter Radiotherapie oder alleiniger Chirurgie behandelt. Multimodale Therapien mit Operation, fraktionierter Radiotherapie und simultaner Chemotherapie kommen bei lokal fortgeschrittenen Plattenepithelkarzinomen der Kopf-Hals-Region zum Einsatz. Trotz intensiver multimodaler Therapie ist das Überleben bei lokal fortgeschrittenen Kopf-Hals-Tumoren schlecht und eine Salvage-Therapie kann bei lokal begrenzten Rezidiven evaluiert werden.

2.2.2 Management

2.2.2.1 Primärtherapie

Frühstadien werden mit alleiniger Chirurgie oder Radiotherapie kurativ behandelt. Die RT erfolgt normofraktioniert (Einzeldosis 5 × 1,8–2 Gy/Woche) bis zur Dosis von 66–70 Gy. In der Primärtherapie lokal fortgeschrittener KHT stellt die fraktionierte perkutane Radio(chemo)therapie nicht selten die einzige kurative Therapie dar [1]. Wenn die Operation nicht sinnvoll erscheint, ein Funktionserhalt das Ziel ist oder bei Patientenwunsch aber auch bei älteren oder unfitten Patienten, wo eine Operation prinzipiell machbar erscheint, erfolgt eine simultane platinbasierte Radiochemotherapie als Mono- oder Polychemotherapie, alternativ kann eine Radioimmuntherapie mit Cetuximab oder eine alleinige Radiotherapie dann eventuell in Hyperfraktionierung erfolgen [1–4]. OP gefolgt von adjuvanter Radiotherapie oder Radiochemotherapie bei Hochrisikokonstellation (R1-Resektion, extrakapsuläres Wachstum) ist, wenn operabel auch eine Option [5,6]. Aufgrund der schlechten Prognose von KHT und Rezidivraten von bis zu 50 %, kam es im Rahmen von Studien über die Jahre zu einer zunehmend aggressiveren Therapie. Therapie-Intensivierung mit Änderungen der Fraktionierung, Intensität und/oder Kombination mit Chemotherapie(n) vor, während und nach der RT waren Strategien zur Überlebensverbesserung und haben zu einem Anstieg schwerer therapieassoziierter Akut- und Spätnebenwirkungen geführt [7]. Für HPV pos. Oropharynxkarzinome gibt es Studien zur Deeskalation der Therapie. De-Intensivierung der Therapie zur Reduktion von therapiebedingten Nebenwirkungen bei vergleichbar gutem Überleben steht bei den prognostisch günstigen HPV pos. OPC Patienten mit niedrigem Risiko (N0-1, < 10 Packungsjahre) im Fokus. Änderungen der Radiochemotherapie mit Ersatz der Chemotherapie durch Cetuximab, Weglassen von Chemotherapie, Dosisreduktion der RT, oder Anpassung der RT-Dosis nach Induktionschemotherapie sind neue Strategien. Therapieintensivierung für Intermediär- und Hochrisikopatienten mit schlechter bis sehr schlechter Prognose (HPV pos. OPC Raucher, N2-3, HPV neg., KHT) durch neue ggf. besser verträgliche Substanzen wie Checkpoint Inhibitoren in multimodaler Therapie (IMRT, Chirurgie und Chemotherapie) wird derzeit in klinischen Studien untersucht [8,9]. Die ersten prospektiven multizentrisch randomisierten Studien zur Deeskalation waren ohne Vorteil für Radiotherapie mit Cetuximab versus Goldstandard mit Cisplatin [10,11].

Fraktionierte Strahlentherapie (IMRT, VMAT)

Da neben der Primärtumorregion und makroskopischen Lymphknotenmetastasen auch elektiv loko-regionäre Lymphabflusswege mitbestrahlt werden, stellt die perkutane Photonenbestrahlung bei diesen relativ großen Bestrahlungsvolumen die *Standardradiotherapie* dar. Elektive Lymphknotenregionen mit niedrigem Risiko für metastatische Absiedlungen werden mit einer Dosis von 40–63 Gy, der Tumor und Lymphknotenmetastasen von 70–72 Gy bestrahlt [12,13]. Intensitätsmodulierte Radiotherapie oder Volumetrisch Modulierte Arc-Therapie (IMRT, VMAT) sind Standard in der Primärtherapie von Kopf-Hals-Tumoren (Abb. 2.3). Inverse Planung mit selektiver Risikoorganschonung ist möglich und reduziert so typische radiogene Nebenwirkungen wie Xerostomie und Dysphagie mit onkologisch vergleichbaren Ergebnissen [14]. Für Patientensubgruppen kann die fraktionierte Protonentherapie/intensitätsmodulierte Protonentherapie (IMPT) in Tumorkontrolle und im Nebenwirkungsprofil der IMRT/VMAT überlegen sein. Mit Protonen kann eine exzellente Konformalität erreicht und Risikoorgane durch den Pencil beam Scan geschont werden [15]. Patientenselektion für Protonen kann anhand von „normal tissue complication probability" (NTCP)-Modellen oder durch randomisierte klinische Studien erfolgen [16]. Internationale Leitlinien für eine einheitliche CT-gestützte Delineation von Risikoorganen, elektiven zervikalen Lymphabflusswegen und zur klinische Zielvolumendefinition von Plattenepithelkarzinome im Pharynx, Larynx und Mundhöhle existieren [17–20].

Radiochirurgie und Hypofraktionierung

In den 80er und 90er Jahren haben K. Ang und Kollegen die Sicherheit und Effektivität von Einzeldosen über 5 Gy für Patienten mit Melanomen in der Kopf-Hals-Region untersucht. Eine Einzeldosis von 5 × 6 Gy war mit einer guten Toleranz ohne signifikante Toxizität machbar und zeigte höhere lokale Kontrollraten im Vergleich zu his-

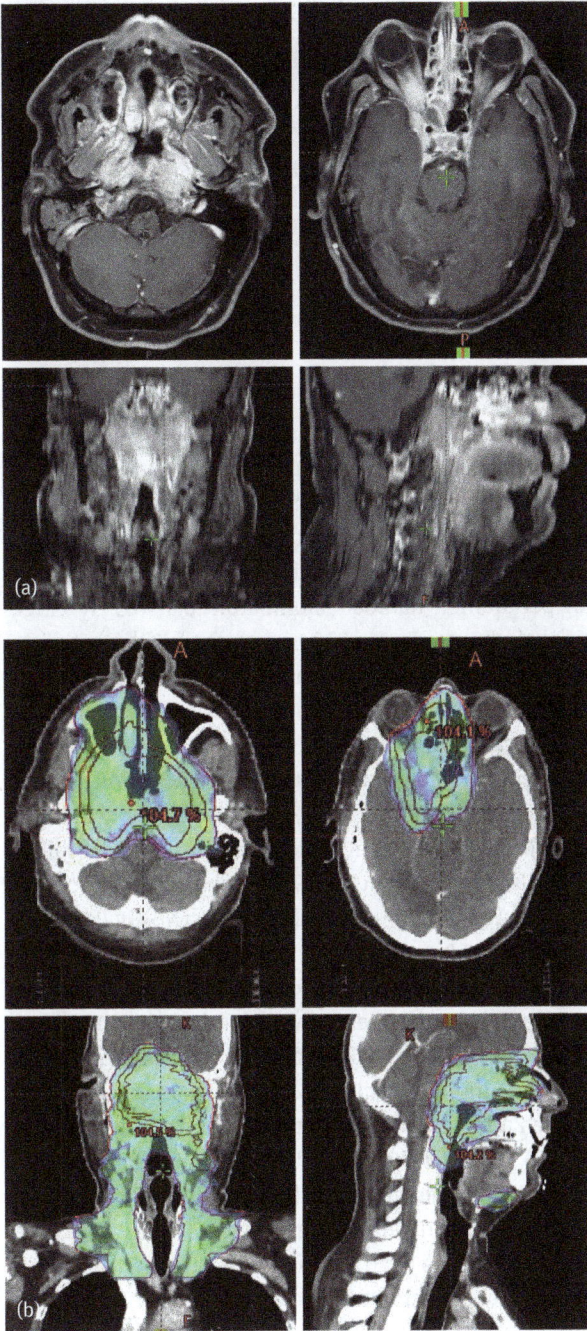

Abb. 2.3: Nasopharynxkarzinom cT4 cN2 M0; (a): Initiale Magnetresonanzbildgebung. (b): VMAT-Bestrahlungsplan der Primärtumorregion und Lymphabflusswege.

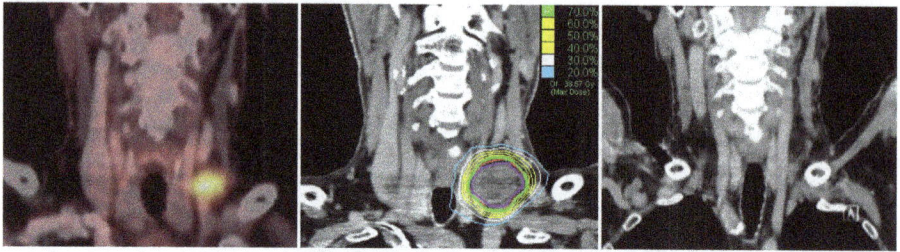

Abb. 2.4: Bestrahlungsplan Cyberknife bei Lymphknotenmetastase supraclaviculär links; Verschriebene Dosis: 3 × 9 Gy 70 % Isodose. Bild 3 zeigt die komplette Remission nach Cyberknife Bestrahlung.

torischen Patientenkontrollen [21]. Bisher hat man Radiochirurgie und Hypofraktionierung als Boost-Strategie vor allem beim Nasopharynxkarzinom und seltener im Oropharynxbereich in Studien untersucht [21–24]. In der Studie von Le et al. hat man einen radiochirurgischen Boost bei persistierendem oder rezidiviertem Nasopharynxtumor von 45 Patienten (12 davon mit Cyberknife) mit einer medianen Dosis von 12 Gy nach einer fraktionierten perkutanen Radiochemotherapie bis > 65 Gy eingesetzt und konnte eine 3-Jahres Lokale Kontrolle von 100 % erreichen [22]. Die Spättoxizität war vergleichsweise moderat mit transienter Hirnnervenschwäche in 4, Retinopathie in einem und asymptomatischer Temporallappennekrose in 3 Patienten. Al-Mamgani et al. haben die Hypofraktionierung als Boost mit 3 × 5,5 Gy (80 % ISDL, Cyberknife) bei 51 Oropharynxkarzinom-Patienten nach 46 Gy IMRT untersucht und erreichten 3-Jahres lokale Kontrollraten von 70 %. Die Spättoxizität war tolerabel mit 28 % ≤ 2. Grades [24]. Eine große retrospektive Kohortenstudie mit einen medianen Follow-Up von 4,3 Jahren untersuchte 195 Oropharynxkarzinom-Patienten mit cT1 und kleinen cT3 Tumoren und 3 × 5,5 Gy Boost nach 46 Gy IMRT [25]. Das 5-Jahres-Gesamtüberleben war bei 67 % mit Grade ≤ 3 Toxizitäten von 28 %. Als häufigste Nebenwirkungen nach 5 Jahren zeigten sich Ulzera an der Mukosa oder Weichteilnekrosen (n = 30, 18 %), Dysphagie oder Gewichtsverlust (n = 18, 12 %) und Osteoradionekrose (n = 11, 9 %). Fortgesetztes Rauchverhalten, ein Charlson Comorbidity Index ≤ 2 waren mit einem erhöhten Risiko an Nebenwirkungen assoziiert. Auch eine prä-radiotherapeutische Zahnextraktion erhöhte das Risiko einer Osteoradionekrose signifikant (HR: 6,4, p = 0,006). Ein technischer Fallbericht zu einem 66-jährigen Patienten mit einem Plattenepithelkarzinom in der Kieferhöhle, der in 5 Fraktionen bis 40 Gy am Cyberknife behandelt wurde, zeigte eine komplette Remission nach 32 Monaten mit einer Mukositis Grad 2 und ohne Spätnebenwirkungen [26]. Das Potenzial der Radiochirurgie als Boost in der Therapie von Kopf-Hals-Tumoren scheint gegeben. Schwere akute Nebenwirkungen und Späteffekte sind in der Literatur in der Primärsituation nicht dezidiert beschrieben. Insgesamt betrachtet, hat die Radiochirurgie derzeit einen geringen Stellenwert in der Primärtherapie des Plattenepithelkarzinoms der Kopf-Hals-Region.

2.2.2.2 Metastasen-Therapie

Metastasen von Plattenepithelkarzinomen der Kopf-Hals-Tumoren treten vorzugsweise in Lymphknoten, Lunge und im Knochen auf, prinzipiell können aber alle Organe betroffen sein. Metastasierte und rezidivierte Stadien ohne sinnvolle lokale Optionen werden leitliniengerecht mit einer palliativen Systemtherapie behandelt. In der Erstlinientherapie kann durch eine Tripeltherapie mit Cisplatin, 5-FU und Cetuximab (EXTREME) eine signifikante Verbesserung von 7,4 Monate auf 10,1 Monate des medianen Gesamtüberlebens erreicht werden [27]. Aber nicht alle Patienten können eine solch intensive Therapie erhalten. Checkpointinhibitoren sind mittlerweile in der metastasierten und rezidivierten Situation beim Plattenepithelkarzinom der Kopf-Hals-Region etabliert. Nivolumab und Pembrolizumab sind in der Zeitlinie bzw. demnächst ggf. auch in der Erstlinie zugelassen [28,29].

Radiochirurgie bei Oligorezidiv/-metastasierung

Die Inzidenz für Oligorezidive oder Oligometastasierung in Lymphknoten ist bei Kopf-Hals-Tumoren relativ hoch. Bisher gibt es nur wenige Arbeiten zur Radiochirurgie an isolierten Lymphknotenmetastasen, da hier typischerweise eine Salvage Neck Dissektion in kurativer Behandlungsintention erfolgen kann. Kawaguchi und Kollegen haben 8 Patienten mit isolierten Lymphknotenmetastasen radiochirurgisch mit 2–5 Fraktionen mit Dosen von 20–42 Gy behandelt. Ein Patient mit einem singulären retropharyngealen Lymphknoten hatte eine komplette Remission (12,5 %), alle anderen behandelten Patienten hatten einen Progress [26]. Metastasen in Lunge, Leber, Hirn und Knochenmetastasen etc. können in Abhängigkeit von der Anzahl und Größe radiochirurgisch behandelt werden (Abb. 2.4). Hierfür dürfen wir auf das Kap. 3 dieses Buches verweisen.

2.2.2.3 Salvage-Therapie

Kopf-Hals-Tumorrezidive nach primär kurativ intendierter Therapie sind immer noch häufig. Die Rettungschirurgie stellt die Behandlung der Wahl dar. Für Patienten, die ein lokales Rezidiv, einen Zweittumor oder ein Lymphknotenrezidiv im vorbestrahlten Gebiet haben und bei denen eine Salvage-Chirurgie nicht in Frage kommt, kann eine konventionelle fraktionierte Bestrahlung in moderner IMRT/VMAT, als Protonentherapie, Brachytherapie oder auch als Radiochirurgie (Abb. 2.5 und Abb. 2.6) mit oder ohne Systemtherapie evaluiert werden [30]. In den letzten Jahren sind sowohl prospektive Studien als auch eine Vielzahl an meist monoinstitutionellen Daten zur Re-Bestrahlung nach initial erfolgter kurativ intendierter Bestrahlung von Patienten mit rezidivierten Kopf-Hals-Karzinomen/Zweittumoren im Kopf-Halsbereich mit Radiochirurgie veröffentlicht worden. Die Patientenselektion erscheint als große Herausforderung nach einer volldosierten Vorbestrahlung. Neben patienten- und tumorbedingten Charakteristika wie Allgemeinzustand, Alter, Nebendiagnosen, Symptomen, Nebenwirkungen, Tumorgröße, Tumorlokalisation und Nebenwirkungen

durch die Vorbehandlung, sind strahlenbiologische Überlegungen, Risikoorganvor-
belastungen an besonders kritischen Organen (z. B. Rückenmark), das initiale Therapieansprechen, der zeitliche Verlauf und Intervall von Erstbestrahlung und Rezidiv-
Auftreten oder vorangegangene Systemtherapien zu berücksichtigen. All diese Faktoren bestimmen, ob eine Re-Bestrahlung mit kurativer Dosis unter Abwägung eines
erhöhten Toxizitätsrisikos möglich ist.

Radiochirurgie als Re-Bestrahlung

Die Überprüfung der Literatur ergab 12 Beiträge, die klinische Daten zur Effektivität
und Sicherheit des Cyberknife-Systems für die Kopf-Hals-Re-Bestrahlung nach lokalen oder nodulären Rezidiv oder Zweittumor lieferten. Zwei prospektive Studien, je
eine Phase I und eine Phase II Studie, untersuchten die Re-Bestrahlung mit Radiochirurgie [31,32]. Des Weiteren sind hier 10 retrospektive Studien zur Radiochirurgie/
SBRT oder Patientengruppen mit Radiochirurgie/SBRT oder andere perkutane Bestrahlungstechniken identifiziert worden: 6 mit RC/SBRT [33–38], zwei mit IMRT und
SBRT [39,40], eine mit IMRT, SBRT und Partikeltherapie [41], eine mit SBRT und konventioneller 3D-konformaler Technik [42]. In allen Studien wurde bei der Re-RT nur
der im MRT makroskopisch sichtbare Tumor mit schmalen Sicherheitssäumen behandelt. Für Kopf-Hals-Tumor Rezidive scheint ein GTV von < 15–25 cm^3 prädiktiv
für ein besseres Überleben und geringere Toxizität zu sein [36,38,40]. Patienten mit
vorbestehenden Spätnebenwirkungen wurden in den Studien teilweise nicht eingeschlossen. Eine Auflistung der Nebenwirkungen durch die Ersttherapie ist in diesen
Artikeln meist fehlend.

In der Phase-I-Dosiseskalationsstudie war die Re-Bestrahlung bis zur Gesamtdosis von 44 Gy in 5 Fraktionen mit bis zu 8,8 Gy tolerabel [31]. Bei der prospektiven
Phase-II-Studie erfolgte die Re-SBRT in 6 Fraktion (Fx) bis 36 Gy über eine Behandlungszeit von 11–14 Tage am Cyberknife in Kombination mit Cetuximab [32]. Prinzipiell sind Gesamtdosen von 30–44 Gy in der Regel in 5–6 Fraktionen jeden zweiten Tag verwendet worden. Die in einer retrospektiven Studie verwendete Dosis zur
Re-Stereotaxie mit niedriger Einzeldosis von 3 Gy bis zur medianen Gesamtdosis von
48 Gy in 16 Fraktionen, ist im engeren Sinne nicht als radiochirurgische Behandlung
zu verstehen [34]. Bei Re-Radiochirurgie lag das 1- und 2-Jahres-Gesamtüberleben je
nach Studie bei 30,6–84 % und 13,3–58,3 %. In der prospektiven Phase-II-Studie mit
Cyberknife-SBRT plus Cetuximab betrug das Gesamtüberleben nach einem Jahr 47 %
[32]. Mit alleiniger SBRT betrug das mediane Gesamtüberleben in der Phase-I-Studie
nur 6 Monate (95 % Konfidenzintervall: 5–8 Monate) [31]. Wie in der Primärsituation
scheint die Re-Bestrahlung in Kombination mit Systemtherapie im Kopf-Hals-Bereich
einen Überlebensvorteil zu bringen [43]. Die Mehrzahl der Studien kombinierte die
Re-Radiochirurgie mit Chemo- bzw. Immuntherapie. Eine systematische Beurteilung
der Wirksamkeit einzelner Substanzen ist aufgrund des Fehlens von Vergleichs-
armen anhand der vorhandenen Daten nicht möglich. Generell erscheint die perkuta-

ne Re-Bestrahlung mit IMRT oder Stereotaxie mit Systemtherapie kombiniert vor allem bei jüngerem Lebensalter, gutem Allgemeinzustand, geringem Charlson-Komorbiditätsindex, kleinerem Tumorvolumen und > 1 Jahr bis zum Rezidiv, prognostisch für eine besseres Überleben [34,36,43,44].

Höhergradige akute Nebenwirkungen Grad 3 schwanken je nach Tumorsitz und Rezidivtumorvolumen zwischen null, ggf. nicht berichtet, bis zu 39 % (Tab. 2.3). Hier sind Mukositis, Blutungen, Dermatitis und Dysphagie genannt. Akute Grad-4-Nebenwirkungen wurden mit Re-Radiochirurgie bei 0,5 % aller Patienten berichtet. Tödliche therapiebedingte Verläufe im Sinne einer Grad-5-letalen Toxizität sind vor allem durch arterielle Blutungen „Carotis-Blowout-Syndrom" (CBOS) in bis zu 8–10 % der mit Radiochirurgie behandelten Patienten gesehen worden [32,37,41,42,44]. Auch in der prospektiven Phase-II- Studie mit Cyberknife trat eine (1,6 %) tödliche Blutung auf [32]. Insgesamt sind in fünf Studien mit Re-Radiochirurgie G5-Toxizitäten aufgetreten [32,35,37,38,40–42,44]. Mavroidis et al. führten anhand von Dosis-Volumen-Histogramm-Daten von 61 Patienten Analysen in NTCP-Modellen durch und fanden eine maximale Dosislimitierung auf < 34 Gy an der A. carotis interna als signifikanten Faktor zur Risikoreduktion einer CBOS [45].

Die Evidenzlage bezüglich einer Re-Bestrahlung nach kurativer Vor-Bestrahlung im Kopf-Hals- Bereich ist relativ gering. Viele Faktoren tragen zu dem Bias bei. Die meisten Arbeiten zur Re-Bestrahlung zeichnen sich durch kleinere und inhomogene

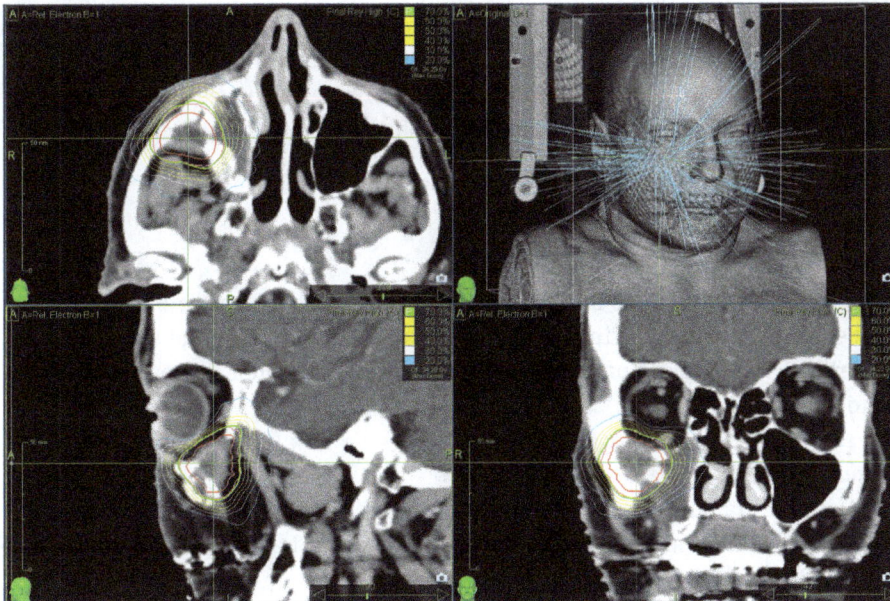

Abb. 2.5: Cyberknife-Bestrahlungsplan eines kleinvolumiges Tumorrezidiv am Sinus maxillaris/ Orbita rechts; verschreibene Dosis: 3 × 8 Gy 70 % *Isodosis.*

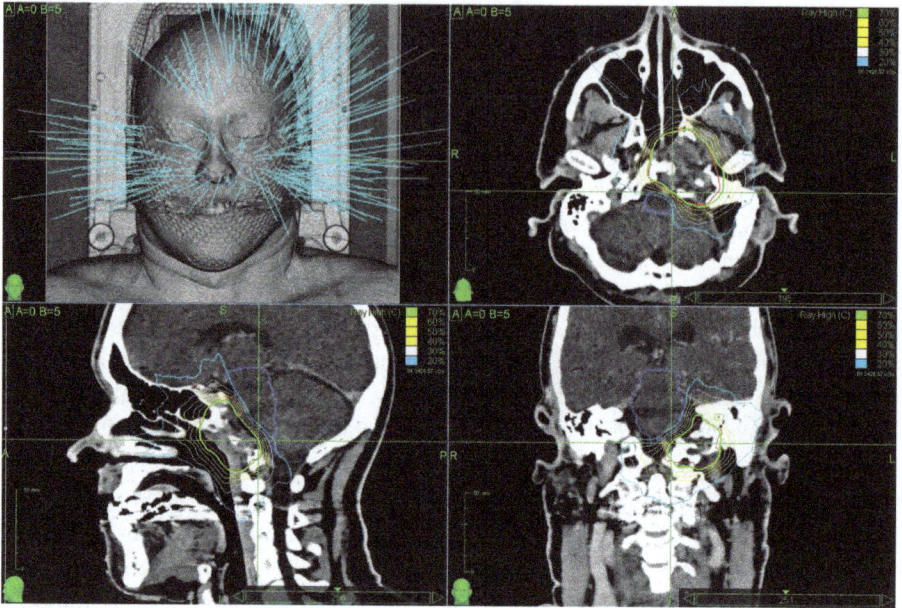

Abb. 2.6: Bestrahlungsplan Cyberknife für Lokalrezidiv am Nasopharynx nach Vorbestrahlung mit Photonen und C-Ionen; verschriebene Dosis: 3 × 8Gy 70 % Isodose.

Patientenkohorten aus. Insgesamt erscheint es, dass Patienten nach Re-Radiochirurgie von Kopf-Hals-Tumoren gehäuft auch schwere akute und chronische therapieassoziierte Nebenwirkungen bis tödliche Nebenwirkungen, zumeist arterielle Blutungen, erleiden. Insbesondere wird das Carotis-Blowout-Syndrom befürchtet.

2.2.3 Indikation

Wie bereits erwähnt, ist die Indikationsstellung zur kurativ intendierten Radiochirurgie beim Plattenepithelkarzinom der Kopf-Hals-Region schwierig und von schwacher Evidenz. Die Therapieempfehlung sollte im interdisziplinären Tumorboard gestellt werden.

Primärtherapie:
– Boost-Bestrahlung in Hypofraktionierung nach IMRT/VMAT Radio(chemo)therapie bei Residuum bzw. persistierendem Tumor im Nasopharynx oder mit Einschränkungen im Oropharynx.

Metastasentherapie:
– Oligorezidivierte oder oligometastasierte Patienten mit kurativem Ansatz.

Salvage-Therapie in vorbestrahlten Regionen:

– Wenn Salvage-Chirurgie nicht möglich, als individuelle Entscheidung an erfahrenen Zentren nach Evaluation der Vorbestrahlungsunterlagen, des Allgemeinzustandes des Patienten, Tumorgröße und Tumorlage.

2.2.4 Vorbereitung und Zielvolumendefinition

Histologische Sicherung, wenn möglich, Staging mit i. v. kontrastmittelverstärkter Computertomographie der Kopf-Hals-Region oder Magnetresonanztomographie (MRT), Ultraschall der Halsregion und des Oberbauches und bei N2 auch Thorax-CT, sollten bei einer kurativ intendierten Therapie durchgeführt werden. Panendoskopie bzw. fiberendoskopische Untersuchung durch den Kopf-Hals-Chirurgen sind erforderlich, um das klinische Ausbreitungsmuster der Erkrankung zu definieren. Zur Bestrahlungsplanung erfolgt ein i. v. KM-CT der Kopf-Hals-Region in Dünnschichtführung z. B. mit 1,5 mm Schichtdicke mit individueller thermoplastischer Maskenfixierung. Ein MRT der Tumorregion mit i. v. KM ist empfohlen und in der Nasopharynxregion zwingend erforderlich. Bei Boost-Therapie sowie in der Re-Bestrahlungssituation erfolgt die Tumor-Delineation (GTV) am CT am besten mit fusionierten MRTs, das GTV wird um 5 mm expandiert zum CTV. Ein isotropischer Saum von 1 mm von CTV zu PTV ist am Cyberknife ausreichend.

2.2.5 Dosiskonzeption und Dosisconstraints

In der Primärsituation ist eine Hypofraktionierung mit median 12 Gy nach einer fraktionierten perkutanen Radiochemotherapie bis > 65 Gy am Nasopharynx möglich. Ein Boost am Oropharynx erscheint auch im Langzeit-Follow-up mit $3 \times 5,5$ Gy (80 % ISDL) nach 46 Gy IMRT effektiv und gut tolerabel.

Verfügbare Dosiskonzepte für die Re-Bestrahlung in kurativ vorbestrahlten Arealen sind in Tab. 2.2 aufgelistet. Dosisconstraints sind individuell entsprechend der Vorbestrahlungsunterlagen sowohl in der Primärtherapie als auch in der Re-Bestrahlungssituation zu evaluieren. Zur Risikoreduktion eines CBOS soll an der A. carotis interna das D_{max} auf < 34 Gy begrenzt werden.

Tab. 2.2: Re-Radiochirurgische Dosiskonzepte nach Vorbestrahlung.

Studie	Pat.	Re-RT Technik	mediane Re-RT Dosis	Chemotherapie
prospektiv				
Lartigau EF et al. 2013 [32] Phase II	60	Cyberknife	36 Gy, 6 Fx mit 6 Gy , 85 % ISDL	Cetuximab
Heron DE et al. 2009 [31] Phase I	25	Cyberknife	44 Gy, 5 Fx Dosiseskalation: 25, 32, 36, 40, 44 Gy	–
retrospektiv				
Karam I et al. 2016 [16]	42	IMRT 64 % SBRT 29 %, 3DRT 3 %	51 Gy 40–60 Gy (1,1–1,4 Gy 2 Fx/d)	ja
Yamazaki H et al. 2017 [41]	176	IMRT Cyberknife	IMRT 60 Gy, 20 Fx SBRT 32 Gy, 5 Fx 57,6 Gy	
Vargo JA et al. 2018 [40]	414	IMRT 52 % SBRT48 %	SBRT 5 Gy, 1–5 Fx SBRT 40 Gy	84 % IMRT 55 % SBRT
Davis KS et al. 2004 [33]	69	Cyberknife & Linac	MW 40,9 Gy	47,8 % Cetuximab
Shikama N et al. 2013 [42]	28	SBRT 3DCRT	SBRT 30 Gy, 1–7 Fx 3DCRT 45 Gy, 10–30 Fx	
Yamazaki H et al. 2013 [35]	381	Cyberknife	30 Gy à 5 Gy	
Cvek J et al. 2015 [34]	40	SBRT	48 Gy, 16 Fx bei 2Fx/d	24 % simultan
Rwigema JC et al. 2010 [36]	62	Cyberknife	MW 35 Gy	33 % Cetuximab
Yazici G et al. 2013 [37]	75	Cyberknife	I: 30 Gy, 3–5 Fx II: 30 Gy, 4–6 Fx, CBO: 36,5 Gy kein CBO: 34,7 Gy	keine
Kodani N et al. 2011 [38]	21	Cyberknife	30 Gy 5 Fx jeden Tag	keine

2.2.6 Ergebnisse

In der Primärsituation kann bei Patienten mit Nasopharynxkarzinomresiduum die Boost-Bestrahlung in Hypofraktionierung eine 3-Jahres Lokale Kontrolle von 100 % erreichen [22]. Spättoxizitäten sind moderat mit transienter Hirnnervenschwäche in vier, Retinopathie in einem und asymptomatischer Temporallappennekrose in drei Patienten aufgetreten. Bei Oropharynxkarzinom-Patienten erreichte die Radio-chirurgie als Boost nach 3 Jahren lokale Kontrollraten von 70 % mit 28 % Grad

≤ 2 Nebenwirkungen [24]. Im Langzeit-Follow-Up traten im Vergleich zur konventionell fraktionierten Bestrahlung mit 16 % bzw. 9 % hohe Raten an Ulzerationen an der Schleimhaut und Weichgewebsnekrosen bzw. Osteoradionekrosen auf [25].

Die meisten Ergebnisse zum Einsatz der Radiochirurgie gibt es in der Re-Bestrahlungssituation. Ergebnisse zu Überleben und möglicher Toxizität sind in der Tab. 2.3 zusammengefasst. Langzeitdaten zur Re-Bestrahlung fehlen zumeist. Diese Ergebnisse sind überwiegend in gut selektionierten Patienten erzielt worden.

Tab. 2.3: Ergebnisse der Radiochirurgie nach Vorbestrahlung im Kopf-Hals-Bereich.

Studie	Medianes Follow-up, Monate	Gesamtüberleben, Monate	Toxizität ≤ G3	Prädiktor verbessertes Überleben oder mehr Toxizität
prospektiv				
Lartigau EF et al. 2013 [32] Phase II	11,4	1 J: 47,5 % median: 11,8	kutane n = 41 G 5: 1 Blutung G 3 8 % Mucositis, Dysphagia, Induration, kutane Fibrose	–
Heron DE et al. 2009 [31] Phase I	–	median: 6	keine keine DLT	–
retrospektiv				
Karam I et al. 2016 [16]	36	3 J: 49 % IMRT 57 % andere 37 % n. s.	keine G 3 akut G 3 spät IMRT 39 % SBRT 31 % n. s. keine G 4 spät	
Yamazaki H et al. 2017 [41]	1 J: 56,3 % CK 55 %;	G ≥ 3 27 % 24 % mit Photonen 46 % Partikel- davon G 5 n = 17		NPC verbessertes ÜL; jüngere Patienten mit großen PTV mehr Toxizität G ≥ 3
Vargo JA et al. 2018 [40]	28 IMRT 24 SBRT n. s.	2 J: IMRT 35,4 % SBRT 16,3 % p < .001 median: IMRT 13,3 SBRT 7,8	G ≥ 4 akut IMRT 5,1 vs SBRT 0,5 % gleiche Spättoxizität	RPA Klasse II (n = 353) GTV > 25 cm³: IMRT besserer als SBRT für GÜL (2 J: 39,1 % vs. 18,6 %); moderne Re-RT geringe Toxizität

Tab. 2.3: (fortgesetzt)

Studie	Medianes Follow-up, Monate	Gesamt-überleben, Monate	Toxizität ≤ G3	Prädiktor verbessertes Überleben oder mehr Toxizität
Davis KS et al. 2004 [33]	9,71	1 J: 30,6 % 2j: 13,3 % median: 12,6	G 1–2 88,7 %	
Shikama N et al. 2013 [42]	7,3	2 J: 21,7 %	G 2–3 7,1 % Tumorblutung G 5 10,7 %	
Yamazaki H et al. 2013 [35]		1 J: 37,5 %	CBO 8,4 %	
Cvek J et al. 2015 [34]	n. a.	1 J. 33 % 2 J: 29 %	G 3 akut 37 % Mucositis ORN n = 4 (10 %) kein CBO G 3–4 spät: keine	guter Allgemeinzustand Status und kleines GTV signifikant besser in der LK und GÜ
Rwigema JC et al. 2010 [36]	12,3	1 J: 61,9 % 2 J: 23,4 % median: 16,2	gut toleriert keine G 4 und G 5	> 50 Gy in 5 Fx und GTV < 25 cm³ bessere LRK SBRT ist machbar und sicher durchführbar mit minimaler Toxizität, > 50 Gy in 5 Fx und GTV < 25 cm³ bessere LRK
Yazici G et al. 2013 [37]	I : 11 II: 23	1 J: I: 42 % II: 84 % 2 J: I 23 % II 38 % median: 14 Mo I: 11 Mo II: 23 Mo	CBO: n = 11, n = 1 von 7 (16 %) in I G 5: n = 6; 2/4 (50 %) in II am Leben CBO 14,7 % G > 2 16 % Dysphagie	
Kodani N et al. 2011 [38]		1 J: 71 % 2 J: 58,3 % median: 62 Mo	spät: n = 6 G 5: 2/6 massive Blu-tungen in Pharynx, bei-de Tod (5 und 28 Mo nach SBRT)	GÜ besser, wenn GTV < 15 cm³

2.2.7 Pitfalls

Die Evidenzlage der Studien ist insbesondere in der Primärsituation aber auch in der Re-Bestrahlungs-Salvage-Situation nach kurativer Vorbestrahlung in der Kopf-Hals-Region relativ gering. Multiple Faktoren in den Studien tragen zu Limitation und Bias bei. Die Mehrzahl der Arbeiten zur Re-Bestrahlung und Primärtherapie mit RC im Kopf-Hals-Bereich zeichnen sich durch kleine und inhomogene Patientenkohorten aus. Vorsicht ist geboten bei Re-Bestrahlung, hier ist insbesondere das Risiko für ein Carotis-Blowout-Syndrom zu beachten.

2.2.8 Take home message

In der Primärsituation sind Operation und/oder Radiochemotherapie die Standardtherapie. Beim Nasopharynxkarzinom kann die Radiochirurgie als Boost-Strategie in Hypofraktionierung sehr gute Lokale Kontrollen erreichen. Anzahlbegrenzte (Oligo-)Metastasen können in Lunge, Knochen. Leber und an Lymphknoten radiochirurgisch behandelt werden. Die Therapieempfehlung erfolgt im interdisziplinären Tumorboard. Sorgfältige Patientenselektion ist in der Salvage-Therapie nach vorangegangener kurativer Bestrahlungsdosis essenziell. SBRT kann so langfristig Progressionsfreiheit und Langzeitüberleben erreichen. Mögliche schwere Akut- und Spätfolgen der SBRT müssen in die Entscheidung mit einfließen. Umfassende Patientenaufklärung zur gemeinsamen Entscheidungsfindung ist geboten. Optimale Bestrahlungsdosis und Fraktionierung ist abhängig von vielen Faktoren, sodass eine Re-Bestrahlung als IMRT oder SBRT als individuelle Entscheidung an erfahrenen Zentren erfolgen sollte.

Referenzen

[1] Pignon JP, le Maitre A, Maillard E, Bourhis J, Group M-NC. Meta-analysis of chemotherapy in head and neck cancer (MACH-NC): an update on 93 randomised trials and 17,346 patients. Radiotherapy and oncology : journal of the European Society for Therapeutic Radiology and Oncology. 2009;92(1):4–14.

[2] Bonner JA, Harari PM, Giralt J, et al. Radiotherapy plus cetuximab for locoregionally advanced head and neck cancer: 5-year survival data from a phase 3 randomised trial, and relation between cetuximab-induced rash and survival. The Lancet Oncology. 2010;11(1):21–8.

[3] Budach W, Hehr T, Budach V, Belka C, Dietz K. A meta-analysis of hyperfractionated and accelerated radiotherapy and combined chemotherapy and radiotherapy regimens in unresected locally advanced squamous cell carcinoma of the head and neck. BMC cancer. 2006;6:28.

[4] Gupta T, Kannan S, Ghosh-Laskar S, Agarwal JP. Concomitant chemoradiotherapy versus altered fractionation radiotherapy in the radiotherapeutic management of locoregionally advanced head and neck squamous cell carcinoma: An adjusted indirect comparison meta-analysis. Head & neck. 2015;37(5):670–6.

[5] Cooper JS, Zhang Q, Pajak TF, et al. Long-term follow-up of the RTOG 9501/intergroup phase III trial: postoperative concurrent radiation therapy and chemotherapy in high-risk squamous cell carcinoma of the head and neck. International journal of radiation oncology, biology, physics. 2012;84(5):1198–205.

[6]   Bernier J, Cooper JS, Pajak TF, et al. Defining risk levels in locally advanced head and neck can-
      cers: a comparative analysis of concurrent postoperative radiation plus chemotherapy trials of
      the EORTC (#22931) and RTOG (# 9501). Head & neck. 2005;27(10):843–50.
[7]   Machtay M, Moughan J, Trotti A, et al. Factors associated with severe late toxicity after concurrent
      chemoradiation for locally advanced head and neck cancer: an RTOG analysis. Journal of clinical
      oncology : official journal of the American Society of Clinical Oncology. 2008;26(21):3582–9.
[8]   Deschuymer S, Mehanna H, Nuyts S. Toxicity Reduction in the Treatment of HPV Positive Oro-
      pharyngeal Cancer: Emerging Combined Modality Approaches. Front Oncol. 2018;8:439.
[9]   Forster MD, Devlin MJ. Immune Checkpoint Inhibition in Head and Neck Cancer. Front Oncol.
      2018;8:310.
[10] Mehanna H, Robinson M, Hartley A, et al. Radiotherapy plus cisplatin or cetuximab in low-risk
      human papillomavirus-positive oropharyngeal cancer (De-ESCALaTE HPV): an open-label rando-
      mised controlled phase 3 trial. Lancet. 2019;393(10166):51–60.
[11] Gillison ML, Trotti AM, Harris J, et al. Radiotherapy plus cetuximab or cisplatin in human papillo-
      mavirus-positive oropharyngeal cancer (NRG Oncology RTOG 1016): a randomised, multicentre,
      non-inferiority trial. Lancet. 2019;393(10166):40–50.
[12] AWMF. Leitlinienprogramm Onkologie (Deutsche Krebsgesellschaft, Deutsche Krebshilfe, 18
      AWMF): Diagnostik, Therapie und Nachsorge des Larynxkarzinoms, Langversion 0.1 – 19 Juni
      2018, AWMF-Registernummer: 017/076OL, http://www.leitlinienprogramm-20 onkologie.de/
      leitlinien/larynxkarzinom/ (abgerufen am: 06:11.2018) 2018.
[13] AWMF. Leitlinienprogramm Onkologie (Deutsche Krebsgesellschaft, Deutsche Krebshilfe, 18
      AWMF): Diagnostik und Therapie des Mundhöhlenkarzinoms, Langversion 0.2 – 12.2012,
      AWMF-Registernummer: 007-100OL, https://www.leitlinienprogrammonkologie.de/fileadmin/
      user_upload/Downloads/Leitlinien/Mundhoehlenkarzinom/S3-Mundhoehlenkarzinom-OL-
      Langversion_.pdf (abgerufen am: 06:11.2018) 2012.
[14] Marta GN, Silva V, de Andrade Carvalho H, et al. Intensity-modulated radiation therapy for head
      and neck cancer: systematic review and meta-analysis. Radiotherapy and oncology : journal of
      the European Society for Therapeutic Radiology and Oncology. 2014;110(1):9–15.
[15] Kim JK, Leeman JE, Riaz N, McBride S, Tsai CJ, Lee NY. Proton Therapy for Head and Neck Cancer.
      Current treatment options in oncology. 2018;19(6):28.
[16] Langendijk JA, Boersma LJ, Rasch CRN, et al. Clinical Trial Strategies to Compare Protons With
      Photons. Seminars in radiation oncology. 2018;28(2):79–87.
[17] Brouwer CL, Steenbakkers RJ, Bourhis J, et al. CT-based delineation of organs at risk in the head
      and neck region: DAHANCA, EORTC, GORTEC, HKNPCSG, NCIC CTG, NCRI, NRG Oncology and
      TROG consensus guidelines. Radiotherapy and oncology : journal of the European Society for
      Therapeutic Radiology and Oncology. 2015;117(1):83–90.
[18] Lee AW, Ng WT, Pan JJ, et al. International guideline for the delineation of the clinical target
      volumes (CTV) for nasopharyngeal carcinoma. Radiotherapy and oncology : journal of the Euro-
      pean Society for Therapeutic Radiology and Oncology. 2018;126(1):25–36.
[19] Gregoire V, Evans M, Le QT, Bourhis J, et al. Delineation of the primary tumour Clinical Target
      Volumes (CTV-P) in laryngeal, hypopharyngeal, oropharyngeal and oral cavity squamous cell
      carcinoma: AIRO, CACA, DAHANCA, EORTC, GEORCC, GORTEC, HKNPCSG, HNCIG, IAG-KHT,
      LPRHHT, NCIC CTG, NCRI, NRG Oncology, PHNS, SBRT, SOMERA, SRO, SSHNO, TROG consensus
      guidelines. Radiotherapy and oncology : journal of the European Society for Therapeutic Radio-
      logy and Oncology. 2018;126(1):3–24.
[20] Gregoire V, Ang K, Budach W, et al. Delineation of the neck node levels for head and neck tu-
      mors: a 2013 update. DAHANCA, EORTC, HKNPCSG, NCIC CTG, NCRI, RTOG, TROG consensus gui-
      delines. Radiotherapy and oncology : journal of the European Society for Therapeutic Radiology
      and Oncology. 2014;110(1):172–81.

[21] Ang KK, Byers RM, Peters LJ, et al. Regional radiotherapy as adjuvant treatment for head and neck malignant melanoma. Preliminary results. Arch Otolaryngol Head Neck Surg. 1990;116 (2):169–72.

[22] Le QT, Tate D, Koong A, et al. Improved local control with stereotactic radiosurgical boost in patients with nasopharyngeal carcinoma. International journal of radiation oncology, biology, physics. 2003;56(4):1046–54.

[23] Wu SX, Chua DT, Deng ML, et al. Outcome of fractionated stereotactic radiotherapy for 90 patients with locally persistent and recurrent nasopharyngeal carcinoma. International journal of radiation oncology, biology, physics. 2007;69(3):761–9.

[24] Al-Mamgani A, Tans L, Teguh DN, et al. Stereotactic body radiotherapy: a promising treatment option for the boost of oropharyngeal cancers not suitable for brachytherapy: a single-institutional experience. International journal of radiation oncology, biology, physics. 2012;82 (4):1494–500.

[25] Baker S, Verduijn GM, Petit S, et al. Long-term outcomes following stereotactic body radiotherapy boost for oropharyngeal squamous cell carcinoma. Acta oncologica. 2019;58(6):926–33.

[26] Kawaguchi K, Yamada H, Horie A, Sato K. Radiosurgical treatment of maxillary squamous cell carcinoma. Int J Oral Maxillofac Surg. 2009;38(11):1205–7.

[27] Vermorken JB, Mesia R, Rivera F, Remenar E, et al. Platinum-based chemotherapy plus cetuximab in head and neck cancer. The New England journal of medicine. 2008;359(11):1116–27.

[28] Ferris RL, Blumenschein G Jr., Fayette J, et al. Nivolumab for Recurrent Squamous-Cell Carcinoma of the Head and Neck. The New England journal of medicine. 2016;375(19):1856–67.

[29] Cohen EEW, Soulieres D, Le Tourneau C, et al. Pembrolizumab versus methotrexate, docetaxel, or cetuximab for recurrent or metastatic head-and-neck squamous cell carcinoma (KEYNOTE-040): a randomised, open-label, phase 3 study. Lancet. 2019;393(10167):156–67.

[30] Leitlinienprogramm Onkologie (Deutsche Krebsgesellschaft DK, AWMF). Mundhöhlenkarzinom "Diagnostik und Therapie des Mundhöhlenkarzinoms" AWMF-Register-Nummer (007-100OL). 2012.

[31] Heron DE, Ferris RL, Karamouzis M, et al. Stereotactic body radiotherapy for recurrent squamous cell carcinoma of the head and neck: results of a phase I dose-escalation trial. International journal of radiation oncology, biology, physics. 2009;75(5):1493–500.

[32] Lartigau EF, Tresch E, Thariat J, et al. Multi institutional phase II study of concomitant stereotactic reirradiation and cetuximab for recurrent head and neck cancer. Radiotherapy and oncology : journal of the European Society for Therapeutic Radiology and Oncology. 2013;109 (2):281–5.

[33] Davis KS, Vargo JA, Ferris RL, et al. Stereotactic body radiotherapy for recurrent oropharyngeal cancer – influence of HPV status and smoking history. Oral oncology. 2014;50(11):1104–8.

[34] Cvek J, Knybel L, Skacelikova E, et al. Hyperfractionated stereotactic reirradiation for recurrent head and neck cancer. Strahlentherapie und Onkologie : Organ der Deutschen Rontgengesellschaft [et al]. 2016;192(1):40–6.

[35] Yamazaki H, Ogita M, Kodani N, et al. Frequency, outcome and prognostic factors of carotid blowout syndrome after hypofractionated re-irradiation of head and neck cancer using CyberKnife: a multi-institutional study. Radiotherapy and oncology : journal of the European Society for Therapeutic Radiology and Oncology. 2013;107(3):305–9.

[36] Rwigema JC, Heron DE, Ferris RL, et al. Fractionated stereotactic body radiation therapy in the treatment of previously-irradiated recurrent head and neck carcinoma: updated report of the University of Pittsburgh experience. American journal of clinical oncology. 2010;33(3):286–93.

[37] Yazici G, Sanli TY, Cengiz M, et al. A simple strategy to decrease fatal carotid blowout syndrome after stereotactic body reirradiaton for recurrent head and neck cancers. Radiat Oncol. 2013;8:242.

[38] Kodani N, Yamazaki H, Tsubokura T, et al. Stereotactic body radiation therapy for head and neck tumor: disease control and morbidity outcomes. Journal of radiation research. 2011;52(1):24–31.

[39] Karam I, Huang SH, McNiven A, et al. Outcomes after reirradiation for recurrent nasopharyngeal carcinoma: North American experience. Head & neck. 2016;38 Suppl 1:E1102-9.

[40] Vargo JA, Ward MC, Caudell JJ, et al. A Multi-institutional Comparison of SBRT and IMRT for Definitive Reirradiation of Recurrent or Second Primary Head and Neck Cancer. International journal of radiation oncology, biology, physics. 2018;100(3):595–605.

[41] Yamazaki H, Demizu Y, Okimoto T, et al. Reirradiation for recurrent head and neck cancers using charged particle or photon radiotherapy. Strahlentherapie und Onkologie : Organ der Deutschen Rontgengesellschaft [et al]. 2017;193(7):525–33.

[42] Shikama N, Kumazaki Y, Tsukamoto N, et al. Validation of nomogram-based prediction of survival probability after salvage re-irradiation of head and neck cancer. Japanese journal of clinical oncology. 2013;43(2):154–60.

[43] Chang JH, Wu CC, Yuan KS, Wu ATH, Wu SY. Locoregionally recurrent head and neck squamous cell carcinoma: incidence, survival, prognostic factors, and treatment outcomes. Oncotarget. 2017;8(33):55600–12.

[44] Chan OS, Sze HC, Lee MC, et al. Reirradiation with intensity-modulated radiotherapy for locally recurrent T3 to T4 nasopharyngeal carcinoma. Head & neck. 2017;39(3):533–40.

[45] Mavroidis P, Grimm J, Cengiz M, et al. Fitting NTCP models to SBRT dose and carotid blowout syndrome data. Medical physics. 2018;45(10):4754–62.

2.3 Bronchialkarzinome

Martin Kocher, Eren Celik

2.3.1 Klinische Einführung

Primäre Lungentumore kommen am häufigsten als Bronchialkarzinome vor. Bronchialkarzinome lassen sich pathologisch in kleinzellige und nicht-kleinzellige Karzinome unterteilen, deren lokale und systemische Therapie sich deutlich unterscheidet. Bei den nicht-kleinzelligen Karzinomen erfolgt die lokale Therapie stadienabhängig. Für die lokalisierten Tumorstadien (Tumordurchmesser bis 5 cm, kein Einwachsen in Nachbarorgane, keine mediastinalen Lymphknotenmetastasen, keine Fernmetastasen) ist bei *operablen* Patienten die Lobektomie mit bronchialer und mediastinaler Lymphadenektomie die Therapie der Wahl. Bei den lokal fortgeschritteneren Stadien werden kombinierte Therapieverfahren aus Operation und Radio- und Chemotherapie sowie eine alleinige, kombinierte Radiochemotherapie eingesetzt. Für lokal weit fortgeschrittene oder metastasierte Stadien kommen bei Vorliegen entsprechender molekularer Marker, zielgerichtete Therapien mit Kinase-Inhibitoren oder eine Immuntherapie zum Einsatz [1,2]. Kleinzellige Bronchialkarzinome kommen nur selten in lokalisierten Stadien vor. Meist liegt ein ausgedehnter Primärtumor mit mediastinalen Lymphknotenmetastasen vor, die Therapie besteht in einer simultanen oder sequenziellen Radiochemotherapie [3]. Die stereotaktische Bestrahlung kommt typischerweise für die inoperablen Patienten mit den oben beschriebenen lokalisierten

Stadien beider histologischer Typen in Betracht. Zur Indikation und Durchführung der stereotaktischen Bestrahlung bei Bronchialkarzinomen liegen Leitlinien der DEGRO [4], ASTRO [5] (American Society for Radiation Oncology), ASCO [6] (American Society of Clinical Oncology) und des NCCN (National Comprehensive Cancer Network) [1,3] vor, auf die im Folgenden Bezug genommen wird.

2.3.2 Anatomische Hinweise (Besonderheiten)

Für die stereotaktische Bestrahlung ist neben der Größe die Lage des Tumors von entscheidender Bedeutung. Wesentlich ist zunächst die Unterscheidung in periphere und zentrale Bronchialkarzinome, da bei zentralen Tumoren eine höhere Toxizität beobachtet wurde [7–20]. Als zentral gelegen gelten Tumore bei denen der Abstand zu Trachea oder Hauptbronchien oder zu der mediastinalen Pleura weniger als 2 cm beträgt. Als weiteres wichtiges Kriterium gilt die Beziehung zur Thoraxwand, da es insbesondere an den Rippen bei höheren Einzeldosen zu Toxizitäten wie Rippenschmerzen und -frakturen kommen kann. Daher beziehen sich die Dosierungsempfehlungen in den genannten Leitlinien neben der Tumorgröße meist auch auf diese Lagebeziehungen.

2.3.3 Pathologie und Staging

Beim nicht-kleinzelligen Bronchialkarzinom sind das Adenokarzinom (40–45 %), das Plattenepithelkarzinom (30 %) und das großzellige Karzinom (10 %) am häufigsten. Weder der histologische Subtyp noch der Grad der Differenzierung haben bisher eine systematische Berücksichtigung bei der Indikationsstellung zur stereotaktischen Bestrahlung oder bei der Wahl der Dosierung gefunden. Da bronchiale oder mediastinale Lymphknotenmetastasen eine Kontraindikation für eine stereotaktische Bestrahlung darstellen, gilt es diese insbesondere bei den schlecht differenzierten (G3) Tumoren sicher auszuschließen. Dies gilt gleichermaßen für das kleinzellige Bronchialkarzinom, welches aber nur sehr selten im Stadium T1-2 N0 (very limited disease) vorkommt.

Bei einem Teil der meist älteren Patienten, die für die stereotaktische Bestrahlung in Betracht kommen, erfolgt die Diagnosestellung zunächst alleinig nach radiologischen Kriterien. Für die histologische Sicherung wird kann dann je nach Tumorlage entweder eine Bronchoskopie mit transbronchialer Probeexzision oder eine CT-gesteuerte Biopsie durchgeführt werden. Beide Verfahren tragen Risiken für Komplikationen (Blutung, Fistelbildung, Infektion, Pneumothorax), so dass bei einem radiologisch eindeutigen Befund und hohem Alter, reduziertem Allgemeinzustand, Einschränkung der Lungenfunktion, erheblicher Komorbidität oder allgemeiner Inoperabilität oft auf die histologische Sicherung verzichtet wird.

Zum Ausschluss von bronchialen oder mediastinalen Lymphknotenmetastasen eignet sich die endobronchiale Sonographie mit transbronchialer Biopsie, die Mediastinoskopie und als nicht-invasives Verfahren die Positronen-Emissions-Tomographie mit Fluor-Deoxyglukose (FDG-PET) [1,21]. Für die nicht-invasive Abklärung unklarer radiologischer Rundherde mit einem Durchmesser > 10 mm hat die FDG-PET ebenfalls einen hohen Stellenwert [21].

2.3.4 Klinische Symptomatik

Typische Symptome der Bronchialkarzinome sind trockener Husten, Gewichtsverlust, Dyspnoe, Thoraxschmerzen und Hämoptysen. Oft werden kleine, periphere Tumoren aber zufällig bei einer radiologischen Thoraxuntersuchung des älteren Patienten gefunden und machen dann keine spezifischen Symptome. Hämoptysen deuten auf eine Arrosion der Bronchialgefäße durch den Tumor hin und sind bezüglich einer stereotaktischen Bestrahlung mit hohen Einzeldosen als erheblicher Risikofaktor für eine therapieinduzierte Blutung zu betrachten.

2.3.5 Therapiemanagement

Die Therapie der nicht-kleinzelligen und kleinzelligen Bronchialkarzinome erfolgt stadienabhängig und wird durch die o. g. Leitlinien [1,5,6,21] umfassend beschrieben. Für die lokal begrenzten Tumorstadien ohne Lymphknoten- oder Fernmetastasierung kommen neben der stereotaktischen Bestrahlung die Resektion, eine konventionell fraktionierte Strahlenbehandlung oder in seltenen Fällen eine abwartende Haltung in Betracht.

2.3.5.1 Wait and watch

Die alleinige Beobachtung eines radiologisch oder histopathologisch diagnostizierten, lokal begrenzten Bronchialkarzinoms kommt nur für die Patienten in Frage, die inoperabel sind und die auch eine lokale, konventionell fraktionierte oder stereotaktische Strahlenbehandlung auf Grund hohen Alters, erheblicher Komorbidität oder stark reduzierter Lungenfunktion absehbar nicht tolerieren.

2.3.5.2 Operation

Die anzustrebende Operation ist die Lobektomie mit bronchialer und mediastinaler Lymphadenektomie. Die Operabilität für diesen Eingriff wird im Wesentlichen von der Lungenfunktion (FEV1 > 1,5 l, Diffusionskapazität TLCO > 60 % des Sollwerts) bestimmt [21]. Weitere wesentliche Risikofaktoren sind die kardiopulmonale Komorbidität und das Patientenalter.

2.3.5.3 Fraktionierte Strahlentherapie

Für die lokalisierten Tumorstadien (Tumordurchmesser bis 5 cm, kein Einwachsen in Nachbarorgane, keine mediastinalen Lymphknotenmetastasen, keine Fernmetastasen) kann prinzipiell eine auch normo- oder hypofraktionierte, konventionelle Bestrahlung durchgeführt werden. Gegenüber den stereotaktischen ablativen Bestrahlungsverfahren ist aber mit einer deutlich verminderten lokalen Kontrolle zu rechnen [22]. Gründe für den Verzicht auf hohe Einzeldosen können eine Gefäßarrosion durch den Tumor mit Hämoptysen und eine Infiltration der Wand größerer Bronchial-Äste sein, da in diesen Fällen eine rasche Tumorregression mit evtl. Blutung oder Fistelbildung vermieden werden muss.

2.3.5.4 Stereotaktische Bestrahlung (allgemein)

Die stereotaktische Bestrahlung lokal begrenzter Bronchialkarzinome hat sich in den letzten Jahren als hoch wirksames Therapieverfahren etabliert. Gegenüber der konventionellen Strahlentherapie zeichnet sich dieses Verfahren bei der Anwendung für thorakale Tumoren durch mehrere Prinzipien aus:

– Bildgeführte Strahlentherapie (*Image-Guided Radiotherapy*, IGRT) mit Bestimmung des atemabhängigen Aufenthaltsraums des Tumors durch eine 4D-CT vor der Bestrahlung oder eine intrafraktionelle Bildgebung mittels Röntgenaufnahmen.
– Atemzyklus-abhängige Strahlführung mittels Gating (Unterbrechung des Strahlvorgangs) oder Tracking (Nachführung des Therapiestrahls) innerhalb der Fraktion.
– Applikation von hohen Einzeldosen (8–34 Gy) pro Fraktion.
– Begrenzung des Zielvolumens auf den makroskopisch sichtbaren Lungentumor.

Als Bestrahlungstechnik wird meist eine intensitätsmodulierte Bestrahlung (IMRT) verwendet.

2.3.6 Robotergeführte stereotaktische Bestrahlung

Bei der robotischen stereotaktischen Bestrahlung von Bronchialkarzinomen werden die o. g. Prinzipien in spezieller Weise umgesetzt bzw. abgewandelt:

– Tracking des Tumors durch 2 orthogonale Röntgenkameras, Ermittlung der Tumorposition durch Bilderkennung von implantierten röntgendichten Markern (Fiducials) oder Identifizierung der Tumorkontur durch Abgleich mit einer vorausberechneten Bilddatenbank.
– Erfassung der Atemexkursionen des Thorax mittels am Körper angebrachten Infrarot-Dioden und fortlaufende Bildung eines statistischen Modells der Tumorposition in Abhängigkeit von der Atemexkursion.

– Fortlaufende Nachführung des Strahlerkopfs auch während des Abstrahlvorgangs.
– Zusätzliche Kontrolle der Patientenlagerung durch Tracking der Brustwirbelsäule.
– Dosierung der Verschreibungsdosis auf die 65–70 %-Isodose mit resultierender höherer zentraler Dosis im Tumor.

2.3.6.1 Indikation

Die stereotaktische Bestrahlung ist nach den aktuellen Leitlinien für folgende Patienten indiziert:
– Tumordurchmesser < 5 cm, keine Infiltration von Thoraxwand oder anderen Nachbarorganen (T1-2b in der 8. Auflage der TNM-Klassifikation [23])
– keine peribronchialen oder mediastinalen Lymphknotenmetastasen (N0)
– keine Fernmetastasen (M0)
– lokale oder allgemeine Inoperabilität oder Ablehnung der OP durch den Patienten, ansonsten ist die Lobektomie die Standardtherapie

Relative Kontraindikationen gegen die stereotaktische Bestrahlung können sein:
– Begleitatelektase, Pneumonie
– Tumorinvasion in größere Bronchialäste oder Blutgefäße
– einschmelzender Tumor
– direkt anliegende Risikoorgane, z. B. Ösophagus
– Lagerungsprobleme (Rückenschmerzen u. a.)

In individuellen Fällen kann die stereotaktische Bestrahlung des Primärtumors auch in den folgenden Fällen sinnvoll sein:
– gleichzeitiges Vorliegen von behandelten oder inaktive Oligometastasen, z. B. Hirnmetastasen [24]
– peripheres, kleines Bronchialkarzinom mit zentralen (mediastinalen) Lymphknoten-Metastasen, die dann konventionell bestrahlt werden
– Zweitkarzinom nach vorangegangener Behandlung eines Bronchialkarzinoms

In jedem Fall sollte die Therapieentscheidung durch ein interdisziplinäres Tumorboard gestellt werden.

2.3.6.2 Vorbereitung und Zielvolumendefinition

Durch die höhere Dichte des Tumorgewebes gegenüber dem Lungengewebe lassen sich periphere Tumoren während der Bestrahlung gut in den orthogonalen Röntgenaufnahmen abgrenzen. In Verbindung mit einer Bilddatenbank, in der aus den Planungs-CT konstruierte DRR (Digital Rekonstruierte Radiogramme) abgelegt werden, kann ein Tumor-Tracking meist ohne weitere Maßnahmen sicher durchgeführt wer-

den. In folgenden Situationen können Probleme mit der Detektion auftreten, die dann die Implantation von röntgendichten Markern (Fiducials) erforderlich machen:
– kleiner Tumor (< 1,5 cm)
– geringe Dichte des Tumors
– begleitende Atelektase
– Überlagerung mit der Brustwirbelsäule
– zentraler Tumor

In manchen Fällen kann durch Schräglagerung (Drehung um die Körperlängsachse) die Projektionsrichtung der Röntgenkameras so angepasst werden, dass keine Überlagerung auftritt.

Implantation von Fiducials

Die Fiducials werden in der Regel durch die mitbehandelnden Radiologen unter CT-Kontrolle transthorakal implantiert. Hierfür werden die Marker eingebracht in vorgefertigte Implantationsnadeln geliefert und über einen Mandrin abgeworfen. Das Pneumothorax-Risiko bei diesem Eingriff korreliert mit dem Durchmesser der Implantationsnadel. Daher wurden Marker in Form von vorgespannten Ketten mit sehr geringem Querdurchmesser (0,3–0,4 mm) entwickelt, die sich nach Abwurf zu einem annähernd soliden Körper zusammenziehen. Diese sollten bevorzugt verwendet werden. In einigen Kliniken sind Systeme zur endobronchialen Marker-Implantation vorhanden, die bei nicht allzu peripherer Tumorlage alternativ eingesetzt werden können [25].

Planungs-CT

Für die Bestrahlungsplanung ist eine Planungs-CT mit einer Auflösung von 1 mm in allen Raumrichtungen notwendig, hieraus werden auch die Bilder für die Bilddatenbank für das Tumor-Tracking berechnet. Die Verwendung von Kontrastmittel wird kontrovers diskutiert, da die Kontrastmittelanreicherungen insbesondere in den großen Gefäßen und in den Herzhöhlen die Dosisberechnung etwas verfälschen. Demgegenüber sind die bessere Abgrenzbarkeit des Tumors bei der Zielvolumendefinition und die bessere Beurteilung einer möglichen Gefäßinvasion zu berücksichtigen. Die Planungs-CT sollte bei Tumoren im mittleren und unteren Drittel des Thorax in *Atemstillstand* gemacht werden, da sich sonst die Konturen der implantierten Fiducials bzw. die Tumorkonturen durch die Atemexkursionen verwischen und durch die Bilderkennungs-Algorithmen nicht mehr detektiert werden können. Wurden Fiducials implantiert, muss eine mögliche Wanderung oder Verlagerung durch Vergleich mit der Implantations-CT erfolgen.

Zielvolumendefinition

Die Zielvolumendefinition sollte sowohl im CT-Weichteilfenster als auch im CT-Lungenfenster erfolgen, um mögliche Organbeteiligungen und feine Tumorausläufer sicher zu erkennen Das GTV umfasst alle makroskopisch erkennbaren Tumoranteile, ein CTV wird üblicherweise nicht definiert [4]. Das PTV umfasst das GTV mit einem Sicherheitssaum, der von der verwendeten Technik (Tracking mit Fiducials vs. Tumorkontur) abhängt. Da sich die implantierten Fiducials noch etwas verlagern können, müssen später evtl. einige oder mehrere von der Bilderkennung ausgeschlossen werden. Dadurch vergrößert sich die Positionsungenauigkeit. Auch die Tumorkontur kann sich im Verlauf noch etwas verändern. Insgesamt hat das System aber eine hohe Genauigkeit, so dass ein GTV-PTV-Saum von 3–5 mm zu empfehlen ist [26–32].

2.3.6.3 Dosiskonzeption und Dosisconstraints

Für eine ausreichende Tumorkontrolle sind biologisch effektive Dosen von > 100 Gy erforderlich [4]. Mit dieser Vorgabe richtet sich die ohne höhere Toxizitäten zu verabreichende Dosis nach dem Tumordurchmesser und der Lage des Tumors in Bezug auf die Thoraxwand und die zentralen Thoraxstrukturen und -organe. Da das NCCN hier eine umfassende Zusammenstellung publiziert hat, wird diese im Folgenden (Tab. 2.4) dargestellt.

Die beschriebenen Dosierungen beziehen sich typischerweise auf die Randdosis. Die Wahl der Verschreibungs-Isodose hat allerdings ebenfalls erhebliche Auswirkung auf die mittlere und Maximaldosis im Tumor [33]. Im Gegensatz zur IMRT-basierten stereotaktischen Bestrahlung, werden bei der robotischen Bestrahlungstechnik typischerweise niedrigere Isodosen (65–85 %) [26–32] zur Dosisverschreibung verwendet. Dies führt zu höheren mittleren und maximalen Bestrahlungsdosen, was bei der Dosisverschreibung ggf. zu berücksichtigen ist.

Tab. 2.4: Vom NCCN publizierte Dosierungen für die stereotaktische Bestrahlung von nicht-kleinzelligen Bronchial-Karzinomen.

Indikation	Gesamtdosis	Fraktionen
periphere, kleine (< 2 cm) Tumoren, Abstand zur Thoraxwand > 1 cm	25 – 34 Gy	1
periphere Tumoren, Abstand zur Thoraxwand > 1 cm	45 – 60 Gy	3
periphere Tumoren < 4–5 cm, Abstand zur Thoraxwand < 1 cm, zentrale Tumoren < 4–5 cm	48 – 50 Gy	4
periphere Tumoren, Abstand zur Thoraxwand < 1 cm, zentrale Tumoren	50 – 55 Gy	5
zentrale Tumoren	60 – 70 Gy	8–10

Zudem wurden in der Anfangszeit der stereotaktischen Lungenbestrahlung Dosisbe-rechnungs-Algorithmen ohne Korrektur für die verminderte Absorption im Lungen-gewebe verwendet, die die tatsächliche Dosis etwas überschätzt haben. Da die ge-nannten Effekte beide zu einer potenziellen Dosiserhöhung führen, sind sie sorgfältig zu berücksichtigen, z. B. durch Anpassung eines bereits mit der IMRT verwendeten Dosierungsschemas.

Die typischen Risikoorgane und die zugehörigen Nebenwirkungen sind [34]:
-   Lungengewebe: symptomatische Strahlen-Pneumonitis mit erhöhtem Risiko bei vorbestehender interstitieller Lungenerkrankung
-   Zentrales Bronchialsystem: Striktur, Stenose mit Atelektase, Nekrose, Fistelbildung
-   Pulmonalarterien: Hämorrhagie mit erhöhtem Risiko bei Plattenepithel-Karzi-nom, endobronchialem Tumorwachstum oder zentral nekrotischem Tumor
-   Ösophagus: Ösophagitis, Striktur, ösophagotracheale Fistelbildung, Perforation
-   Rippen: Thoraxschmerzen, Rippenfrakturen
-   Plexus brachialis: Armparese

Die typischen Nebenwirkungen der stereotaktischen Bestrahlung betreffen vor allem das Lungengewebe in der Umgebung des Tumors und die Thoraxwand. Bei allen an-deren Nebenwirkungen handelt es sich um sehr seltene Ereignisse, die vor allem bei der stereotaktischen Bestrahlung von zentralen Tumoren vorkommen. Dosisgrenzen für die typischen Risikoorgane wurden ebenfalls vom NCCN veröffentlicht, s. Tab. 2.5.

Tab. 2.5: Vom NCCN publizierte Dosisgrenzen für die stereotaktische Bestrahlung von nicht-kleinzel-ligen Bronchialkarzinomen.

Risikoorgan	1 Fraktion	3 Fraktionen	4 Fraktionen	5 Fraktionen
Rückenmark	14 Gy	18 Gy (6 Gy/fx)	26 Gy (6,5 Gy/fx)	30 Gy (6 Gy/fx)
Ösophagus	15,4 Gy	27 Gy (9 Gy/fx)	30 Gy (7,5 Gy/fx)	105 % der PTV-Rand-dosis
Plexus brachialis	17,5 Gy	24 Gy (8 Gy/fx)	27,2 Gy (6,8 Gy/fx)	32 Gy (6,4 Gy/fx)
Herz/Pericard	22 Gy	30 Gy (10 Gy/fx)	34 Gy (8,5 Gy/fx)	105 % der PTV-Rand-dosis
Große Blutgefäße	37 Gy	k. A.	49 Gy (12,25 Gy/fx)	105 % der PTV-Rand-dosis
Trachea/proximaler Bronchus	20,2 Gy	30 Gy (10 Gy/fx)	34,8 Gy (8,7 Gy/fx)	105 % der PTV-Rand-dosis
Rippen	30 Gy	30 Gy (10 Gy/fx)	40 Gy (10 Gy/fx)	k. A.
Haut	26 Gy	24 Gy (8 Gy/fx)	36 Gy (9 Gy/fx)	32 Gy (6,4 Gy/fx)
Magen	12,4 Gy	k. A.	27,2 Gy (6,8 Gy/fx)	k. A.

2.3.6.4 Therapieergebnisse

Die Wirksamkeit der stereotaktischen Bestrahlung von Bronchialkarzinomen wird in erster Linie durch das Erreichen einer lokalen Tumorkontrolle dokumentiert, da sich partielle oder komplette Tumorremissionen wegen der therapiebedingten Lungenge-websveränderungen oft nur schwer nachweisen lassen (s. Kap. 2.3.6.5 Bildgebende Nachsorge). Der günstigste Fall ist eine zunehmende Verkleinerung des Tumors ohne Umgebungsreaktion mit Konsolidierung durch eine zentrale Vernarbung des Lungengewebes, die deutlich kleiner ausfällt als die initiale Tumorausdehnung. Eine typische Behandlung mit Verlaufskontrolle zeigt Abb. 2.7.

In Tab. 2.6 sind die verwendeten Dosierungsschemata und die Therapieergebnisse der robotischen stereotaktischen Bestrahlung von meist inoperablen Patienten mit lokal begrenzten, nicht-kleinzelligen Bronchialkarzinomen und die häufigsten Nebenwirkungen dargestellt. Für die Zusammenstellung wurden nur aktuelle Serien verwendet, in denen die Ergebnisse für mindestens 50 primär behandelte Patienten dargestellt wurden. Der Anteil an zentralen Tumoren wurde soweit verfügbar mit aufgeführt.

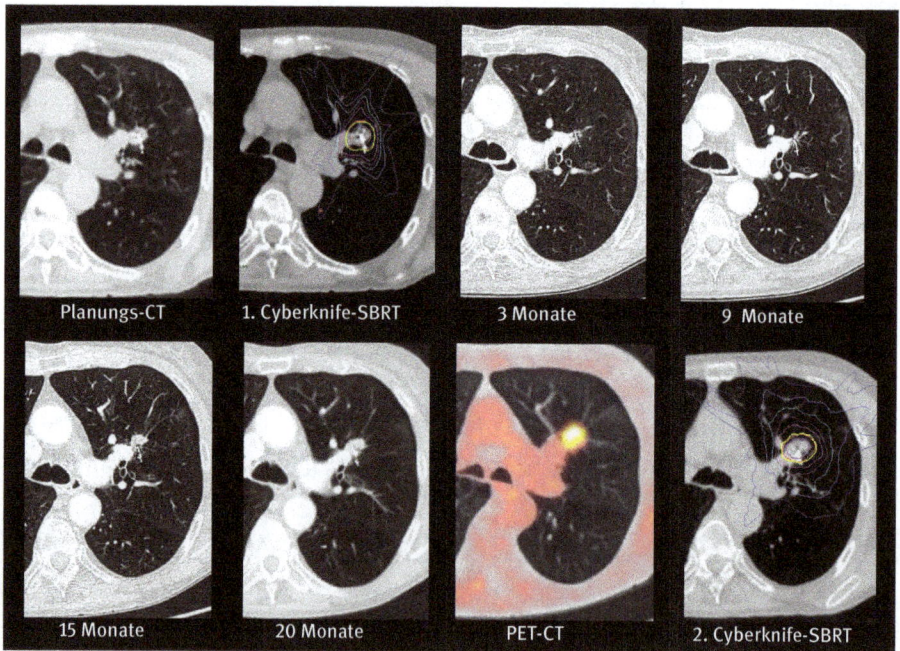

Abb. 2.7: Fallbeispiel für die Cyberknife-SBRT eines NSCLC (Stad. T1cN0M0). Planungs-CT nach Implantation von Fiducials, Isodosenpläne und posttherapeutische Bildgebung. Nach 25 Monaten wurde ein PET-positives Lokalrezidiv diagnostiziert und erneut mittels SBRT behandelt.

Tab. 2.6: Zusammenstellung von Therapieergebnissen der robotischen stereotaktischen Bestrahlung von inoperablen Patienten mit lokal begrenzten nicht-kleinzelligen Bronchialkarzinomen.

Autor	n	Stadium	Dosis und Fraktionierung	Fidu-cials	LoKo (2 J.)	ÜL (2 J.)	Toxizität
Bahig [26] (2015)	150	T1-2 N0 74 % peripher 26 % zentral	3 × 20/5 × 12 Gy 4 × 12,5/5 × 8–10 Gy	44 %	98 % 82 %	87 %	5/150 Pneumonitis G3-5 8/150 Thoraxschmerz 5/150 Rippenfraktur
Temming [31] (2018)	106	T1-2 N0 95 % peripher 5 % zentral	3 × 17Gy/5 × 11Gy 8 × 7,5 Gy	12 %	88 %	77 %	3/106 Pneumonitis G2 2/106 Thoraxschmerz 1/106 Rippenfraktur
Heal [29] (2015)	100	T1-2 N0 73 % peripher 27 % zentral	3 × 18–20 Gy 4 × 12,5/5 × 10 Gy	48 %	94 %	60 %	2/100 Pneumonitis
Factor [28] (2014)	74	T1-2 N0 44 % peripher 56 % zentral	3 × 15–20 Gy 4 × 12 Gy	100 %	87 %	68 %	1/78 Pneumonitis G2
Nakamura [35] (2019)	71	T1-2N0 (30 % operabel)	4 × 12–15 Gy	50 %	94 %	93 %	11 % Pneumonitis G2 6 % Rippenfraktur 1/71 Plexusschaden
Van Zyp [32] (2009)	70	T1-2 N0	3 × 15 Gy 3 × 20 Gy	100 %	78–96 %	62 %	3/70 Pneumonitis 4/70 Thoraxschmerz
Kelley [30] (2015)	67	Stad. I	4 × 12 Gy	50 %	61 %	70 %	(keine)
Bibault [27] (2012)	51	T1-2 N0	3 × 20 Gy 4 × 15 Gy	0 %	86 %	80 %	6 % Pneumonitis G1

2.3.6.5 Bildgebende Nachsorge

Die Nachsorge nach der stereotaktischen Bestrahlung eines Bronchialkarzinoms stützt sich im Wesentlichen auf die regelmäßige Durchführung von Computertomographien des Thorax. Die radiologischen Veränderungen nach stereotaktischer Bestrahlung der Lunge unterscheiden sich deutlich von denen nach konventioneller Bestrahlung. Hauptsächlich kommt es zu einer Verdichtung und Vernarbung des Lungengewebes innerhalb oder angrenzend zum Hochdosis-Bereich der Bestrahlung. Die akuten, d. h. innerhalb von 6 Monaten nach stereotaktischer Bestrahlung auftretenden Veränderungen, wurden von Palma et al. (2011) [36] wie folgt eingeteilt:

Akute (< 6 Monate) radiologische Veränderungen nach stereotaktischer Bestrahlung:

- diffuse Verdichtung (*diffuse consolidation*): Durchmesser > 5 cm, Lungenregion enthält mehr verdichtetes als belüftetes Gewebe
- unregelmäßige Verdichtung (*patchy consolidation*): Durchmesser < 5 cm und/oder Lungenregion enthält weniger verdichtetes als belüftetes Gewebe
- diffuse mattglasartige Trübung (*diffuse ground glass opacity*): Durchmesser > 5 cm, keine Verdichtung, Lungenregion enthält mehr getrübtes als belüftetes Gewebe
- unregelmäßige mattglasartige Trübung (*patchy ground glass opacity*): Durchmesser < 5 cm, keine Verdichtung, Lungenregion enthält weniger getrübtes als belüftetes Gewebe
- keine neu aufgetretene Verdichtung (*no evidence of increased density*): stabiler oder partiell oder vollständig regredienter Tumor, lokale Fibrose in der Tumorlokalisation, nicht größer als der ursprüngliche Tumor

Chronische (> 6 Monate) radiologische Veränderungen nach stereotaktischer Lungenbestrahlung wurden ebenfalls klassifiziert [37,38]:

- modifizierte konventionelle Strahlenfibrose (*modified conventional pattern*): Verdichtung und Volumenverlust des Lungengewebes, Bronchiektasen, ausgedehnter als der Primärtumor
- massenartige Fibrose (*mass like fibrosis*): gut umschriebene fokale Verdichtung, begrenzt auf die Region, die den Primärtumor umgibt, ausgedehnter als der Primärtumor
- narbenartige Fibrose (*scar-like fibrosis*): Lineare Verdichtung des Lungengewebes in der Primärtumorregion, verbunden mit Volumenverlust
- keine neu aufgetretene Verdichtung (*no evidence of increased density*): stabiler oder partiell oder vollständig regredienter Tumor, lokale Fibrose in der Tumorlokalisation, nicht größer als der ursprüngliche Tumor

Diese Kriterien beschreiben zwar die möglichen CT-Veränderungen nach der Bestrahlung, sie eignen sich aber nur bedingt zur Abgrenzung zu einem Lokalrezidiv. Folgende CT-morphologische Veränderungen weisen nach Huang et al. (2013) [39] auf ein erhöhtes Risiko für ein Lokalrezidiv hin:

- Größenzunahme einer Verdichtung
- sequenzielle Größenzunahme
- Größenzunahme nach > 12 Monaten
- konvexe Vorwölbung eines Tumorrands
- Verschwinden eines linearen Tumorrands
- Verschwinden eines Luftbronchogramms
- kraniokaudales Wachstum > 5 mm oder > 20 %

Die Autoren empfehlen bei Vorliegen mindestens 3 dieser Risikofaktoren eine Biopsie durchzuführen. Bei 1–2 Risikofaktoren wird die Durchführung eines Fluor-Deoxyglukose-PET-CT (FDG-PET-CT) empfohlen.

Das Vorliegen eines Lokalrezidivs ist wahrscheinlich [39–41], wenn:
– Post-SBRT SUV_{max} der Läsion > 5
– Post-SBRT SUV_{max} der Läsion > prätherapeutischer SUV_{max} des Primärtumors

Durch die FDG-PET-CT können Lymphknotenmetastasen und Fernmetastasen ebenfalls gut diagnostiziert werden [34].

2.3.6.6 Salvage-Therapie
Für eine SBRT nach vorangegangener Strahlenbehandlung liegen nur begrenzte Erfahrungen vor [42–44]. Danach sollte eine SBRT nach vorangegangener konventionell fraktionierter Bestrahlung ohne eine wesentliche Erhöhung der Toxizität möglich sein, allerdings wurden selten auch Grad 4–5 Nebenwirkungen beobachtet [45]. In einer neueren Untersuchung erhielten 72 Patienten eine Re-Bestrahlung mittels SBRT für Bronchialkarzinome im ehemaligen Hochdosisbereich einer fraktionierten Bestrahlung oder vormaligen SBRT, dabei traten akute Toxizitäten Grad 3 in 11 % und späte Nebenwirkungen Grad 3 in 2 % auf [46]. Um solche Nebenwirkungen zu vermeiden sollte insbesondere der Dosisüberschneidungsbereich im Bereich der Risikoorgane sorgfältig beurteilt werden.

2.3.6.7 Take home message
– Die Indikation zu einer stereotaktischen Bestrahlung besteht bei Patienten im Tumorstadium T1-2 N0 M0 (8. Auflage der TNM-Klassifikation):
  – Tumordurchmesser bis 5 cm
  – kein Einwachsen in Nachbarorgane
  – keine mediastinalen Lymphknotenmetastasen
  – keine Fernmetastasen
– operable Patienten in diesem Tumorstadium erhalten als Standardtherapie eine Lobektomie mit Lymphadenektomie
– relative Kontraindikationen gegen die stereotaktische Bestrahlung können sein:
  – Begleitatelektase
  – Pneumonie
  – Tumorinvasion in größere Bronchialäste oder Blutgefäße
  – einschmelzender Tumor
  – zentraler Tumorsitz
  – direkt anliegende Risikoorgane, z. B. Ösophagus
  – Lagerungsprobleme (Rückenschmerzen u. a.)
– bei der robotischen stereotaktischen Bestrahlung erfolgt ein Tumor-Tracking auf die Tumorkontur oder mittels implantierter röntgendichter Marker (Fiducials)

- die Dosierung und Fraktionierung richtet sich nach Größe und Lage des Primärtumors
- die Nachsorge erfolgt überwiegend mittels CT-Thorax, therapie-bedingte radiologische Veränderungen im Lungengewebe können von Rezidiven mittels Verlaufskontrollen und PET-CT differenziert werden
- eine erneute stereotaktische Bestrahlung im gleichen Zielvolumen oder angrenzend an einen vorbestrahlten Hochdosisbereich ist eine individuelle Therapieentscheidung

Referenzen

[1] (NCCN) NCCN. Non Small-Cell Lung Cancer. NCCN Clinical Practice Guidelines in Oncology (NCCN Guidelines). 2019; Version 7.2019.

[2] Guckenberger M, Aerts JG, Van Schil P, Weder W. The American Society of Clinical Oncology-endorsed American Society for Radiation Oncology Evidence-Based Guideline of stereotactic body radiotherapy for early-stage non-small cell lung cancer: An expert opinion. J Thorac Cardiovasc Surg. 2019;157(1):358–361.

[3] (NCCN) NCCN. Small Cell Lung Cancer. NCCN Clinical Practice Guidelines in Oncology (NCCN Guidelines). 2019; Version 1.2020.

[4] Guckenberger M, Andratschke N, Alheit H, et al. Definition of stereotactic body radiotherapy: principles and practice for the treatment of stage I non-small cell lung cancer. Strahlenther Onkol. 2014;190(1):26–33.

[5] Videtic GMM, Donington J, Giuliani M, et al. Stereotactic body radiation therapy for early-stage non-small cell lung cancer: Executive Summary of an ASTRO Evidence-Based Guideline. Pract Radiat Oncol. 2017;7(5):295–301.

[6] Schneider BJ, Daly ME, Kennedy EB, et al. Stereotactic Body Radiotherapy for Early-Stage Non-Small-Cell Lung Cancer: American Society of Clinical Oncology Endorsement of the American Society for Radiation Oncology Evidence-Based Guideline. J Clin Oncol. 2018;36(7):710–719.

[7] Wu AJ, Williams E, Modh A, et al. Dosimetric predictors of esophageal toxicity after stereotactic body radiotherapy for central lung tumors. Radiother Oncol. 2014;112(2):267–271.

[8] Timmerman R, McGarry R, Yiannoutsos C, et al. Excessive toxicity when treating central tumors in a phase II study of stereotactic body radiation therapy for medically inoperable early-stage lung cancer. J Clin Oncol. 2006;24(30):4833–4839.

[9] Senthi S, Haasbeek CJ, Slotman BJ, Senan S. Outcomes of stereotactic ablative radiotherapy for central lung tumours: a systematic review. Radiother Oncol. 2013;106(3):276–282.

[10] Senan S. Stereotactic body radiotherapy: do central lung tumors still represent a 'no-fly zone'? Onkologie. 2012;35(7–8):406–407.

[11] Rowe BP, Boffa DJ, Wilson LD, et al. Stereotactic body radiotherapy for central lung tumors. J Thorac Oncol. 2012;7(9):1394–1399.

[12] Repka MC, Aghdam N, Kataria SK, et al. Five-fraction SBRT for ultra-central NSCLC in-field recurrences following high-dose conventional radiation. Radiat Oncol. 2017;12(1):162.

[13] Oskan F, Becker G, Bleif M. Specific toxicity after stereotactic body radiation therapy to the central chest : A comprehensive review. Strahlenther Onkol. 2017;193(3):173–184.

[14] Korzets Ceder Y, Fenig E, Popvtzer A, et al. Stereotactic body radiotherapy for central lung tumors, yes we can! Radiat Oncol. 2018;13(1):77.

[15] Haseltine JM, Rimner A, Gelblum DY, et al. Fatal complications after stereotactic body radiation therapy for central lung tumors abutting the proximal bronchial tree. Pract Radiat Oncol. 2016;6(2):e27-33.

[16] Chaudhuri AA, Tang C, Binkley MS, et al. Stereotactic ablative radiotherapy (SABR) for treatment of central and ultra-central lung tumors. Lung Cancer. 2015;89(1):50–56.

[17] Chang JY, Balter PA, Dong L, et al. Stereotactic body radiation therapy in centrally and superiorly located stage I or isolated recurrent non-small-cell lung cancer. Int J Radiat Oncol Biol Phys. 2008;72(4):967–971.

[18] Chang JH, Poon I, Erler D, Zhang L, Cheung P. The safety and effectiveness of stereotactic body radiotherapy for central versus ultracentral lung tumors. Radiother Oncol. 2018;129(2):277–283.

[19] Bezjak A, Paulus R, Gaspar LE, et al. Safety and Efficacy of a Five-Fraction Stereotactic Body Radiotherapy Schedule for Centrally Located Non-Small-Cell Lung Cancer: NRG Oncology/RTOG 0813 Trial. J Clin Oncol. 2019;37(15):1316–1325.

[20] Ahmed N, Hasan S, Schumacher L, Colonias A, Wegner RE. Stereotactic body radiotherapy for central lung tumors: Finding the balance between safety and efficacy in the "no fly" zone. Thorac Cancer. 2018;9(10):1211–1214.

[21] Leitlinienprogramm Onkologie (Deutsche Krebsgesellschaft DK, AWMF). Prävention, Diagnostik, Therapie und Nachsorge des Lungenkarzinoms, Lang-version 1.0. AWMF-Registernummer: 020/007OL. 2018.

[22] Ball D, Mai GT, Vinod S, et al. Stereotactic ablative radiotherapy versus standard radiotherapy in stage 1 non-small-cell lung cancer (TROG 09.02 CHISEL): a phase 3, open-label, randomised controlled trial. Lancet Oncol. 2019;20(4):494–503.

[23] Detterbeck FC, Boffa DJ, Kim AW, Tanoue LT. The Eighth Edition Lung Cancer Stage Classification. Chest. 2017;151(1):193–203.

[24] Juan O, Popat S. Ablative Therapy for Oligometastatic Non-Small Cell Lung Cancer. Clin Lung Cancer. 2017;18(6):595–606.

[25] Hagmeyer L, Priegnitz C, Kocher M, et al. Fiducial marker placement via conventional or electromagnetic navigation bronchoscopy (ENB): an interdisciplinary approach to the curative management of lung cancer. Clin Respir J. 2016;10(3):291–297.

[26] Bahig H, Filion E, Vu T, et al. Excellent Cancer Outcomes Following Patient-adapted Robotic Lung SBRT But a Case for Caution in Idiopathic Pulmonary Fibrosis. Technol Cancer Res Treat. 2015;14(6):667–676.

[27] Bibault JE, Prevost B, Dansin E, Mirabel X, Lacornerie T, Lartigau E. Image-guided robotic stereotactic radiation therapy with fiducial-free tumor tracking for lung cancer. Radiat Oncol. 2012;7:102.

[28] Factor OB, Vu CC, Schneider JG, et al. Stereotactic body radiation therapy for stage I non-small cell lung cancer: a small academic hospital experience. Front Oncol. 2014;4:287.

[29] Heal C, Ding W, Lamond J, et al. Definitive Treatment of Early-Stage Non-Small Cell Lung Cancer with Stereotactic Ablative Body Radiotherapy in a Community Cancer Center Setting. Front Oncol. 2015;5:146.

[30] Kelley KD, Benninghoff DL, Stein JS, et al. Medically inoperable peripheral lung cancer treated with stereotactic body radiation therapy. Radiat Oncol. 2015;10:120.

[31] Temming S, Kocher M, Stoelben E, et al. Risk-adapted robotic stereotactic body radiation therapy for inoperable early-stage non-small-cell lung cancer. Strahlenther Onkol. 2018;194(2):91–97.

[32] van der Voort van Zyp NC, Prevost JB, Hoogeman MS, et al. Stereotactic radiotherapy with real-time tumor tracking for non-small cell lung cancer: clinical outcome. Radiother Oncol. 2009;91(3):296–300.

[33] Baumann R, Chan MKH, Pyschny F, et al. Clinical Results of Mean GTV Dose Optimized Robotic-Guided Stereotactic Body Radiation Therapy for Lung Tumors. Front Oncol. 2018;8:171.

[34] Febbo JA, Gaddikeri RS, Shah PN. Stereotactic Body Radiation Therapy for Early-Stage Non-Small Cell Lung Cancer: A Primer for Radiologists. Radiographics. 2018;38(5):1312–1336.

[35] Nakamura M, Nishikawa R, Mayahara H, et al. Pattern of recurrence after CyberKnife stereotactic body radiotherapy for peripheral early non-small cell lung cancer. J Thorac Dis. 2019;11(1):214–221.

[36] Palma DA, Senan S, Haasbeek CJ, et al. Radiological and clinical pneumonitis after stereotactic lung radiotherapy: a matched analysis of three-dimensional conformal and volumetric-modulated arc therapy techniques. Int J Radiat Oncol Biol Phys. 2011;80(2):506–513.

[37] Dahele M, Palma D, Lagerwaard F, Slotman B, Senan S. Radiological changes after stereotactic radiotherapy for stage I lung cancer. J Thorac Oncol. 2011;6(7):1221–1228.

[38] Trovo M, Linda A, El Naqa I, Javidan-Nejad C, Bradley J. Early and late lung radiographic injury following stereotactic body radiation therapy (SBRT). Lung Cancer. 2010;69(1):77–85.

[39] Huang K, Senthi S, Palma DA, et al. High-risk CT features for detection of local recurrence after stereotactic ablative radiotherapy for lung cancer. Radiother Oncol. 2013;109(1):51–57.

[40] Huang K, Dahele M, Senan S, et al. Radiographic changes after lung stereotactic ablative radiotherapy (SABR)–can we distinguish recurrence from fibrosis? A systematic review of the literature. Radiother Oncol. 2012;102(3):335–342.

[41] Nakajima N, Sugawara Y, Kataoka M, et al. Differentiation of tumor recurrence from radiation-induced pulmonary fibrosis after stereotactic ablative radiotherapy for lung cancer: characterization of 18F-FDG PET/CT findings. Ann Nucl Med. 2013;27(3):261–270.

[42] Ceylan C, Hamaci A, Ayata H, et al. Re-Irradiation of Locoregional NSCLC Recurrence Using Robotic Stereotactic Body Radiotherapy. Oncol Res Treat. 2017;40(4):207–214.

[43] Owen D, Olivier KR, Song L, et al. Safety and Tolerability of SBRT after High-Dose External Beam Radiation to the Lung. Front Oncol. 2014;4:376.

[44] Trakul N, Harris JP, Le QT, et al. Stereotactic ablative radiotherapy for reirradiation of locally recurrent lung tumors. J Thorac Oncol. 2012;7(9):1462–1465.

[45] Amini A, Yeh N, Gaspar LE, Kavanagh B, Karam SD. Stereotactic body radiation therapy (SBRT) for lung cancer patients previously treated with conventional radiotherapy: a review. Radiat Oncol. 2014;9:210.

[46] Horne ZD, Dohopolski MJ, Clump DA, Burton SA, Heron DE. Thoracic reirradiation with SBRT for residual/recurrent and new primary NSCLC within or immediately adjacent to a prior high-dose radiation field. Pract Radiat Oncol. 2018;8(3):e117-e123.

2.4 Leber

Gerd Becker

2.4.1 Klinische Einführung

2.4.1.1 Hepatocelluläres Carcinom (HCC)

Die Inzidenz des HCC ist geographisch sehr unterschiedlich mit Schwerpunkt in Afrika und Asien. Galt es früher als seltene Tumorerkrankung, so zeigen neuere epidemiologische Analysen, dass die Häufigkeit in Europa und Nordamerika signifikant zugenommen hat. Das HCC ist assoziiert mit einer chronischen Lebererkrankung, üblicherweise verursacht durch eine Virusinfektion oder toxische Agentien wie Alkohol. Die mittlere Inzidenz bei Leber-Zirrhose-Patienten beträgt 3–4 % in den westlichen Ländern. Trotz der großen Fortschritte in Diagnostik und Therapie werden nur wenige Patienten in einem frühen Stadium diagnostiziert und bekommen die Möglichkeit potenziell geheilt zu werden. Die therapeutischen Möglichkeiten zur Heilung sind die Resektion, Transplantation und perkutane Ablation. Die meisten Patienten mit HCC werden im intermediaten oder fortgeschrittenen Stadium diagnostiziert, so dass dann nur palliative Maßnahmen möglich sind [1].

2.4.1.2 Metastasen in der Leber

Die Leber ist ein häufiges Organ für die Ansiedlung von Metastasen, insbesondere bei kolorektalen Karzinomen aber auch bei anderen malignen Grunderkrankungen. Die Diagnostik erfolgt durch Tumormarkeranstieg, pathologische Laborwerte oder abdominelle Symptomatik. Bei klinischem Verdacht auf Lebermetastasen ist zuerst eine bildgebende Diagnostik notwendig. Während die Ultraschalluntersuchung sehr sensitiv ist, ist jedoch die kontrast-angehobene Computertomographie zu bevorzugen. Zur Vervollständigung der Diagnostik empfiehlt sich abhängig von der klinischen Gesamtsituation noch eine Kernspintomographie oder alternativ ein PET-CT. Abhängig von diesen Untersuchungsergebnissen wird dann im Tumorboard abgewogen zwischen Systemtherapie und lokalen Maßnahmen. Hier steht die Radiochirurgie in Konkurrenz insbesondere zur Chirurgie. Im Gegensatz zu den Ergebnissen bei der Behandlung von Lungenmetastasen, die in mehreren Studien eine 85 % Kontrolle erreichten, sind die Behandlungsergebnisse der Lebermetastasen sehr viel heterogener. Nachfolgend wird die Literatur insbesondere unter dem Aspekt der robotergeführten Radiochirurgie ausgewertet, um zu einer Bewertung zu kommen, wie effektiv diese Methode bei der Behandlung von Leberläsionen ist.

2.4.2 Anatomische Hinweise (Besonderheiten)

Bei der Behandlung von Tumoren in der Leber ist prinzipiell zu beachten, dass es sich um ein parallel aufgebautes Organ handelt. Das bedeutet, dass wenn die Gesamtfunktion gut ist, auf einen Teil des Gewebes verzichtet werden kann. Dies gilt für alle unten beschriebenen Therapien. Somit sind die Leberfunktion, die Nebenerkrankungen, die Vorbehandlungen und das verbleibende Restlebervolumen immer zu bedenken.

2.4.3 Pathologie

2.4.3.1 Hepatocelluläres Carcinom (HCC)

Von den primären malignen Lebertumoren sind 75–85 % HCC`s. Die restlichen sind intrahepatische Cholangiokarzinome oder seltene Histologien. Das HCC ist der sechsthäufigste Krebs und die vierthäufigste krebsassoziierte Todesursache weltweit mit geschätzten 841.080 Neuerkrankungen und 781.631 Todesfällen 2018. Geschätzt sind ¾ aller Neuerkrankungen in Ländern mit geringem oder mittlerem Einkommen, mit der höchsten Inzidenzrate in Afrika, China und Südostasien.

Das HCC kann lymphatisch und/oder hämatogen metastasieren. Die intrahepatische Ausbreitung via Portalvenen ist jedoch die häufigste Ausbreitung. Die Diagnose wird histologisch gestellt, unterstützt durch immunhistologische Marker, und benötigt keine molekularpathologische Bestätigung [2].

Das TNM Clinical Classification System spiegelt die Prognose wider:
- T1a: solitärer Knoten < 2 cm ohne Gefäßinvasion
- T1b: solitärer Knoten > 2 cm < 5 cm ohne Gefäßinvasion
- T2:
    - solitärer Knoten > 2 cm < 5 cm mit Gefäßinvasion oder
    - multiple Knoten, keiner mehr als 5 cm
- T3: multiple Knoten mit mehr als 5 cm
- T4:
    - Invasion in Portal- oder Lebervenen oder
    - direkte Invasion in die umgebenden Organe (Zwerchfell, Gallenblase) oder
    - Perforation des viszeralen Peritoneums

Weitere Prognosefaktoren sind:
Klinische Faktoren:
- Serum AFP
- Tumorgröße
- Anzahl der Knoten
- Invasion in Gefäße
- Komorbiditäten, wie z. B. Leberzirrhose etc.
- Karnofsky-Index

Morphologische Faktoren:
- Tumorgrad nach WHO
- Gefäßinvasion und intrahepatische Metastasierung
- Tumorsubtyp (8 verschiedene)
- immunhistochemische Expression von CK 19 (schlechtere Prognose)

Molekulare Faktoren:
- FGF 19 Amplifikation
- Genexpression profiling: proliferative versus non-proliferative Subclass

2.4.3.2 Metastasen

Anatomisch begründet metastasieren die Tumore des Verdauungstraktes bevorzugt in die Leber. Die zweithäufigste maligne Grunderkrankung, die zu Lebermetastasen führt, ist das Mammakarzinom, seltener das Bronchialkarzinom, das maligne Melanom und andere. Es gibt eine große Diskrepanz zwischen klinisch diagnostizierten Lebermetastasen und den Autopsie-Ergebnissen. In Autopsien von Tumorpatienten werden in 70 bis 97 % Lebermetastasen diagnostiziert.

Meist sind die Metastasen histologisch ähnlich dem Primarius, verlieren aber ihre Differenzierung besonders unter „Therapiedruck" oder biologischen Faktoren wie Hypoxie. Insbesondere durch die Verfügbarkeit moderner Immuntherapeutika ist es zunehmend von Bedeutung, die Metastase zur weiteren Stratifizierung der Systemtherapie molekularpathologisch zu untersuchen [3].

2.4.4 Klinische Symptomatik

Primäre Lebertumore oder Metastasen sind lange asymptomatisch. Die auftretenden Symptome sind entweder vom Primärtumor oder anderen Metastasen-Lokalisationen bedingt oder entsprechen dem klinischen Bild chronischer Lebererkrankungen. Unspezifische Beschwerden wie Oberbauchbeschwerden rechts, Gewichtsverlust oder Leberzirrhose-assoziierte Symptome wie Hepato- sowie Splenomegalie und Aszites sind zu erwarten. Diese Symptome sind in der Regel erst bei fortgeschrittenen Lebertumoren (Metastasen) zu beobachten und gehen mit einer schlechten Prognose einher. AFP ist der entscheidende Laborwert für die Diagnose des HCC's. In der Schnittbilddiagnostik ist es schwierig, kleine HCC's unter 2 cm sicher zu erkennen. Multifokale HCC's sind gehäuft bei Zirrhose.

Die Symptome von Lebermetastasen und primären Lebertumoren unterscheiden sich nicht. Auch hier führt entweder die Symptomatik des Primärtumors oder weiterer Metastasen, wie z. B. Knochenmetastasen oder unspezifische Symptome wie abdominelle Schmerzen, gastrointestinale Blutung, Dysphagie, Gewichtsverlust, Malabsorption, Obstruktion bis hin zu Darmperforation.

2.4.5 (Management) Therapiealternativen

2.4.5.1 Operation
Hepatocelluläres Carcinom (HCC)
Noch gilt die Lehrmeinung, dass in frühen Stadien die operativen Verfahren die Kuration ermöglichen und der Standard sind. Aufgrund der Seltenheit des Krankheitsbildes und der Heterogenität von Leberfunktion und Tumorlast (Anzahl und Größe und Lokalisation der Herde) ist es methodisch nicht möglich prospektive randomisierte Studien durchzuführen zwischen den operativen und den perkutan ablativen

Verfahren. Die wenigen Patienten mit einem HCC in einer nicht-zirrhotischen Leber qualifizieren sich primär für eine Operation, wobei die große Lobektomie gut vertragen wird, aber die Tumorresektion die bevorzugte Methode ist. Jedoch leiden die meisten Patienten unter einer Zirrhose und das Ausmaß der Leberfunktion definiert die operative und therapeutische Strategie. In erster Linie wäre die Lebertransplantation die Therapie der Wahl. Ist dies nicht möglich, was für die meisten Patienten gilt, dann sind die lokalen Maßnahmen zu prüfen.

Chirurgische Strategie: (Barcelona Clinic Liver Cancer Criteria)

Resektion:
– frühes Stadium
– solitärer Herd < 2 cm
– Child Pugh. A–B; PS 0
– keine erhöhter portaler Druck
– normales Bilirubin

Ablatio:
– frühes Stadium
– solitärer Herd < 2 cm oder bis zu 3 Herde < 3 cm
– Child Pugh. A–B; PS 0
– Bilirubin normal

Lebertransplantation:
– frühes Stadium
– bis zu 3 Herde < 3 cm
– Child Pugh. A–B; PS 0
– erhöhter Portaler Druck
– keine weiteren Krankheiten

Patienten, die die oben aufgeführten Kriterien für eine Leberresektion erfüllen, tolerieren die Therapie ohne hepatische Dekompensation und erreichen eine 5-Jahres-Überlebensrate von 70 %. Präoperativ muss über einen Lebervenenkatheter der portale Druck gemessen werden. Der cut-off Wert beträgt 10 mmHg. Bei erhöhtem portalem Druck sinkt die 5-Jahres-Überlebensrate auf 50 %. Bei Patienten, die sich nicht für eine Resektion qualifizieren, aber nur einen Knoten mit maximal 5 cm haben oder bis zu drei mit < 3 cm, ohne Gefäßinvasion und extrahepatische Erkrankung, sollte dann die Lebertransplantation geprüft werden [1].

Metastasen in der Leber

In den letzten 4 Jahrzehnten wurde überzeugend nachgewiesen, dass die Metastasen-Chirurgie der Leber eine sichere und potenziell kurative Therapie darstellt. Das Prinzip der Oligometastasierung und Kuration auch im metastasierten Stadium wurde durch die Chirurgie der kolorektalen Metastasen erstmals klinisch gezeigt. Die aktuelle 5-Jahres-Überlebensrate bei R0 operierten Lebermetastasen beträgt 40 % und die 10-Jahresrate 20 %. Der stärkste Prognosefaktor ist die vollständige Resektion. Das 3-Jahre-Ereignis-freie Überleben beträgt bei R0-Resektion 78 %! [4]. Darüber hinaus sind der Abstand zwischen dem Auftreten der Metastasierung und Primärdiagnose sowie die Tumorlast wesentliche, die Prognose bestimmende Faktoren. Es gibt keine prospektiven randomisierten Studien zwischen Metastasen-Resektion und anderen lokal ablativen Verfahren. Diese wurden und werden im klinischen Alltag nur dann eingesetzt, wenn der Patient nicht operabel ist.

2.4.5.2 Radiofrequenz Ablation (RFA)

Die perkutane Radiofrequenz Ablation ist eine invasive Methode. Unter Vollnarkose werden 2–3 Elektroden in den Tumor (HCC oder Metastase) und an den Rand implantiert. Die Elektroden werden an einen 500 kHz Generator mit bis zu 200 W angeschlossen. Unter kontinuierlicher Überwachung des Widerstandes wird die Spannung langsam gesteigert, bis zu einem Widerstand von maximal 10 Ohm. Dann wird gestoppt und wieder mit niedriger Spannung begonnen d. h. pulsierte RFA. Die Temperatur im Tumor wird nach jeder Applikation über die Elektrode gemessen. Die Zieltemperatur im Tumor sollte 60° C betragen. Die Temperatur in der Behandlungshöhle sollte bis 5 mm über den Tumorrand hinausgehen. Die Behandlung wird Ultraschall-gesteuert und überwacht. Tumore > 2,5 cm benötigen wiederholte RFA-Sitzungen. Die RFA-Methode erreicht bei kleinen Tumoren eine Lokale Kontrolle zwischen 70 % und 90 %. Bei Herden größer als 3 cm erreicht sie jedoch nur eine Nekroserate von 30 % bis 40 %.

Der methodisch beste wissenschaftliche Vergleich zwischen RFA und RC wurde von Wahl et al. 2018 veröffentlicht [5]. Sie verglichen retrospektiv 161 mit RFA behandelte Patienten (mit 249 Läsionen) mit 63 am Linearbeschleuniger radiochirurgisch behandelte Patienten mit 83 Tumorherden, in der Arbeit als SBRT bezeichnet. Abhängig von der Dosistoleranz des Duodenums, Magen und Thoraxwand, wurden 3 oder 5 Fraktionen appliziert mit GD von 30–50 Gy (Range 27–60 Gy). Die mediane biologisch äquivalente Dosis betrug 100 Gy (α/β von 10 Gy). Der durchschnittliche Tumordurchmesser in der RFA-Gruppe betrug 1,8 cm, in der RC-Gruppe 2,2 cm mit $p = 0,21$ nicht signifikant.

Die Lokale Kontrolle war sowohl für die kleinen Läsionen < 2 cm, als auch für > 2 cm durch die SBRT der RFA signifikant überlegen (siehe Tab. 2.7 und Abb. 2.8 und 2.9). Die akuten G3+ Nebenwirkungen betrugen bei der RFA 11 % und der SBRT 5 %.

Tab. 2.7: Lokale Kontrolle *(freedom from local progression* [FFLP]*)*.

FFLP	1 a	2 a
RFA	83,6 %	80,2 %
SBRT	97,4 %	83,8 %

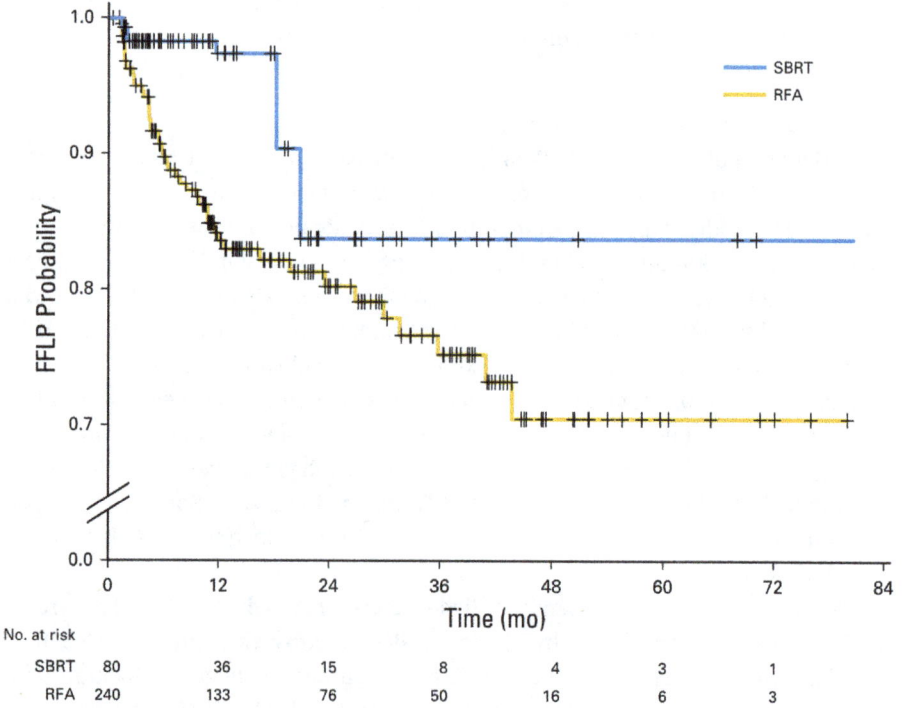

Abb. 2.8: Lokale Kontrolle Vergleich RFA (gelb) und SBRT (blau): Gesamtkollektiv [5].

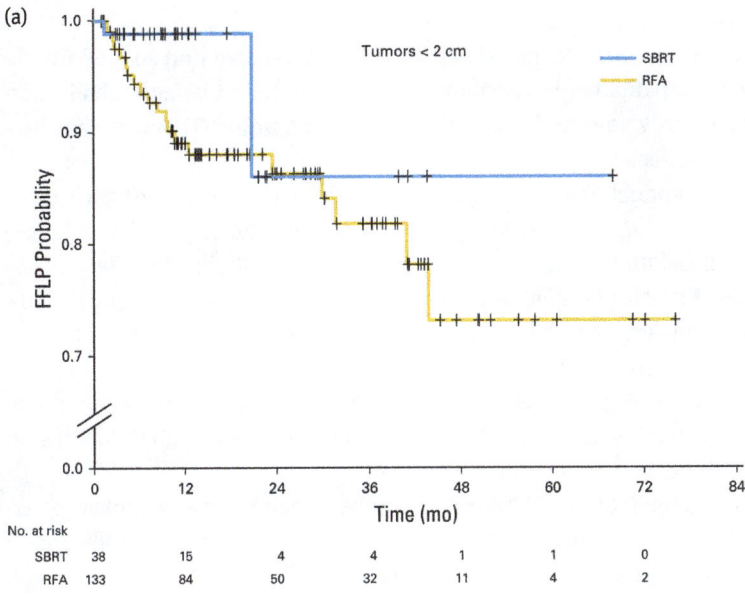

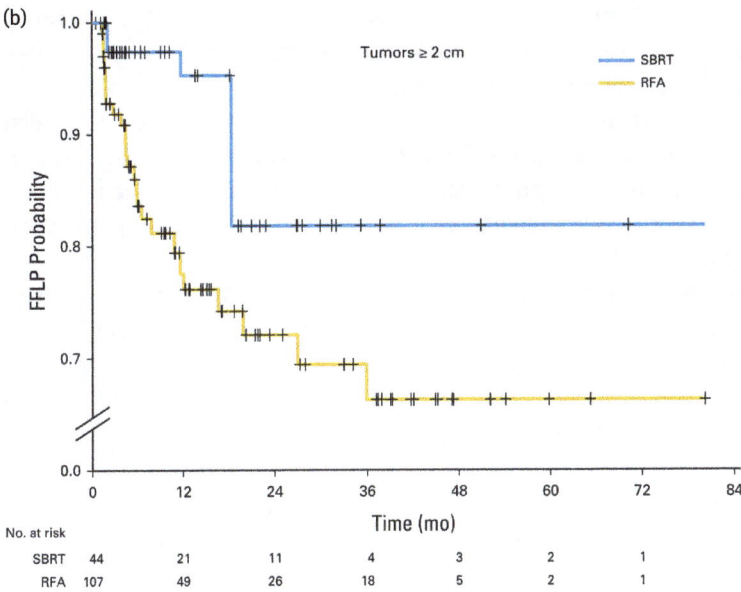

Abb. 2.9: Lokale Kontrolle Vergleich RFA (gelb) und SBRT (blau) (5). (a): Tumore < 2 cm. (b): Tumore ≤ 2 cm [5].

2.4.5.3 Transarterielle Chemo-Embolisation (TACE oder TAE)

Die Mehrzahl der HCC ist zum Zeitpunkt der Diagnose inoperabel und zu groß für die RFA. So hat sich als palliative Behandlung die transarterielle Chemo-Embolisation (TACE) entwickelt und zeigte im Vergleich zur „best supportiv"-Therapie eine Verbesserung des Überlebens.

Die Methode entspricht einer Angiographie. Bei der TAE alleine wird nach Identifikation der tumorversorgenden Arterien und Feeder langsam 5–20 ml Lipidol gespritzt, gefolgt von Gelatine-Partikeln (z. B. Gelfoam®) zur Embolisation. Bei der TACE wird vor der Embolisation 30–40 mg/m² Cisplatin oder 5-Fluorouracil 750–1000 mg langsam injiziert. Dies wird 1–4-mal in 4 bis 6 wöchigen Intervallen wiederholt.

Die partielle Tumorresponse der TACE reicht von 17 % bis 62 %, die komplette Response ist sehr selten bis maximal 5 %. Die Langzeitüberlebensraten (5 Jahre) sind mit 1–8 % sehr schlecht.

Nachdem die stereotaktischen/radiochirurgischen Bestrahlungstechniken es erlauben eine BED > 100 Gy einzustrahlen, ergibt sich die Möglichkeit große Herde kombiniert mit TACE und RC therapeutisch anzugehen.

Die hierzu beste Untersuchung stammt aus China von Su et al. von 2016 [6]. Sie behandelten große HCC's mit einer medianen Tumorgröße von 8,5 cm Range von 5,1 – 21 cm. Während 77 Patienten nach einer SBRT eine TAE oder TACE bekamen, wurden 50 Patienten nur stereotaktisch bestrahlt. Alle bestrahlten Patienten wurden mit dem Cyberknife-System behandelt. Im *median overall survival* wie auch im *distant metastasis free survival* war die kombiniert behandelte Gruppe signifikant den nur bestrahlten Patienten überlegen (siehe Tab. 2.8 und Tab. 2.9 und Abb. 2.10). In der Lokalen Kontrolle und dem progressionsfreien Überleben gab es keine Unterschiede. Auch in dieser Arbeit konnte gezeigt werden, dass eine BED ≤ 100 Gy notwendig ist (siehe Abb. 2.11) [6].

Diese Arbeit zeigt eindrucksvoll, dass bei großen HCC's (> 5 cm) die kombinierte Therapie der alleinigen Radiochirurgie deutlich überlegen ist. Im Vergleich mit der Literatur zeigen diese Ergebnisse auch deutlich, dass bei fortgeschrittenen und großen HCC's die alleinige TAE oder TACE deutlich schlechtere Ergebnisse erreicht als die Kombination mit Radiochirurgie.

Tab. 2.8: Median overall survival.

median overall survival	1 a	3 a	5 a	median follow up
TAE/TACE + SBRT	75,5 %	50,8 %	46,9 %	42 Monate
SBRT	62,4 %	32,9 %	32,9 %	21 Monate
				p = 0,047

Tab. 2.9: Distant metastasis free survival.

distant metastasis free survival	1 a	3 a	5 a	median follow up
TAE/TACE + SBRT	66,3 %	44,3 %	40,6 %	42 Monate
SBRT	56,8 %	26,1 %	17,4 %	21 Monate
				p = 0,049

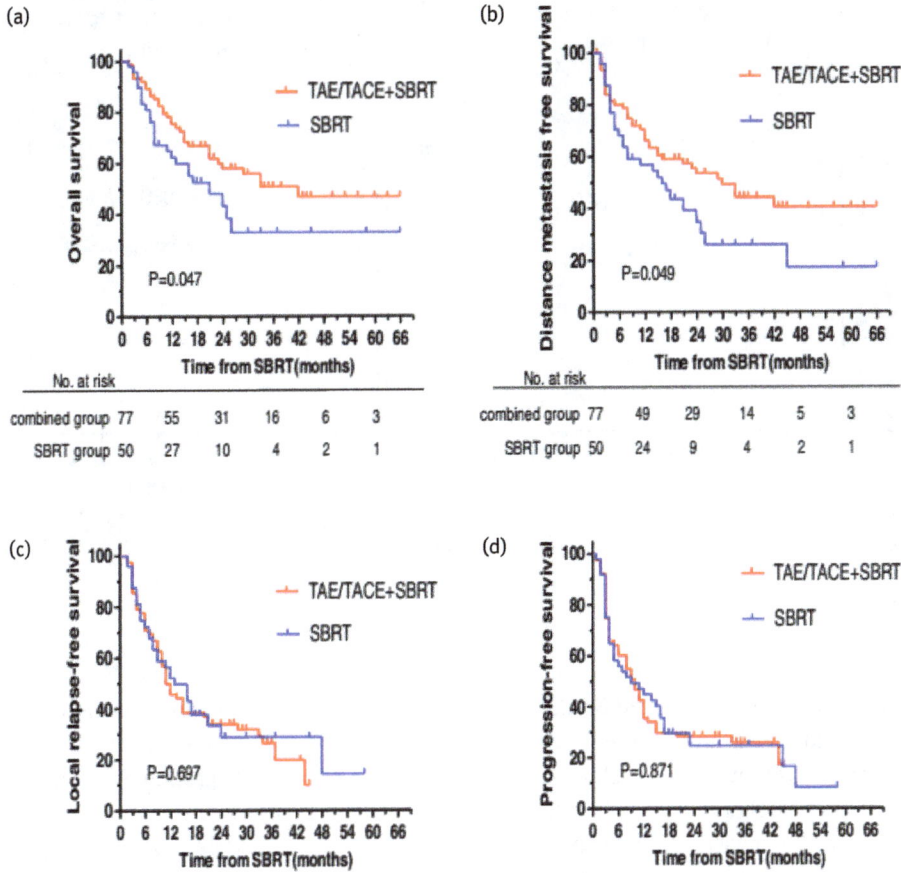

Abb. 2.10: (a): OS = overall survival. (b): DMFS = distant metastasis free survival. (c): LRFS = local relaps-free survival. (d): PFS = progression free survival [6].

(a)

(b)

(c)

(d)

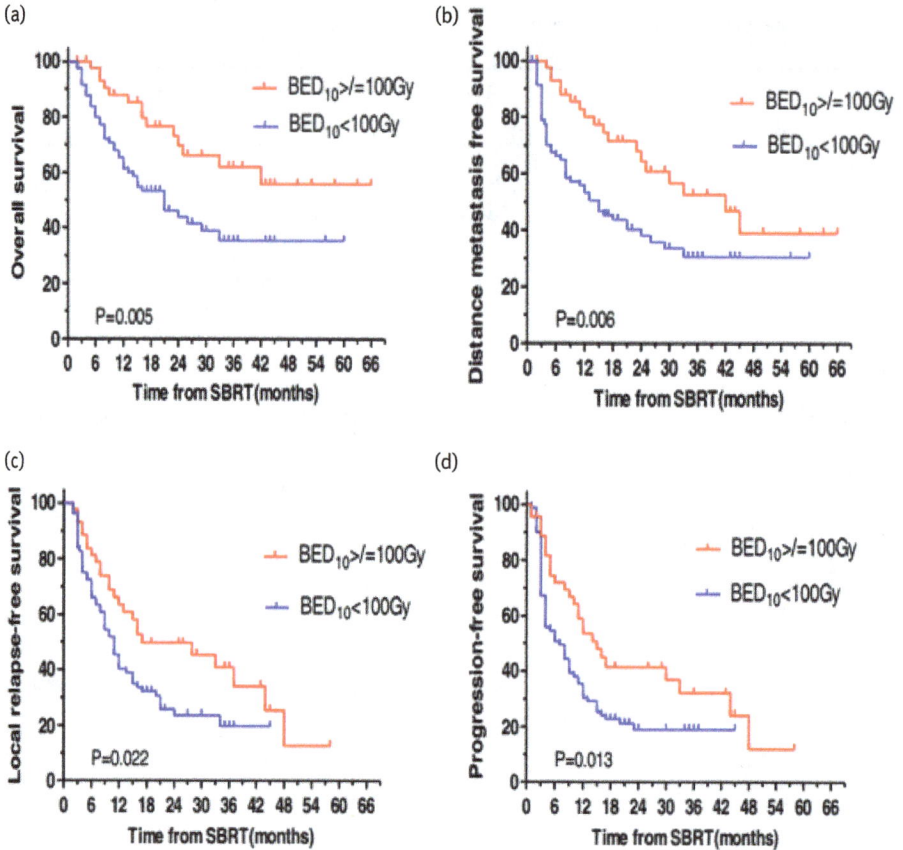

Abb. 2.11: Dosiswirkungsbeziehung $BED_{10} \leq 100$ Gy versus < 100 Gy [6].

2.4.5.4 Radiochirurgie (allgemein)

Die klassische fraktionierte Strahlentherapie war nie in der Lage eine ausreichende tumorizide Dosis an Leberherde einzustrahlen. Bedingt durch die atemabhängige Lagevariabilität musste das klinische Zielvolumen mit einem sehr großen Sicherheitsabstand versehen werden, so dass die therapeutische Dosis auch die Risikoorgane erfasste. So musste die verschriebene Dosis auf die Strahlentoleranz von Magen, Duodenum und Niere begrenzt werden. Das führte zu einer nicht ausreichend tumoriziden Dosis im Zielgebiet, so dass oftmals noch nicht einmal das palliative Ziel erreicht wurde. Mit der klinischen Einführung der modernen Bestrahlungstechniken wurde in den letzten 20 Jahren versucht dies auch in bessere Behandlungsergebnisse zu übersetzen.

Es ist ein wesentlicher Verdienst der Arbeitsgruppe Stereotaxie der Deutschen Gesellschaft für Radioonkologie unter der Leitung von Prof. Guckenberger die Ergeb-

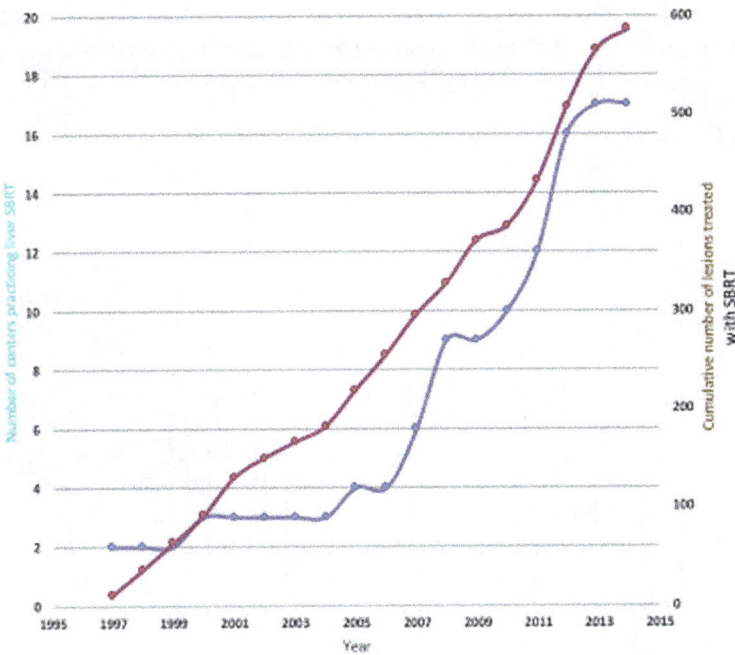

Abb. 2.12: Kumulative Anzahl der Zentren und behandelten Läsionen von 1997–2005.

nisse der verschiedenen Kliniken und Methoden zusammenzuführen und auszuwerten. So ist dies in der Literatur die größte Patientengruppe mit Lebermetastasen, die mit verschiedenen radiochirurgischen Verfahren behandelt wurde. Es wurden 474 Patienten mit 623 Lebermetastasen von 17 Zentren analysiert. Die Behandlung erfolgte von 1997 bis 2015 mit verschiedenen Systemen: 55 % der Zentren verwendeten zur Lokalisation ein stereotaktisches Koordinatensystem und CT-Simulation, 28 % der Kliniken überprüften bzw. passten den Zielpunkt vor der Bestrahlung mittels cone beam CT an und 17 % der Patienten wurde mittels robotergeführter Radiochirurgie und „tracking" behandelt. Die Arbeit zeigt sehr schön die Zunahme der Expertise und damit auch die Steigerung der biologisch äquivalenten Dosis im Sinne einer Lernkurve (Abb. 2.12, Abb. 2.13). Die Ergebnisse zeigen – wie auch in einer Vielzahl anderer Arbeiten nachgewiesen – dass je später die Metastasierung auftritt, die Prognose umso besser ist (Abb. 12.14). Primäre Radiochirurgie ohne chemotherapeutische Vorbehandlung ist besser und die kolorektalen Metastasen sprechen besser an (Abb. 12.15) Bezogen auf das Dosismaximum und umgerechnet in BED zeigt sich deutlich, dass die Ergebnisse dosisabhängig sind und mehr als eine BED 150 Gy im Maximum eingestrahlt werden sollen (Abb. 12.15) [7,8]. Dies ist ein wesentlicher Vorteil der robotergeführten Radiochirurgie, dass bedingt durch die kontinuierliche

Nachverfolgung des Zielgebietes und Anpassung an jede Atem- und Lageänderung die Dosis im Tumor im Vergleich zu anderen Systemen gesteigert werden kann.

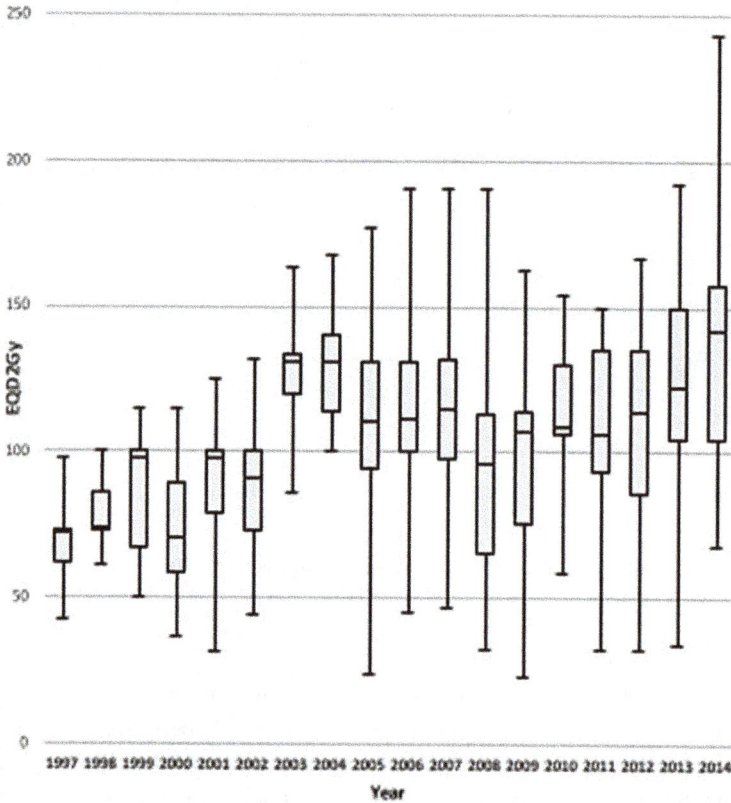

Abb. 2.13: Lernkurve: Kontinuierliche Steigerung der Biologisch Äquivalenten Dosis.

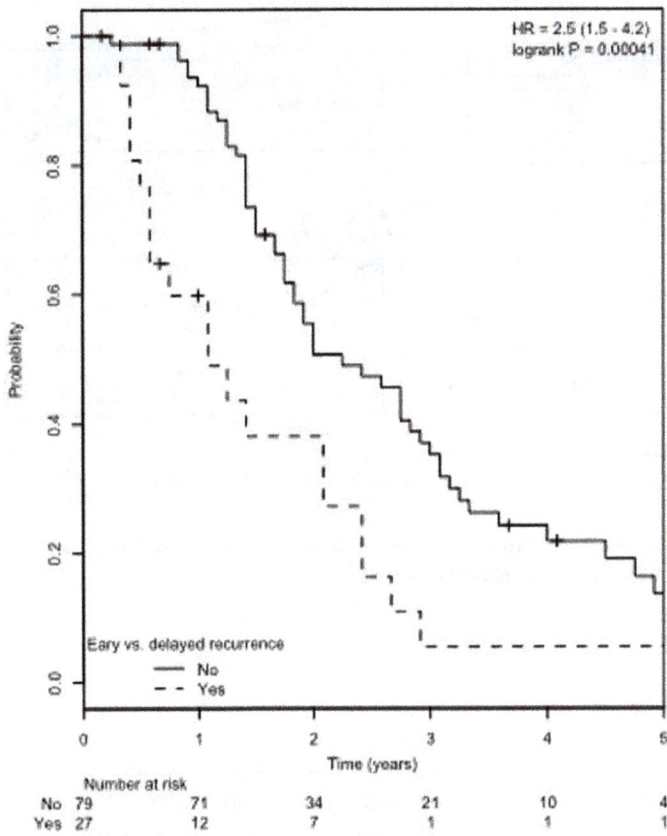

Abb. 2.14: Overall survival frühe gegen später aufgetretene Metastasierung.

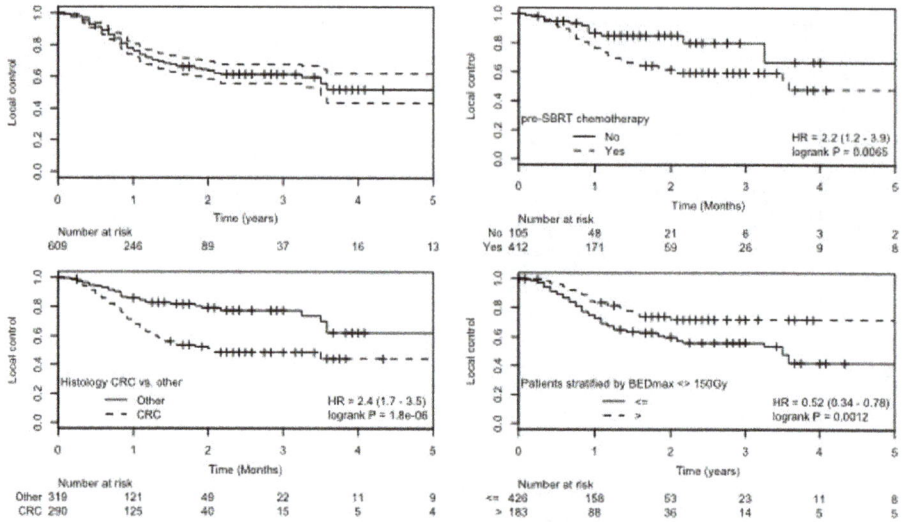

Abb. 2.15: Lokale Tumorkontrolle: Gesamtkollektiv, Chemotherapie-vorbehandelt vs. nicht kolorektale Metastase vs. andere, BED ≤ 150 Gy im Maximum vs. < 150 Gy [7].

2.4.6 Robotergeführte Radiochirurgie

Die nachfolgenden Ausführungen und Tabellen sind das Ergebnis einer systematischen PubMed-Recherche mit den Suchbegriffen „liver, hepatic, hepatocellular, SBRT, radiosurgery, robotic und CyberKnife". Ausgewertet wurden nur Studien mit Volltextveröffentlichung im Zeitraum 1980 bis 2019. Unterschieden wurde in „case series, case reports, reviews, technical reports" und „letter to the editor". Die Recherche ergab 1111 Arbeiten. Aufgenommen wurden nur Arbeiten, die eine robotergeführte radiochirurgische Methode angewandt haben. Nach Durchsicht der Arbeiten konnten 65 ausgewertet werden, wo die vollständige Information über die Bestrahlungstechnik und Ergebnisse vorlagen. „Duplikate" wurden ausgeschlossen beziehungsweise nur das Paper mit der größten klinischen Information ausgewertet.

Tab. 2.10: Literatur-Zusammenfassung über robotergeführte radiochirurgisch behandelte Patienten.

Author, year	No. of treated patients	Tumor size	Treatment parameter	Toxicity	Response	FU
Chung 2006 [10]	1	4 cm	36 Gy/3 fractions	lower esophageal ulcerations (Kuwahata score 3)	decreased size 10 d after CK	n. r.
Choi, 2008 [11]	31	25.2 cm³	md 36 Gy/3 fractions	Grade 3 (1 pat)	md survival: small HCC 12 m/advanced HCC 12 m	10.5 m
Ambrosino, 2009 [12]	27	81.6 cm³	md36Gy/3 fractions	mild acute hepatic dysfct (9 pat), minor compl (5 pat)	growth inhibition or size reduction: 74.1 %	13 m
Kim, 2009 [13]	10	72.8 ml	md 42 Gy/3 fractions/75–80 % isodose line	acute Grade 1 (4 pat)	md OS 25 m	12 m
Cardenes, 2010 [14]	17	34 cm³	36–48 Gy/3–5 fractions	RILD (3 pat), ≥ Grade 3 emergent tox (8 pat)	1-/2-y OS 75 %/ 60 %	24 m
Goodman, 2010 [15]	26	32.6 cm³	18–30 Gy/1 fraction	acute: Grade 1 (9 pat), Grade 2 (1 pat), late: Grade 2 GI (2 pat)	md OS 28.6 m	17 m
Goyal, 2010 [16]	17	386/ 384 cc	md 34 Gy/3 fractions	4 AEs by fiducial placement	LC at md FU 82 %	8 m
Kwon, 2010 [17]	42	15.4 cc	md 33 Gy/3 fractions/80 % isodose level	constitutional symptoms (34 %), elevated liver enzymes (30 %), leucopenia (18 %)	1-y OS 92.9 %, md PFS 15.4 m	28.7 m
Louis, 2010 [18]	25	48 cm³	45 Gy/3 fractions	acute: Grade 2 (1 pat), Grade 2 (4 pat), late: Grade 2 (2 pat), Grade 3 (1 pat)	1-/2-y survival: 79 %/ 52 %	12.7 m

Tab. 2.10: (fortgesetzt)

Author, year	No. of treated patients	Tumor size	Treatment parameter	Toxicity	Response	FU
Park, 2010 [19]	1	3.5 × 4.0 cm	4500cGy/5 fractions	no complications	markedly regressed tumor	8 m
Seo, 2010 [20]	38	40.5 ml	44–57 Gy/4 fractions	acute Grade 1–2 (22 pat)	md OS 32 m	15 m
Shin, 2010 [21]	6	1287.5 ml	32–40 Gy/4 fractions	mild nausea (5 pat), pleura effusions (4 pat)	md OS 10 m	25.9 m
Son, 2010 [22]	36	18.3 cm³	md 36 Gy/3 fractions	≥ Grade 2 hepatic tox: 39 %	n. r.	n. r.
Stinzig, 2010 [23]	36	n. r.	24 Gy/1 fraction/70 % isodose line	fatigue (22 %), nausea (14 %)	md OS 25.1 m	21.3 m
Stinzig, 2010 [24]	14	25 cc	24 Gy/1 fraction/70 % isodose line	no relevant	1-y LC 87 %, md PFS 9.2 m	16.8 m
Chang, 2011 [25]	56	30.1 ml	md 41.7 Gy/6 fractions	acute Grade 2 (11 pat), acute Grade 3 (2 pat), late toxicity (6 pat)	12 m OS 72 %	1.2y
Park, 2011 [26]	1	5.6 x 5 cm	37 Gy/3 fractions/80 % isodose line	n. r.	no tumor in the follow up	n. r.
Polistina, 2011 [27]	10	< 6 cm	30 Gy/3 fractions/80 % isodose line	Grade 1 (3 pat), Grade 2 (2 pat)	md OS 35.5 m	35.5 m
Rule, 2011 [28]	27	n. r.	30–60 Gy/3–5 fractions/70–85 % isodose line	Grade 3 elevated liver enzymes (1 pat)	md OS 37 m	20 m
Vautravers-Dewas, 2011 [29]	42	25 mm	40–45 Gy/3–4 fractions/80 % isodose line	Grade 1/2 nausea (12 pat), hepatic pain (7 pat), cirrhotic failure (1 pat), gastric ulceration (1 pat), esophagitis (1 pat), acute Grade 3 (1 pat)	1-y OS 94 %	14.3 m

Tab. 2.10: (fortgesetzt)

Author, year	No. of treated patients	Tumor size	Treatment parameter	Toxicity	Response	FU
Dewas, 2012 [30]	120	33 mm	md 45 Gy/3 fractions	n. r.	1-/2-y LC 84 %/ 74.6 %	15 m
Huang, 2012 [31]	36	4.4 cm	md 37 Gy/4–5 fractions	acute Grade 1 (21 pat), Grade 2 (10 pat), Grade 3 (1 pat), RILD 2 pat	2-y OS 64 %, 2-y PFS 20.8 %	14 m
Ibarra, 2012 [32]	32	334.2 cm³	Md 30 Gy/3 fractions/70 % isodose line	Grade ½ (39.5 %), Grade 3 (2 pat), Grade 4 (1 pat)	overall FFLP 63 %, md TTP 6.3 m	7.8– 12.9 m
Kang, 2012 [33]	47	n. r.	md 60 Gy/3 fractions/70– 80 % isodose line	Grade 3 (21.3 %), Grade 4 (4.3 %)	2-y OS 68.7 %, 2-y LC 94.6 %	17 m
Kress, 2012 [34]	52	32 cm³	md 30 Gy/3 fractions/75 % isodose line	Grade 3 + 4 (11.5 %)	md OS 12.5 m	11.3 m
Kress, 2012 [35]	11	99.7 cm³	md 28.5 Gy/3 fractions	nausea (3 pat), alterations in liver fct text (2 pat), acute Grade 3 (1 pat)	md survival 16.1 m	21 m
Lanciano, 2012 [36]	30	25.3 cc	36–60 Gy/3 fractions	no acute, late: grade 2 abscess (1 pat), Grade 3 obstruction (1 pat), Grade 4 rip fracture (1 pat)	1-/2-/3-y OS 73 %/44 %/ 25 %	22 m
O'Connor, 2012 [37]	10	3.4 cm	md 51 Gy/3 fractions	acute Grade 2 (1 pat), Grade 3 (3 pat)	5-y OS and PFS 100 %	62 m
Price, 2012 [38]	26	33.9 cc	md 42 Gy/3–5 fractions	n. r.	1-/2-y OS 77 % and 60 %	13 m
Bibault, 2013 [39]	75	37 mm	md 45 Gy/3 fractions	hepatic pain (17.1 %), nausea (17.1 %), vomiting (15.8 %), asthenia (15.8 %), decompensated cirrhosis (6.6 %)	1-/2-y OS 78.5 %/ 50.4 %, 1-/2-y DFS: 61.7 %/ 31.8 %	10 m

Tab. 2.10: (fortgesetzt)

Author, year	No. of treated patients	Tumor size	Treatment parameter	Toxicity	Response	FU
Huang, 2013 [40]	31	51 cm³	md 42 Gy/4–5 fractions	n. r.	1-y OS 85.3 Gy	18 m
Jang, 2013 [41]	108	3.0 cm	md 51 Gy/3 fractions/70–80 % isodose line	Grade 3 + 4 (9 pat), non-classic RILD (6 pat)	2-y OS 63 %	30 m
Jaraya, 2013 [42]	28	< 100 mm	40–45 Gy/3–4 fractions	n. r.	Md OS 23.1 m	23.1 m
Stinzig, 2013 [43]	60	n. r.	24–26 Gy/1 fraction/70 % isodose line	liver bleeding (1 pat), blood bilirubin increasing (1 pat)	Md OS 34.4 m	23.3 m
Yuan, 2013 [44]	22	4.3 cm	md 45 Gy/ 5 fractions	most common: hypodynamia, vomiting, epigastric discomfort	1-/2-y OS 72.7 %/ 66.7 %	53.4 m
Fraczek, 2014 [45]	13	2.0–123.7 ccm	md 40.8 Gy/3 fractions	nausea + vomiting (1 pat)	tumor response 16 lesions	10.8
Janoray, 2014 [46]	56	25.5 mm	45–60 Gy/3 fractions/85 % isodose line	Grade 3 (5 pat), liver disease (9 %)	1-y OS 89 %	12.5 m
Lo, 2014 [47]	14	17.4 cc	md first dose 41 Gy/md second dose 40 Gy/ 4–5 fractions	fatigue (5 pat)	1-/2-y OS 76 %/59.1 %	18.7
Lo, 2014 [48]	53	4.3 cm	md 40 Gy/4–5 fractions	Grade 1 (19 pat), Grade 2 (15 pat), RILD (5 pat)	md OS 20 m	13.1 m
Que, 2014 [49]	22	11.36 cm	26–40 Gy/5 fractions	Grade 1–2 rib pain + local skin induration (5 pat), Grade 2 fatigue (91 %), Grade 1–2 thrombocytopenia (67 %), Grade 3 SGPT/ Grade 2 Alk Ph. elevation (1 pat)	md OS 11 m	11.5 m

Tab. 2.10: (fortgesetzt)

Author, year	No. of treated patients	Tumor size	Treatment parameter	Toxicity	Response	FU
Yuan, 2014 [50]	57	27.62 cc	md 42 Gy/3 fractions	no ≥ Grade 3	md OS 37.5 m	20.5 m
Bae, 2015 [51]	78	32 ml	md 54 Gy	≥ Grade 2 (10 pat), Hepatic tox ≥ Grade 2: 13 %	n. r.	n. r.
Huertas, 2015 [52]	77	2.4 cm	45 Gy/3 fractions/80 % isodose line	6-m hepatic toxicity 7.7 %	1-y OS 81.8 %	12 m
Mahadevan, 2015 [53]	34	63.8 cc	md 30 Gy/3 fractions/75 % isodose line	Grade 2 (18 %), Grade 3 (12 %)	md OS 17 m	38 m
Shiozawa, 2015 [54]	35	17.5 cc	60 Gy	no acute, late: 11.4 %	1-y survival rate: 95.2 %	379 d
Andratschke, 2016 [55]	52	12 cc	md 39 Gy/3–5 fractions	Grade 1 24.1 %, Grade 2	md PFS 9 m,	17 m
Que, 2016 [56]	115	n. r.	26–40 Gy/3–5 fractions	Grade 1–2 fatigue (59.13 %), liver fct alteration > 50 %, thrombocytopenia (61.74 %), decreased Hb (40 %), leucopenia (13.04 %), late: Grade 3 liver fct (8 pat)	md survival 15 m	15.5
Schoenberg, 2016 [57]	18	2.6 cm	26 Gy/1 fraction/70 % isodose line	2 pat: mild AE	md PFS 21.8 m, LC in	29 m
Su, 2016 [58]	132	3.0 cm	28–46 Gy/1–5 fractions/67 % isodose line	> Grade 3 (11 pat)	1-y OS 81.9 %	21 m
Su, 2016 [6]	127	Q 8,5 cm	30–50 Gy/3–5 fractions/66 % isodose	RC alleine Grad 3 (5/50) RC + TACE Grad 3 (7/77)	RC 1y OS 62,4 % RC + TACE 75,5 %	RC 21 m RC + TACE 42 m
Liang, 2016 [59]	104	N = 83 >-5 cm	28–55 Gy/2–6 fraction	Grad 2–3 (24/104)	17/104 Progress	5 m

Tab. 2.10: (fortgesetzt)

Author, year	No. of treated patients	Tumor size	Treatment parameter	Toxicity	Response	FU
Berkovic, 2017 [60]	42	GTV 30,5 cc PTV 96,8 cc	45 Gy/ 3 fraction 80 %iso-dose	Akut Grad 3 in 5 % Late Grad 2 in 11 %	1a PFS 81,3 % 2a PFS 76,3 %	18,9 m
Liu 2017 [61]	74	Median GTV 24,17 ml	45 Gy/ 3 fraction	Akut Grad ≤ 2 13/74	1a PFS 95,5 % 2a PFS 82,7 %	k. A.
Kuo 2017 [62]	141	52 < 4 cm 55 4– 10 cm 34 > 10 cm	26–40 Gy/3–5 fraction	12 Pat ≤ Grad 3	3a Lokale Kontrolle 98 %/72 %/ 82 %	16 m
Zhang 2018 [63]	28	Mean 2,1 cm	35–60 Gy/10– 15 Gy per fraction	keine Grad 3 NW	Lokale Kontrolle 1a/2a/3a 96 %/93 %/ 89 %	36 m
Stintzing 2019 [64]	126	Median 21,5 ccm	20–45 Gy/185 single fraction 9 hypofraction	keine	Median over-all survival 35,2 m	30 m

2.4.6.1 Indikation

Idealerweise werden solitäre Lebermetastasen oder primäre Lebertumore bis 15 mm Größe oder 3 Herde bis 10 mm radiochirurgisch in einer Sitzung behandelt. Mit dem Robotersystem kann hochdosiert bestrahlt werden, so dass eine hohe Wahrschein-lichkeit der Lokalen Kontrolle besteht und somit eine Kuration möglich ist.

Aber es können selbstverständlich auch größere Herde radiochirurgisch behan-delt werden. Bei Größen von 30–40 mm wird man üblicherweise mit einer Hypofrak-tionierung in 3 Sitzungen behandeln.

Wenn die Läsionen noch größer sind wie z. B. ein solitärer Herd bis 60 mm oder 3–4 Herde bis 30 mm, dann können auch diese noch mittels robotergeführter Radio-chirurgie in 5 Sitzungen behandelt werden. Zu beachten sind hier vor allem das Le-berrestvolumen, hier sollten mindestens 700 ccm Leber mit weniger als 17 Gy Ge-samtdosis belastet werden. Ebenso ist die Leberstoffwechselleistung im Vorfeld zu beachten wie Albumin, Gerinnungsparameter und die Produktion der Cholinesterase. Auch sollte mindestens Child A oder B vorliegen. Zu achten ist auch auf die Dosisbelastung von Duodenum, Magen und Niere.

Bei HCC größer als 5 cm hat die chinesische Arbeitsgruppe um Su [6] gezeigt, dass nach der Radiochirurgie eine TAE oder TACE das Gesamtüberleben signifikant verlängert, bei tolerabler Toxizität (ca. 10 % Grad ≤ 3) [6].

2.4.6.2 Vorbereitung und Zielvolumendefinition

Die Besonderheit der robotergeführten Radiochirurgie ist die Möglichkeit die Bewegung des Zielgebietes zu erkennen und kontinuierlich nachzufolgen, d. h. auszugleichen (tracking). Primäre Lebertumore oder Lebermetastasen konnten früher nicht bestrahlt werden, weil durch die starke Atemverschieblichkeit die zu bestrahlenden Volumina viel zu groß geworden wären und somit keine tumorizide Dosis eingestrahlt werden konnte. Die Markierung des Zielgebiets mittels eines Goldmarkers und pulsierenden Röntgenaufnahmen während der Bestrahlung in Verbindung mit der kontinuierlichen Aufzeichnung der Atemexkursion ermöglicht eine kontinuierliche Strahlführung mit Anpassung an die atem- und lagerungsbedingten Positionsänderungen des Tumors. Dies ist möglich durch die Erstellung eines so genannten „Modells", in dem jeder Thoraxbewegung die Position des röntgendichten Markers zugeordnet wird. Eine Voraussetzung ist dafür die Ultraschall- oder CT-gesteuerte Anlage eines Fiducial. Diese Markierung muss nicht genau in dem Tumor liegen, sondern nur repräsentativ für die entsprechende Atemverschieblichkeit sein. Dies kann bereits mit einem Fiducial erreicht werden [65], aber zwei bis drei Goldmarker werden bevorzugt [66–68]. Es ist notwendig, die Implantation eine Woche vor dem Planungs-CT durchzuführen, um die Ungenauigkeit durch die Fiducial-Migration zu minimieren [66,68]. Es gibt derzeit keine Präferenz für einen bestimmten Fiducial-Typus. Marscio berichtete über eine schlechte Sichtbarkeit von so genannten *gold anchors* [66]. Verknüpfte Marker (*linked fiducials*) haben den Vorteil, dass nur eine Punktion erfolgen muss [69]. Bei einer fraktionierten Bestrahlung besteht die Gefahr, dass der Abstand zwischen den Goldmarkern größer wird. Dies kann als Wachstum fehlinterpretiert werden, ist aber durch ein radiogen induziertes Ödem verursacht [68]. Üblicherweise ist die atembedingte Verschiebung der Leber kraniokaudal mindestens mit 1 cm Zentimeter angegeben. Die Bewegung des Targets ist ebenso durch eine Rotation und durch eine Deformation gekennzeichnet [68]. Bei einem optimal positionierten Fiducial kann die 95-Percentile mit einem Sicherheitsabstand von 4 mm kompensiert werden [67].

Die technischen Empfehlungen, für die zur Zielvolumendefinition und zur Bestrahlungsplanung notwendige Bildqualität, sind in Abb. 2.16 und Abb. 2.17 zusammengefasst.

RadioChirurgicum CyberKnife® Südwest	**SOP CT Protokoll Cyberknife**
RadioChirurgicum CyberKnife® Südwest, Eschertsr. 3, 73035 Göppingen	Protokoll zur Generierung von CT Bilddaten für die Bestrahlungsplanung in der Radiochirurgie

Allgemein

CT Daten für das Cyberknife Planungssystem Precision müssen folgende Kriterien aufweisen:

- 0,75 mm- 3,0 mm Schichtdicke (variable Schichtdicke wird nicht unterstützt)
- Kontinuierlicher Scan, keine Lücken
- Seitenverhältnis von 1:1 (Max.: 512 x 512 Pixel)
- Maximal 512 Schichten
- Gantry Tilt 0°
- Pitch = 1
- Parameter: immer 120 kV und mehr als 300 mAs (am besten Scannermaximum)
- Selbe Patientenlagerung wie bei der späteren Behandlung am Cyberknife
- Spezieller CT- Tisch für die Radiotherapie verwenden

Extracraniell

Lagerung:

- Auf bequeme und reproduzierbare Lagerung achten
- Cyberknife Matratze verwenden
- Lagerungshilfen verwenden

Parameter:

- Spannung 120 kV
- Ladung 350 mAs
- Scanlänge: Region 15 cm oberhalb und unterhalb der Läsion erfassen
- Schichtdicke 1,5 mm nach benötigter Scanlänge
- FOV 500 - 800 mm, je nach Region
- Pitch 1.0
- Automatische Dosisanpassung deaktivieren (Care Dose AUS)
- Scanrichtung: Craniocaudal

Rekonstruktion:

- Faltungskern für Weichteilkontrast wählen
    - Am CT Siemens DefinitionAS: B30f mittelweich

Datentransfer:

- Transfer direkt an Cyberknife DICOM Knoten

Leber und Pankreas:

- zusätzlicher Scan bei normaler Inspiration (reduzierte Parameter mit 120 kV und Care Dose AN)

Abb. 2.16: Technische Voraussetzung eines Bestrahlungsplanungs-CT.

RadioChirurgicum CyberKnife® Südwest	**SOP MRT Protokoll Cyberknife**
RadioChirurgicum CyberKnife® Südwest, Eichertstr. 3, 73035 Göppingen	Protokoll zur Generierung von MRT Bilddaten für die Bestrahlungsplanun in der Radiochirurgie

Allgemein

MRT Daten für das Cyberknife Planungssystem Precision müssen folgende Kriterien aufweisen:

- 1,0 mm bis 3,0 mm Schichtdicke (variable Schichtdicke wird nicht unterstützt)
- Kontinuierlicher Scan, keine Lücken
- Seitenverhältnis von 1:1 (Bsp. 512x 512 Pixel; Max.: 1024x 1024)
- Maximal 512 Schichten
- Kontrast oder DCE MRIs sind möglich
- Selbe Patientenlagerung wie im CT Scan anwenden, um Fusionieren der Bilddaten zu ermöglichen
  --> Rücksprache mit den jeweiligen Verantwortlichen im Cyberknife Team
- Volumenscan oder axial scannen (Verwendung von multiplanaren Rekonstruktionen ist möglich)
- Gekippte Sequenzen vermeiden (maximal 30° geneigte Aufnahmen sind theoretisch möglich)
- Patient auf Kontrastmittelverträglichkeit prüfen
- Normale Exspiration

Extrakraniell

Für den extracraniellen Bereich gilt allgemein:

- Selbe Patientenlagerung wie im Planungs CT
- Normale Exspiration
- Auflösung 512x 512 Pixel
- T1- gewichteter Volumenscan nach Kontrastmittelgabe (isotrope Auflösung von 1,0 bis 3,0 mm)
  - Generierung von 1,0 bis 3,0 mm Schichten transversal
  - Topogramm aus Bildserie löschen
  - Der zeitliche Abstand des Scans nach Kontrastmittelgabe sollte immer gleich sein
  - Falls kein Volumenscan möglich ist, soll ein transversaler Scan durchgeführt werden
- T2- gewichteter Volumenscan (isotrope Auflösung 1,0 mm)
  - Generierung von 1,0 bis 3,0 mm Schichten transversal
  - Topogramm aus Bildserie löschen
  - Falls kein Volumenscan möglich ist, soll ein transversaler Scan durchgeführt werden

Leber und Pankreas

- Transversaler **t1 Scan nach Kontrastmittelgabe** (3,0 mm):

Bezeichnung:	Zeitpunkt der Aufnahmen nach KM- Gabe:
t1_vibe_dixon_tra-caipi4_bh_arteriell	17s
t1_vibe_dixon_tra-caipi4_bh_venous	42s
t1_vibe_dixon_tra-caipi4_bh_delayed	122s

- Transversaler **t2 Scan** (3,0 mm):

Bezeichnung:

t2_tse_fs_tra_p2

ep2d_diff_b50_400_800_tra_D_ADC_DFC_MIX

ep2d_diff_b50_400_800_tra_D_DFC_MIX

Abb. 2.17: Technische Voraussetzung zur optimalen Bildqualität eines Planungs-MR.

2.4.6.3 Dosiskonzeption und Dosisconstraints

Die unten ausgeführten Dosisempfehlungen gelten sowohl für primäre Lebertumore als auch für Metastasen. Eine Berücksichtigung der unterschiedlichen Histologien wie sie Klement [9] nach Auswertung der Stereotaxie AG der DEGRO empfiehlt sind hierbei noch nicht berücksichtigt. Nach Auswertung der Literatur sollte die zielvolumenumschließende Isodose 100 Gy BED überschreiten [73] oder BED_{max} 150 Gy EQD2 Gy erreichen [7,8].

Tab. 2.11: Dosisempfehlung für die Robotergeführte Radiochirurgie der Leber.

Für solitäre Herde bis maximal 15 mm oder 2–3 Herde bis maximal 10 mm

RT-Modus: Robotergestützte Einzeit-Radiochirurgie des Leberherdes in Lebersegment (Lokalisation) nach 3-dimensionaler CT-Planung (Bildfusion mit MRT [Diffusion; VIBEpostKMfs Spätaufnahme/T2] am Cyberknife mit 6 MV Photonen mit **1 × 26 Gy** (dosiert auf die **70 % ID** des PTV [PTV = GTV + 5 mm]).

Für solitäre Herde bis maximal 40 mm oder 2–3 Herde bis maximal 30 mm oder bei Dosisconstraints-Überschreitung von Magen oder Darm bei Einzeit

RT-Modus: Robotergestützte hypofraktionierte Radiochirurgie der Leberherde in Lebersegment (Lokalisation) nach 3-dimensionaler CT-Planung (Bildfusion mit MRT [Diffusion; VIBEpostKMfs Spätaufnahme/T2] am Cyberknife mit 6 MV Photonen mit **3 × 15 Gy** (dosiert auf die **70 % ID** des PTV [PTV = GTV + 5 mm]).

Für solitäre Herde > 40 bis 60 mm oder bei 3–4 Herden bis maximal 30 mm oder bei Dosisconstraints-Überschreitung von Magen oder Darm bei 3 Fraktionen

RT-Modus: Robotergestützte hypofraktionierte Radiochirurgie der Leberherde in Lebersegment (Lokalisation) nach 3-dimensionaler CT-Planung (Bildfusion mit MRT [Diffusion; VIBEpostKMfs Spätaufnahme/T2] am Cyberknife mit 6 MV Photonen mit **5 × 10 Gy** (dosiert auf die **70 % ID** des PTV [PTV = GTV + 5 mm]).

2.4.6.4 Ergebnisse

In der Literaturzusammenfassung in der Tab. 2.10 sind 2549 Patienten von 66 Zentren gelistet, die alle mittels robotergeführter Radiochirurgie über 3000 Läsionen behandelt haben.

So wie die DEGRO AG Stereotaxie den Stellenwert der verschiedenen Radiochirurgischen Methoden an den Ergebnissen der Leber- und Lungenmetastasen analysiert und eine der größten multizentrischen Datensätze erarbeitet hat [7–9], hat das *RSSearch Patient Registry* die größte Datensammlung über Lebermetastasen die mittels robotergeführter Radiochirurgie behandelt wurden, analysiert [73]. In einer 2018 veröffentlichten Auswertung basierend auf 427 Patienten mit 568 behandelten Leber-

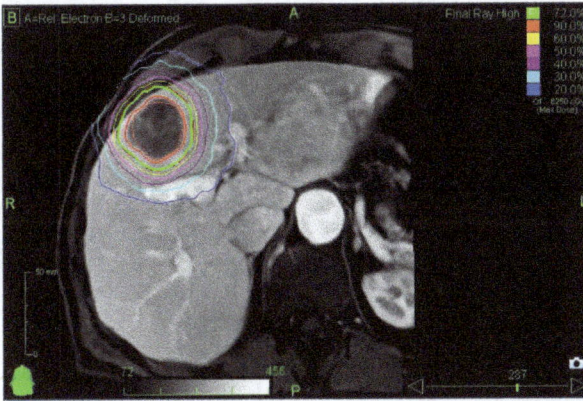

Abb. 2.18: Robotergeführte Radiochirurgie einer Lebermetastase mit 3 × 15 Gy 72 % Isodose (grün).

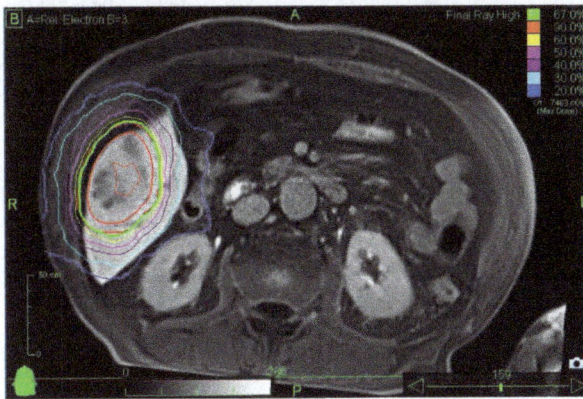

Abb. 2.19: Robotergeführte Radiochirurgie eines HCC mit 5 × 10 Gy 67 % Isodose (grün).

metastasen von 25 Zentren aus USA, Deutschland und Australien, wird das Potenzial, das die robotergeführte Radiochirurgie erreichen kann, dargestellt [73].

Die Ergebnisse der *RSSearch Patient Registry* bestätigen die Analysen der DEGRO. Die Abb. 2.21 zeigt eine sehr gute Lokale Kontrolle mit über 50 % nach 5 Jahren, Mediane Lokale Kontrolle 52 Monate, Medianes Überleben 22 Monate. Patienten mit Lebermetastasen von kolorektalen Tumoren und Mammakarzinom erreichen ein besseres Überleben als die Patienten mit Bronchial- oder Pankreaskarzinom (Abb. 2.22). Auch diese Analyse bestätigt die Notwendigkeit einer Dosis von $BED_{10} > 100$ Gy (Tumorumschließend) (Abb. 2.23). Tumorvolumen < 40 cm^3 gehen einher mit einer besseren Lokalen Kontrolle und Überleben (Abb. 2.24).

Die Robotergeführte Radiochirurgie ist eine sichere und minimalinvasive Methode, die gut verträglich ist. Bei den hier vorgestellten Patienten sind keine Grad 3 Nebenwirkungen dokumentiert [73].

OAR	Literatur	#1	#3	#5
Leber	Benedict 2010	9,1 Gy < 700 ccm	19,2 Gy < 700 ccm	21 Gy < 700 ccm
	Grimm 2011	9,1 Gy < 700 ccm	17,1 Gy < 700 ccm (15 Gy < 700 ccm)	21 Gy < 700 ccm
	Timmerman 2008	9,1 Gy < 700ccm	17,1 Gy < 700 ccm	21 Gy < 700 ccm
Duodenum	Benedict 2010	11,2 Gy < 5 ccm 9 Gy < 10 ccm Dmax = 12,4 Gy	16,5 Gy < 5 ccm 11,4 Gy < 10 ccm Dmax = 22,2 Gy	18 Gy < 5 ccm 12,5 Gy < 10 ccm Dmax = 32 Gy
	Grimm 2011	11,2 Gy < 5 ccm 16 Gy < 0,035 ccm	21 Gy < 5 ccm 15 Gy < 5 ccm Dmax = 21 (24) Gy	18 Gy < 5 ccm Dmax = 27,5 Gy
	Timmerman 2008	8,8 Gy < 5 ccm Dmax = 16 Gy	15 Gy < 5 ccm Dmax = 24 Gy	18 Gy < 5 ccm Dmax = 32 Gy
Jejunum /ileum	Benedict 2010	11,9 Gy < 5 ccm Dmax = 15,4 Gy	17,7 Gy < 5 ccm Dmax = 25,2 Gy	19,5 Gy < 5 ccm Dmax = 35 Gy
	Grimm 2011	11,9 Gy < 5 ccm 15,4 Gy < 0,035 ccm	16,2 Gy < 10 ccm 16,2 Gy < 5 ccm Dmax = 27 Gy	19,5 Gy < 10 ccm 19,5 Gy < 5 ccm Dmax = 29 (35) Gy
	Timmerman 2008	9,8 Gy < 5 ccm Dmax = 19 Gy	16,2 Gy < 5 ccm Dmax = 27 Gy	19,5 Gy < 5 ccm Dmax = 35 Gy
Colon	Benedict 2010	14,3 Gy < 20 ccm Dmax = 18,4 Gy	24 Gy < 20 ccm Dmax = 28,2 Gy	25 Gy < 20 ccm Dmax = 38 Gy
	Grimm 2011	11 (14,3) Gy < 20 ccm 18,4 Gy < 0,035 ccm Dmax = 22 Gy	20,4 Gy < 20 ccm Dmax = 30 Gy	25 Gy < 20 ccm 30 Gy < 1 ccm
	Timmerman 2008	11 Gy < 20 ccm Dmax = 22 Gy	20,4 Gy < 20 ccm Dmax = 30 Gy	25 Gy < 20 ccm Dmax = 38 Gy
Renal hilum / vascular trunk	Benedict 2010	10,6 Gy < 2/3 d. Vol.	-	23 Gy < 2/3 d. Vol.
	Grimm 2011	10,6 Gy < 33 % d. Vol.	18,6 Gy < 33 % d. Vol.	23 Gy < 33 % d. Vol.
	Timmerman 2008	10,6 Gy < 2/3 d. Vol.	18,6 Gy < 2/3 d. Vol.	23 Gy < 2/3 d. Vol.
Renal cortex (right and left)	Benedict 2010	8,4 Gy < 200 ccm	16 Gy < 200 ccm	17,5 Gy < 200 ccm
	Grimm 2011	8,4 Gy < 200 ccm	14,4 Gy < 200 ccm (8,4 Gy < 200 ccm)	17,5 Gy < 200 ccm (9,5 Gy < 200 ccm)
	Tmmerman 2008	8,4 Gy < 200 ccm	14,4 Gy < 200 ccm	17,5 Gy < 200 ccm

Abb. 2.20: Dosisconstraints für die Robotergeführte Radiochirurgie der Leber [70–72].

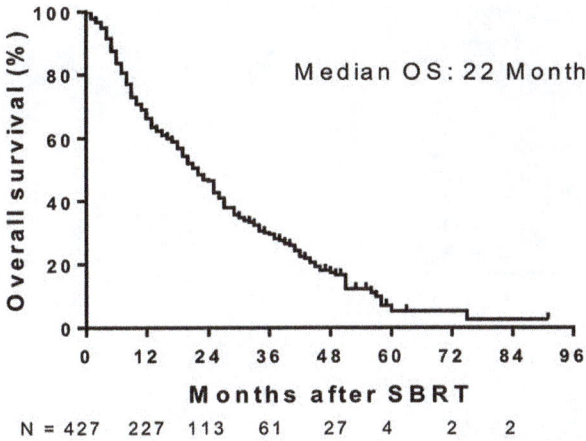

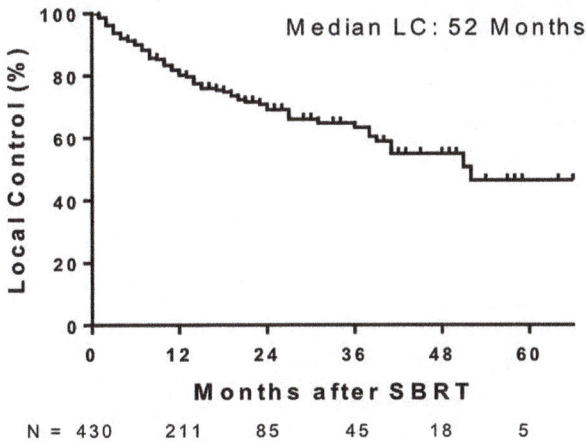

Abb. 2.21: Overall survival und Local control von 568 Lebermetastasen nach robotergeführter Radiochirurgie [73].

2.4.6.5 Pitfalls

Es gibt eine zunehmende Anzahl von Publikationen zur Leber-Radiochirurgie. Bei der Bewertung ist sehr auf die Unterschiede der strahlentherapeutischen Methoden und der Dosisverschreibung zu achten! Bei nicht robotergeführten radiochirurgischen Methoden können die Dosisangaben nicht einfach verglichen bzw. ausgewertet werden. Daher hatte die DEGRO-Arbeitsgruppe die verschiedenen Dosiskonzepte auf BED Maximum umnormiert [7]. Die angewandten Therapiekonzepte variieren sehr stark und somit ist es sehr schwierig klare Empfehlungen abzuleiten. Manche Autoren behandelten sehr große Tumoren bis zu 1287 ccm (Shin, 2010), aber die meisten Arbeiten beschreiben Ergebnisse von Leberherden von unter 100 ccm. Ebenso variierten die Dosis- und Fraktionierungsschemata in allen Studien erheblich. Es wurden Dosen verabreicht von unter 30 Gy in drei Fraktionen (Stinzig, 2013) bis zu

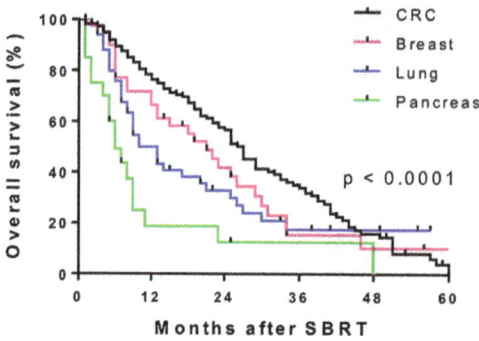

CRC	N=189	112	62	34	13	1
Breast	N = 42	29	13	6	3	2
Lung	N = 52	32	12	6	4	
Pancreas	N = 20	7	3	2	1	

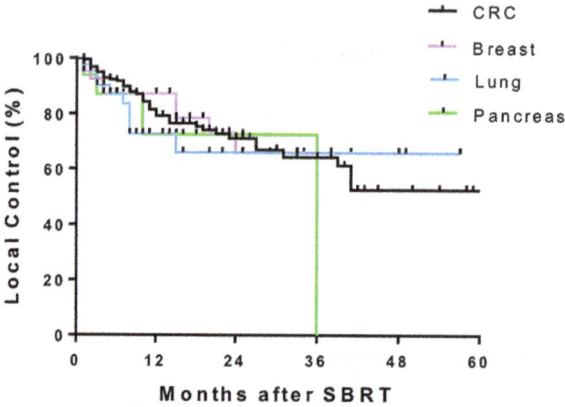

CRC	N=222	109	44	22	7	3
Breast	N = 41	27	10	4	3	2
Lung	N = 44	16	8	5	3	
Pancreas	N = 16	76	3	1		

Abb. 2.22: Overall survival und Local control getrennt nach Histologien [73].

60 Gy drei Fraktionen (Shin, 2010). Die Toxizität war abhängig von der Größe, den behandelten Läsionen und der Lokalisation.

Es ist somit der Verdienst der beiden multizentrischen Datenbanken eine Dosis-Wirkungsbeziehung sauber herausgearbeitet zu haben [7,73]:

Die Arbeitsgruppe Stereotaxie der Deutschen Gesellschaft für Radioonkologie (DEGRO) zeigte in einer Multi Center Analyse von 474 Patienten und 623 radiochirurgisch behandelten Metastasen, dass wenn die Maximale Biologisch Äquivalente Dosis im Isozentrum größer als 150 Gy (EQD 2 Gy) betrug, die Lokale Kontrolle nach einem Jahr 83 % und nach zwei Jahren 70 % war. Im Vergleich war die Lokale Kontrolle nach einem Jahr 77 % und nach zwei Jahren nur 64 %, wenn die Maximale Isozentrums-Dosis weniger als 150 GY (BED) betrug.

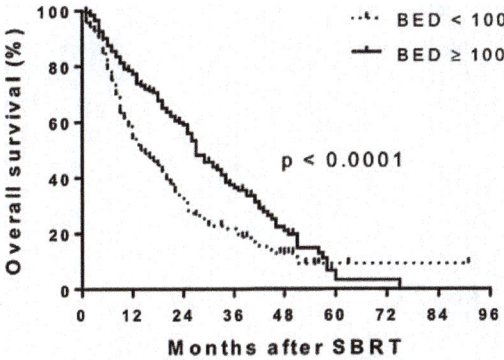

BED < 100; N =201   91   40   23   10   3   2   2
BED ≥ 100; N =226 138 76   39   17   2   1

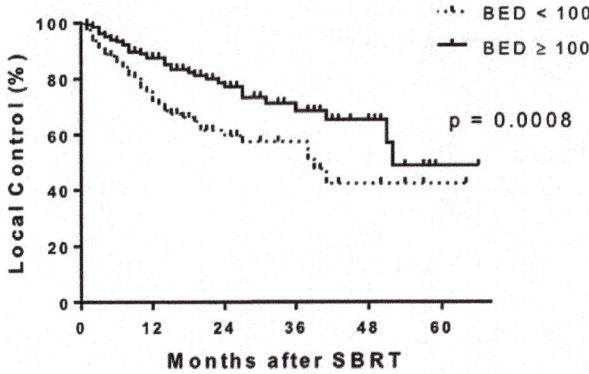

BED < 100; N = 206   85   31   21   7   2
BED ≥ 100; N = 224 117 54   27   12   3

Abb. 2.23: Overall survival und Local control getrennt nach BED 100 Gy [73].

Die Analyse der *RSSearch Patient Registry* von 586 robotergeführt radiochirurgisch behandelnden Lebermetastasen bei 427 Patienten zeigte die Notwendigkeit, dass die Zielvolumen umschließende $BED_{10} \leq 100$ Gy sein sollte (siehe Abb. 2.21, 2.22, 2.23) [73].

2.4.6.6 Take home message

Die vorliegende Evidenz kann auf nachfolgende Aussagen zusammengefasst werden:

1. Die Radiochirurgie ist eine sehr gute Methode primäre Lebertumore und Metastasen zu kontrollieren. Die Ergebnisse der lokalen Kontrolle sind den anderen lokalen ablativen Methoden mindestens gleichwertig, wenn nicht gar überlegen.
2. Die wirksame Dosis sollte mindesten BED_{10} 100 Gy Zielvolumen umschließend bzw. 150 Gy (BED; EQD 2 Gy) bezogen auf Maximum entsprechen. Zu beachten

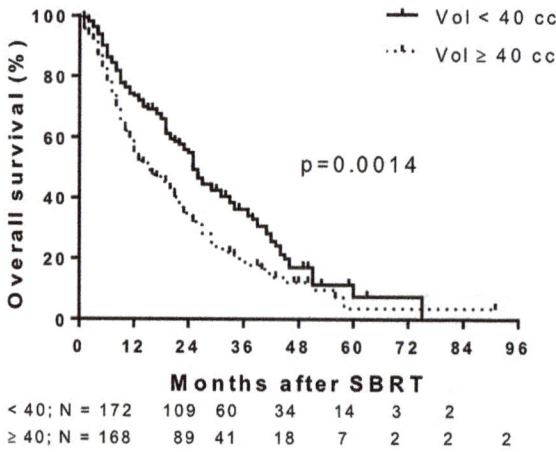

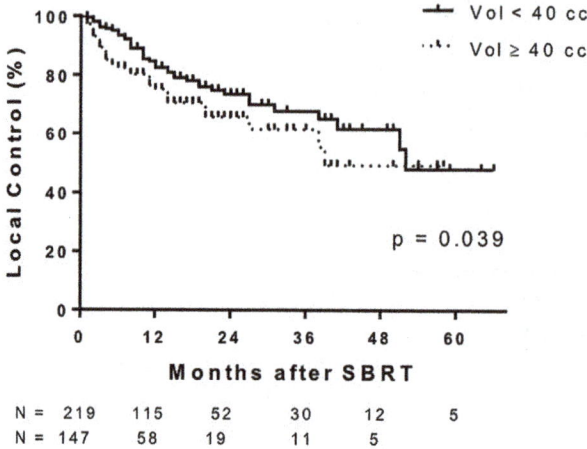

Abb. 2.24: Overall survival und Local control getrennt nach Volumen 40 ccm [73].

ist, dass genügend Lebervolumen verfügbar bleibt, d. h. die wichtigsten Dosisconstraints für die Leber sind:

– V 9,1 Gy < 700 ccm bei 1 Fraktion
– V 19,2 Gy < 700 ccm bei 3 Fraktionen und
– V 21 Gy < 700 ccm bei 5 Fraktionen.

Abhängig von der Lage ist auf die Dosisbelastung vom Magen und Darm zu achten.

3. Ebenso müssen vor der Indikationsstellung die Leberparameter beachtet werden. Child-Pugh A ist unproblematisch, bei Child-Pugh B müssen die Dosisconstraints enger ausgelegt werden und Child-Pugh C ist eine relative Kontraindikation zur Radiochirurgie.

4. Die robotergeführte Radiochirurgie ist den anderen Bestrahlungssystemen überlegen, weil sie als einzige derzeit verfügbare Methode die kontinuierliche Nachverfolgung des Zielgebietes (Tracking) ermöglicht. Dies ist methodisch die Grundvoraussetzung, dass das zu bestrahlende Volumen begrenzt und somit die Dosis im Zielgebiet entsprechend angehoben werden kann.

5. Die Lokale Kontrolle ist wesentlich von der Dosis abhängig, während das Überleben von der Histologie abhängt (Abb. 2.22). Die Prognose wird wesentlich beeinflusst von der Zeit zwischen Primärtumor und Auftreten der Metastasierung, der Anzahl der Metastasen und wie viele Organe betroffen sind.

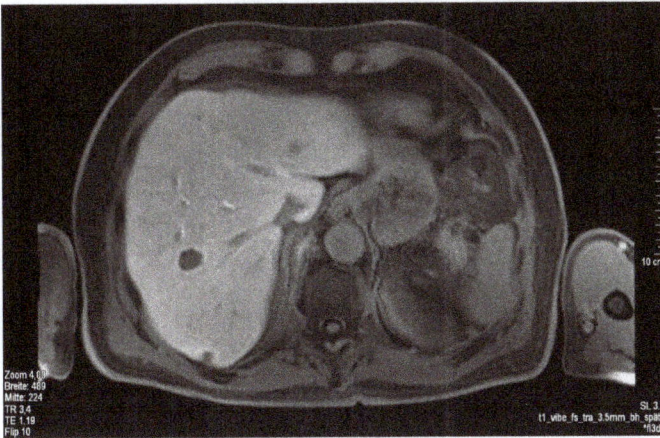

Abb. 2.25: Lebermetastase vor Radiochirurgie.

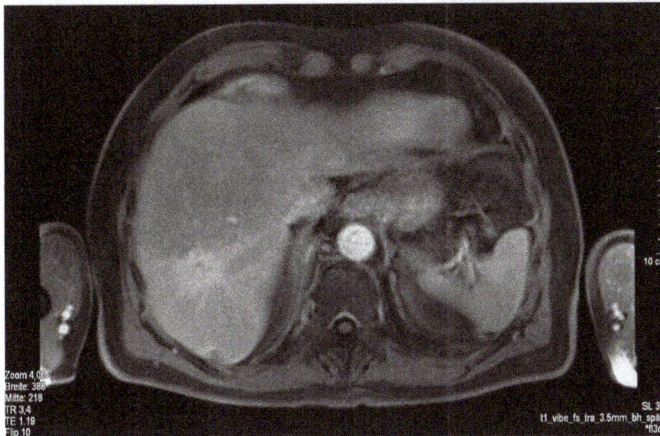

Abb. 2.26: Lebermetastase nach Radiochirurgie mit kompletter Remission und narbigem Umbau (Nachsorge 64 Monate).

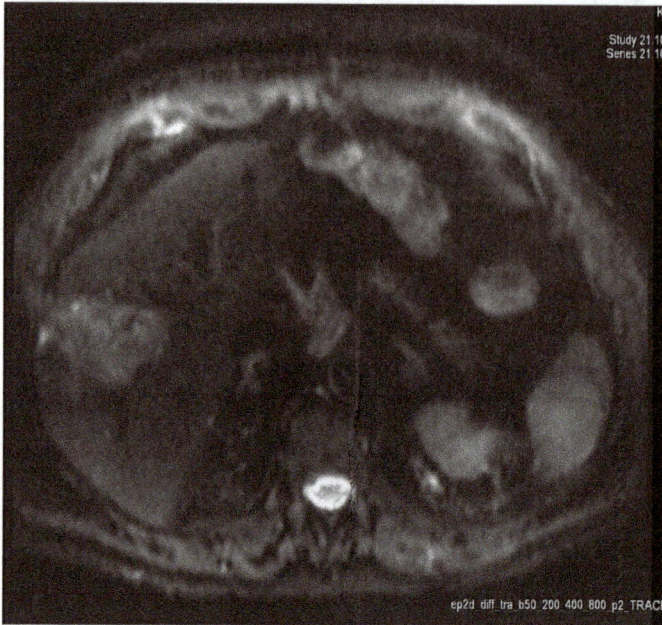

Abb. 2.27: HCC vor Radiochirurgie.

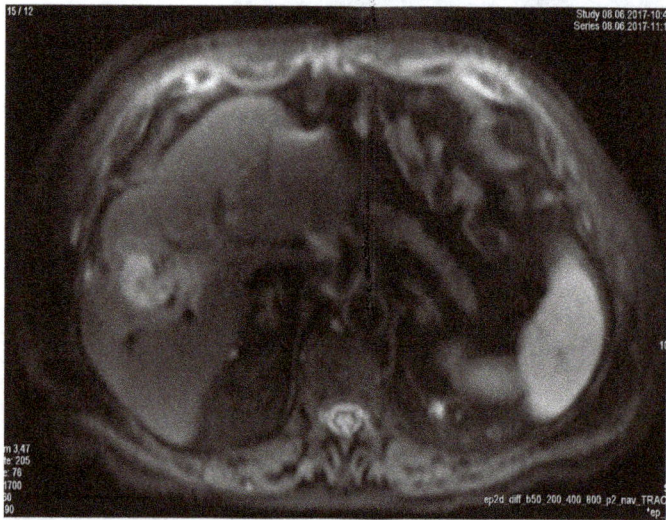

Abb. 2.28: HCC nach Radiochirurgie MR partielle Remission; Dopplersonographie avital.

Referenzen

[1] Forner A, Reig ME, Rodriguez C, Lopes D, Bruix J. Hepatocellular carcinoma. In Blumgart´s surgery of the liver, biliary tract and pancreas. Elsevier, 2012:1283–1289.

[2] Schirmacher P, Fukayama M, Paradis V, Park YN. Tumours of the liver and intrahepatic bile ducts. In: Editorial Board WHO Classification of Tumours 5Th Edition; Digestive System Tumours, IARC Lyon, 2018:229–239.

[3] Schirmacher P. Digestive system metastases. In: Editorial Board WHO Classification of Tumours 5Th Edition; Digestive System Tumours, IARC Lyon, 2018:506–509.

[4] Winter J, Auer RAC. Metastatic malignant liver tumors: colorectal cancer. In Blumgart´s surgery of the liver, biliary tract and pancreas. Elsevier, 2012:1290–1304.

[5] Wahl DR, Stenmark MH, Tao Y, et al. Outcomes after Stereotactic Body Radiotherapy or Radiofrequenz Ablation for Hepatocellular Carcinoma. J Clin Oncol. 2016;34(5):452–461.

[6] Su TS, Lu HZ, Cheng T, et al. Long-term survival analysis in combined transarterial embolization and stereotactic body radiation therapy versus stereotactic body radiation monotherapy for unresectable hepatocellular carcinoma > 5 cm. BMC Cancer. 2016;1:834–845.

[7] Andratschke N, Alheid H, Allgäuer M, et al. The SBRT database initiative of the German Society for Radiation Oncology (DEGRO): patterns of care and outcome analysis of stereotactic body radiotherapy (SBRT) for liver oligometastases in 474 patients with 623metastases. BMC Cancer. 2018;18(1):283–294. doi: 10.1186/s12885-018-4191-2. PubMed PMID: 29534687; PubMed Central PMCID: PMC5851117.

[8] Klement RJ, Abbasi-Senger N, Adebahr S, et al. The impact of local control on overall survival after stereotactic body radiotherapy for liver and lung metastases from colorectal cancer: a combined analysis of 388 patients with 500 metastases. BMC Cancer. 2019;19(1):173 –185. doi: 10.1186/s12885-019-5362-5. PubMed PMID: 30808323; PubMed Central PMCID: PMC6390357

[9] Klement RJ, Guckenberger M, Alheid H, et al. Prime-Time for histology-driven dose prescription for stereotactic radiotherapy of liver metastases? Lessons learned from a modeling approach on 452 liver metastases from a multi-center SBRT database initiative. Zur Veröffentlichung eingereicht.

[10] Chung YW, Han DS, Paik CH, et al. Localized esophageal ulcerations after CyberKnife treatment for metastatic hepatic tumor of colon cancer. Korean J Gastroenterol. 2006;47:449–453.

[11] Choi BO, Choi IB, Jang HS, et al. Stereotactic body radiation therapy with or without transarterial chemoembolization for patients with primary hepatocellular carcinoma: preliminary analysis. BMC Cancer. 2008;8:35. http://www.biomedcentral.com/1471-2407/8/351

[12] Ambrosino G, Polistina F, Costantin G, et al. Image-guided robotic stereotactic radiosurgery for unresectable liver metastases: Preliminary results. Anticancer Res. 2009;29:3381–3384.

[13] Kim MS, Kang JK, Cho CK, et al. Three-fraction stereotactic body radiation therapy for isolated liver recurrence from colorectal cancer. Tumori. 2009;95:449–454.

[14] Cárdenes HR, Price TR, Perkins SM, et al. Phase I feasibility trial of stereotactic body radiation therapy for primary hepatocellular carcinoma. Clin Transl Oncol. 2010;12:218–225.

[15] Goodman KA, Wiegner EA, Maturen KE, et al. Dose-escalation study of single-fraction stereotactic body radiotherapy for liver malignancies. Int J Radiat Oncol Biol Phys. 2010;78(2):486–493.

[16] Goyal K, Einstein D, Yao M, et al. Cyberknife stereotactic body radiation therapy for nonresectable tumors of the liver: preliminary results. HPB Surg. 2010;2010:1–8. pii: 309780. doi: 10.1155/2010/309780. Epub 2010 Jun 28. PubMed PMID: 20689733; PubMed Central PMCID: PMC2905697.

[17] Kwon JH, Bae SH, Kim JY, et al. Long-term effect of stereotactic body radiation therapy for primary hepatocellular carcinoma ineligible for local ablation therapy or surgical resection. Stereotactic radiotherapy for liver cancer. BMC Cancer. 2010;10:475–485.

[18] Louis C, Dewas S, Mirabel X, et al. Stereotactic Radiotherapy of Hepatocellular Carcinoma: Preliminary Results. Technol Cancer Res Treat. 2010;9(5):479–487.

[19] Park JS, Lee DH, Jeong S, et al. Concurrent chemoradiation in a patient with unresectable cholangiocarcinoma, Gut Liver. 2010;4(1):103–105.

[20] Seo YS, Kim MS, Yoo SY, et al. Preliminary Result of Stereotactic Body Radiotherapy as a Local Salvage Treatment for Inoperable Hepatocellular Carcinoma. J Surg Oncol. 2010;102:209–214.

[21] Shin YJ, Kim MS, Yoo SY, et al. Pilot study of stereotactic body radiotherapy for huge hepatocellular carcinoma unsuitable for other therapies. Tumori. 2010;96:65–70.

[22] Son SH, Choi BO, Ryu MR, et al. Stereotactic body radiotherapy for patients with unresectable primary hepatocellular carcinoma: dose-volumetric parameters predicting the hepatic complication. Int J Rad Oncol Biol Phys. 2010;78(4):1073–1080.

[23] Stintzing S, Hoffmann RT, Heinemann V, et al. Radiosurgery of liver tumors: value of robotic radiosurgical device to treat liver tumors. Ann Surg Oncol. 2010;17:2877–2883.

[24] Stintzing S, Hoffmann RT, Heinemann V, Kufeld M, Muacevic A. Frameless single-session robotic radiosurgery of liver metastases in colorectal cancer patients. Eur J Cancer. 2010;46 (6):1026–1032.

[25] Chang DT, Swaminath A, Kozak M, et al. Stereotactic Body Radiotherapy for Colorectal Liver Metastases. Cancer. 2011;117:4060–9.

[26] Park CK, Bae SH, Yang HJ, et al. Successful treatment of stereotactic body radiation therapy combined with transarterial chemolipiodolization for hepatocellular carcinoma with biliary obstruction. Korean J Intern Med. 2011;26:94–98.

[27] Polistina FA, Guglielmi R, Baiocchi C, et al. Chemoradiation treatment with gemcitabine plus stereotactic body radiotherapy for unresectable, non-metastatic, locally advanced hilar cholangiocarcinoma. Results of a five-year experience. Radiotherapy Oncology. 2011;99:120–123.

[28] Rule W, Timmerman R, Tong L,et al. Phase I Dose-Escalation Study of Stereotactic Body Radiotherapy in Patients With Hepatic Metastases. Ann Surg Oncol. 2011;18:1081–1087.

[29] Vautravers-Dewas C, Dewas S, Bonodeau F, et al. Image-guided robotic stereotactic body radiation therapy for liver metastases: is there a dose response relationship? Int J Radiat Oncol Biol Phys. 2011;81(3):39–47.

[30] Dewas S, Bibault JE, Mirabel X, et al. Prognostic factors affecting local control of hepatic tumors treated by Stereotactic Body Radiation Therapy. Radiat Oncol. 2012;7:166–175. doi: 10.1186/ 1748-717X-7-166. PubMed PMID: 23050794; PubMed Central PMCID: PMC3494572.

[31] Huang W, Jen Y, Lee M, et al. Stereotactic Body Radiation Therapy in Recurrent Hepatocellular Carcinoma. Int. J of Rad Oncol Biology Physics. 2012;84(2):355–361.

[32] Ibarra RA, Rojas D, Snyder L, et al. Multicenter results of stereotactic body radiotherapy (SBRT) for non-resectable primary liver tumors. Acta Oncologica. 2012;51(5):575–583.

[33] Kang J, Kim M, Cho CK, et al. Stereotactic Body Radiation Therapy for inoperable hepatocellular carcinoma as a local salvage treatment after incomplete transarterial chemoembolization. Cancer. 2012;118:5424–31.

[34] Kress MA, Collins BT, Collins SP, et al. Scoring system predictive of survival for patients undergoing stereotactic body radiation therapy for liver tumors. Radiat Oncol. 2012;7:148–156.

[35] Kress MS, Collins BT, Collins SP, et al. Stereotactic body radiation therapy for liver metastases from colorectal cancer: analysis of safety, feasibility, and early outcomes. Front Oncol. 2012;2 (8):1–7. doi: 10.3389/fonc.2012.00008. eCollection 2012. PubMed PMID: 22649775; PubMed Central PMCID: PMC3355948.

[36] Lanciano R, Lamond J, Yang J, et al. Stereotactic body radiation therapy for patients with heavily pretreated liver metastases and liver tumors. Front Oncol. 2012;2(23):1–8. doi: 10.3389/ fonc.2012.00023.eCollection 2012. PubMed PMID: 22645716; PubMed Central PMCID: PMC3355825.

[37] O'Connor JK, Trotter J, Davis GL, et al. Long-term outcomes of stereotactic body radiation therapy in the treatment of hepatocellular cancer as a bridge to transplantation Liver Transpl. 2012;18(8):949–54. doi: 10.1002/lt.23439. PubMed PMID: 22467602

[38] Price TR, Perkins SM, Sandrasegaran K, et al. Evaluation of response after stereotactic body radiotherapy for hepatocellular carcinoma. Cancer. 2012;118:3191–8.

[39] Bibault JE, Dewas S, Vautravers-Dewas C, et al. Stereotactic body radiation therapy for hepatocellular carcinoma: prognostic factors of local control, overall survival, and toxicity. PLoS One. 2013;8(10):1–9. e77472. doi:10.1371/journal.pone.0077472. eCollection 2013. PubMed PMID: 24147002; PubMed Central PMCID: PMC3795696.

[40] Huang W, Kao C, Huang W, et al. 18F-FDG PET and Combined 18F-FDG–Contrast CT Parameters as Predictors of Tumor Control for Hepatocellular Carcinoma After Stereotactic Ablative Radiotherapy. J Nucl Med. 2013;54(10):1710–16.

[41] Jang WI, Kim MS, Bae SH, et al. High-dose stereotactic body radiotherapy correlates increased local control and overall survival in patients with inoperable hepatocellular carcinoma, Radiat Oncol. 2013;8:250–262.

[42] Jarraya H, Mirabel X, Taieb S, et al. Image-based response assessment of liver metastases following stereotactic body radiotherapy with respiratory tracking. Radiat Oncol. 2013;8:24–35. doi: 10.1186/1748-717X-8-24. PubMed PMID: 23363610; PubMed Central PMCID: PMC3627622

[43] Stintzing S, Grothe A, Hendrich S, et al. Percutaneous radiofrequency ablation (RFA) or robotic radiosurgery (RRS) for salvage treatment of colorectal liver metastases. Acta Oncol. 2013;52:971–977.

[44] Yuan Z, Tian L, Wang P, et al. Comparative research on the efficacy of CyberKnife and surgical excision for Stage I hepatocellular carcinoma. Onco Targets and Therapy. 2013;6:1527–1532.

[45] Frączek M, Sobocki J, Pędziwiatr K, Skrocki E, et al. Robotic stereotactic body radiation therapy for liver-limited malignant tumors. Wideochir Inne Tech Maloinwazyjne. 2014;9(4):511–6. doi: 10.5114/wiitm.2014.44258. Epub 2014 Jul 23. PubMed PMID: 25561987; PubMed Central PMCID: PMC4280411

[46] Janoray G, Chapet, S, Ruffier-Loubiere A, et al. Robotic stereotactic body radiation therapy for tumors of the liver: Radiation-induced liver disease, incidence and predictive factors. Cancer Radiother. 2014;18:191–197.

[47] Lo CH, Huang WY, Lin KT, et al. Repeated stereotactic ablative radiotherapy using CyberKnife for patients with hepatocellular carcinoma. Journal of Gastroenterology and Hepatology, J Gastroenterol Hepatol. 2014;29:1919–1925.

[48] Lo CH, Huang WY, Lee MS, et al. Stereotactic ablative radiotherapy for unresectable hepatocellular carcinoma patients who failed or were unsuitable for transarterial chemoembolization. European Journal of Gastroenterology & Hepatology. 2014;26:345–352.

[49] Que JY, Lin LC, Lin KL, et al. The efficacy of stereotactic body radiation therapy on huge hepatocellular carcinoma unsuitable for other local modalities. Radiat Oncol. 2014;9:120–128. doi: 10.1186/1748-717X-9-120. PubMed PMID: 24885086; PubMed Central PMCID: PMC4055213.

[50] Yuan ZY, Meng MB, Liu CL, et al. Stereotactic body radiation therapy using the CyberKnife® system for patients with liver metastases. Onco Targets Ther. 2014;7:915–923.

[51] Bae SH, Kim MS, Jang WI, et al. Low Hepatic Toxicity in Primary and Metastatic Liver Cancers after Stereotactic Ablative Radiotherapy Using 3 Fractions. J Korean Med Sci. 2015;30(8):1055–61. doi: 10.3346/jkms.2015.30.8.1055. Epub 2015 Jul 15. PubMed PMID: 26240482; PubMed Central PMCID: PMC4520935

[52] Huertas A, Baumann AS, Saunier-Kubs F, et al. Stereotactic body radiation therapy as an ablative treatment for inoperable hepatocellular carcinoma. Radiotherapy and Oncology. 2015;115:211–216.

[53] Mahadevan A, Dagoglu N, Mancias J, et al. Stereotactic Body Radiotherapy (SBRT) for Intrahepatic and Hilar Cholangiocarcinoma. J Cancer. 2015;6(11):1099–1104. doi: 10.7150/jca.13032. eCollection 2015. PubMed PMID: 26516357; PubMed Central PMCID: PMC4615345

[54] Shiozawa K, Watanabe M, Ikehara T, et al. Comparison of percutaneous radiofrequency ablation and CyberKnife(®) for initial solitary hepatocellular carcinoma: A pilot study. World J Gastroenterol. 2015;21(48):13490–9. doi: 10.3748/wjg.v21.i48.13490. PubMed PMID: 26730160; PubMed Central PMCID: PMC4690178.

[55] Andratschke N, Parys A, Stadtfeld S, et al. Clinical results of mean GTV dose optimized robotic guided SBRT for liver metastases. Radiat Oncol. 2016;11:74–84. doi: 10.1186/s13014-016-0652-4. PubMed PMID: 27236333; PubMed Central PMCID: PMC4884398

[56] Que J, Kuo HT, Lin LC, et al. Clinical outcomes and prognostic factors of cyberknife stereotactic body radiation therapy for unresectable hepatocellular carcinoma. BMC Cancer. 2016;16:451–461. doi: 10.1186/s12885-016-2512-x. PubMed PMID: 27405814; PubMed Central PMCID: PMC4941022.

[57] Schoenberg M, Khandoga A, Stintzing S, et al. CyberKnife Radiosurgery – Value as an Adjunct to Surgical Treatment of HCC? Cureus. 2016;8(4):1–14. e591. doi: 10.7759/cureus.591. PubMed PMID: 27284498; PubMed Central PMCID: PMC4889454

[58] Su T, Liang P, Lu H, et al. Stereotactic body radiation therapy for small primary or recurrent hepatocellular carcinoma in 132 Chinese patients. J Surgical Oncology. 2016;113:181–187.

[59] Liang P, Huang C, Liang SX, et al. Effect of CyberKnife stereotactic body radiation therapy for hepatocellular carcinoma on hepatic toxicity. Onco Targets Ther. 2016;(9):7169–7175. eCollection 2016. PubMed PMID: 27920555; PubMed Central PMCID: PMC5125791.

[60] Berkovic P, Gulyban A, Nguyen PV, et al. Stereotactic Robotic Body Radiotherapy for Patients with Unresectable Hepatic Oligorecurrence. Clin Colorectal Cancer. 2017;16(4):349–357 .e1. doi: 10.1016/j.clcc.2017.03.006. Epub 2017 Mar 21. PubMed PMID: 28462852.

[61] Liu X, Song Y, Liang P, et al. Analysis of the factors affecting the safety of robotic stereotactic body radiation therapy for hepatocellular carcinoma patients. Onco Targets Ther. 2017;10:5289–5295. doi: 10.2147/OTT.S142025. eCollection 2017. PubMed PMID: 29158680; PubMed Central PMCID: PMC5683791.

[62] Kuo HT, Que J, Lin LC, et al. Impact of tumor size on outcome after stereotactic body radiation therapy for inoperable hepatocellular carcinoma. Medicine (Baltimore). 2017;96(50):1–7e9249. doi: 10.1097/MD.0000000000009249. PubMed PMID: 29390360; PubMed Central PMCID: PMC5815772.

[63] Zhang T, Sun J, He W, et al. Stereotactic body radiation therapy as an effective and safe treatment for small hepatocellular carcinoma. BMC Cancer. 2018;18(1):451–459. doi: 10.1186/s12885-018-4359-9. PubMed PMID: 29678159; PubMed Central PMCID: PMC5910595.

[64] Stintzing S, Einem JV, Fueweger C, et al. Long-term Survival in Patients Treated with a Robotic Radiosurgical Device for Liver Metastases. Cancer Res Treat. 2019;51(1):187–193. doi: 10.4143/crt.2017.594. Epub 2018 Apr 16. PubMed PMID: 29656632; PubMed Central PMCID: PMC6333969.

[65] Ohta K, Shimohira M, Murai T, et al. Percutaneous fiducial marker placement prior to stereotactic body radiotherapy for malignant liver tumors: an initial experience. J Radiat Res. 2016;57(2):174–177.

[66] Marsico M, Gabbani T, Livi L, et al. Therapeutic usability of two different fiducial gold markers for robotic stereotactic radiosurgery of liver malignancies: A pilot study. World J Hepatol. 2016;8(17):731–738.

[67] Winter JD, Wong R, Swaminath A, Chow T, Medical Physics. Accuracy of Robotic Radiosurgical Liver Treatment Throughout the Respiratory Cycle. Int J Radiat Oncol Biol Phys. 2015;93(4):916–924.

[68] Xu Q, Hanna G, Grimm J, et al. Quantifying Rigid and Nonrigid Motion of Liver Tumors During Stereotactic Body Radiation Therapy. Int J Radiat Oncol Biol Phys. 2014;90(1):94–101.

[69] Jarraya H, Chalayer C, Tresch E, et al. Novel technique for hepatic fiducial marker placement for stereotactic body radiation therapy. Int J Radiat Oncol Biol Phys. 2014;90(1):119–125.

[70] Benedict SH, Yenice KM, Followill D. Stereotactic body radiation therapy: the report of AAPM Task Group 101. Med Phys. 2010;37(8):4078–101.

[71] Grimm J, LaCouture T, Croce R, et al. Dose tolerance limits and dose volume histogram evaluation for stereotactic body radiotherapy. J Appl Clin Med Phys. 2011;12(2):3368.

[72] Timmerman RD. An overview of hypofractionation and introduction to this issue of seminars in radiation oncology. Semin Radiat Oncol. 2008;18(4):215–22.

[73] Mahadevan A, Blanck O, Lanciano R, et al. Stereotactic Body Radiotherapy (SBRT) for liver metastasis – clinical outcomes from the international multi-institutional RSSearch® Patient Registry. Radiat Oncol. 2018;13(1):26–37. doi: 10.1186/s13014-018-0969-2. PubMed PMID: 29439707; PubMed Central PMCID: PMC5811977.

2.5 Nierenzellkarzinom

Alexander Muacevic

2.5.1 Klinische Einführung

Das primäre Nierenzellkarzinom (RCC) ist die achthäufigste Krebserkrankung weltweit [1]. In den Vereinigten Staaten wurden im Jahr 2016 62.700 Neuerkrankungen und 9.200 Todesfälle verzeichnet [2]. Laut der SEER-Datenbank stieg die Inzidenz von Nierenkrebs zwischen 1997 und 2008 jährlich um 3,2 % [3]. Die operative Tumorresektion stellt nach wie vor den Standard bei der Behandlung des Nierenzellkarzinoms dar, allerdings kann es nach partieller oder totaler Nephrektomie zu einer Verschlechterung der Nierenfunktion kommen [4,5]. Darüber hinaus gibt es operative Kontraindikationen bei Inoperabilität aufgrund des internistischen Status der Patienten oder auch eine ablehnende Haltung der Betroffenen gegenüber einer operativen Versorgung. Eine kürzlich durchgeführte Analyse der SEER-Datenbank ergab, dass bei Patienten über 65 Jahren, die aufgrund einer der T1a-Erkrankung nicht operiert wurden, das 5-Jahres-Überleben 46,4 % betrug, gegenüber 83,1 % bei Patienten nach partieller Nephrektomie (p < 0,01). Die tumorspezifische Letalität war viermal höher bei Patienten, die sich keinem operativen Eingriff unterzogen haben [6].

Zu den nicht-chirurgischen Behandlungsoptionen für diese Patientengruppe gehören bisher die Radiofrequenzablation (RFA) und die Kryotherapie. Diese thermischen Techniken weisen erhebliche Einschränkungen auf. Aufgrund des Risikos von thermischen Schäden, Strikturen und/oder Fistelentwicklung, können damit in der Regel nur kleinere RCCs sowie solche, die nicht in Zusammenhang mit dem Harnleiter bzw. den vaskulären Strukturen stehen, behandelt werden [7]. Größere Tumore, die mit RFA oder Kryotherapie behandelt werden, haben ein erhebliches Blutungsrisiko, dessen Kontrolle eine Nephrektomie erforderlich machen kann [7].

Die Radiochirurgie bzw. stereotaktische Körper-Strahlentherapie (SBRT), ist eine neue Behandlung für selektive oder inoperable Fälle des primären Nierenzellkarzinoms. Die Hochdosis-Strahlenbehandlung ist zwar in der Behandlung von malignen Erkrankungen in Lunge, Leber und Wirbelsäule etabliert, wird jedoch im Falle des Nierenzellkarzinoms noch häufig übersehen. Das Münchner Zentrum (Cyberknife Zentrum und Urologische Universitätsklinik München) arbeitet in Kooperation mit dem Internationalen Konsortium für Onkologie der Radiochirurgie für Nierenzellkarzinom (IROCK) zusammen, welches vor einigen Jahren gegründet wurde, um die Forschung auf diesem Gebiet zu harmonisieren und über eine intensive internationale Zusammenarbeit möglichst gute und aussagekräftige Patientendaten zu generieren [8–10].

2.5.2 Pathologie

Das Nierenzellkarzinom macht etwa 85 % der malignen Nierentumore aus. Weitere Formen sind das vom Nierenbecken ausgehende Urothelkarzinom (10 %), Non-Hodgkin-Lymphome, Sarkome, sowie im Kindesalter die Nephroblastome (Wilms-Tumor).

Das Nierenzellkarzinom ist eine heterogene Erkrankung. Histologisch dominieren das klarzellige (75 %), das papilläre (15 %) und das chromophobe Karzinom (8 %) [11].

Die klarzelligen Karzinome machen etwa 75–80 % der Tumoren aus. Sie zeigen eine große inter- und auch intratumorale Heterogenität. Bei etwa 80 % findet sich eine funktionelle Inaktivierung des von-Hippel-Lindau-Gens (VHL). Sie führt zur Aktivierung von Hypoxia-inducible Factor (HIF)-1α und 2α und steigert die Expression von Genen der Neoangiogenese und der Proliferation. Die Inaktivierung des *VHL*-Gens ist für die Entstehung eines Nierenzellkarzinoms jedoch nicht ausreichend. Mutationen finden sich in geringerer Häufigkeit auch in weiteren Genen [12]. Im Microenvironment bieten Neoangiogenese und Immunreaktion Ansatzpunkte für gezielte Therapieformen [13].

2.5.3 Klinische Symptomatik

Das Nierenzellkarzinom zeigt typischerweise wenig Symptome. Lokal bedingte Symptome können schmerzlose Makrohämaturie, Flankenschmerz, eine tastbare Raumforderung oder eine neu aufgetretene Varikozele sein. Diese Symptomtrias findet sich meist nur bei lokal weit fortgeschrittenen Tumoren. Allgemeine Krankheitszeichen sind Gewichtsabnahme, Müdigkeit, Anämie und paraneoplastische Syndrome wie Polyzythämie, Fieber unklarer Genese, Neuropathie oder Hyperkalzämie. Viele Nierenzellkarzinome bleiben über längere Zeit asymptomatisch.

In den letzten Jahren werden bis zu 50 % der Nierenzellkarzinome zufällig im Rahmen abdomineller Diagnostik aus anderer Indikation mittels Sonographie oder Schnittbildverfahren entdeckt. Diese asymptomatischen Tumore befinden sich tendenziell in einem früheren Stadium. Metastasen-bedingte Symptome entsprechen den Prädilektionsstellen: Knochenschmerzen bei Skelettbefall, Husten und Dyspnoe bei pulmonaler, neurologische Ausfälle bei zerebraler/spinaler Manifestation.

2.5.4 (Management) Therapiealternativen

Therapie der Wahl beim lokal begrenzten Nierenzellkarzinom ist die chirurgische Resektion.

Alternativ stehen die radikale bei großen Tumoren und die partielle Nephrektomie bei kleineren Tumoren zur Verfügung. Der frühere Goldstandard war die offene, radikale Nephrektomie mit Resektion der Gerota-Faszie, der ipsilateralen Nebenniere und der regionalen Lymphknoten. Die partielle Nephrektomie hat das Ziel der Erhaltung funktionsfähigen Nierengewebes. Eine postoperative Niereninsuffizienz ist ein negativer prognostischer Faktor [14].

2.5.4.1 Operation

Imperative Indikationen für eine partielle Nephrektomie stellen eine anatomische oder funktionelle Einzelniere dar, ein erhöhtes Risiko für eine Niereninsuffizienz aus anderer Ursache (z. B. Hypertonie, Diabetes mellitus). Im Übrigen werden lokal begrenzte Tumore (cT1a/b; cT2) mittlerweile standardmäßig Nieren-erhaltend therapiert [15,16]. Im Stadium T2 ist der Erfolg einer partiellen Nephrektomie von der sorgfältigen Patientenselektion und der chirurgischen Expertise abhängig.

Sowohl die radikale als auch die partielle Nephrektomie können offen oder endoskopisch (retroperitoneoskopisch, laparoskopisch, roboterassistiert) durchgeführt werden. Die laparoskopische Nephrektomie ist weniger invasiv und kann das Risiko der postoperativen Morbidität reduzieren [17]. Blutverlust, Klemmzeit und chirurgische Komplikationen werden allerdings negativ beeinflusst. Allerdings fehlen große randomisierte Studien zur Gleichwertigkeit der offenen und der laparoskopischen Nephrektomie unter onkologischen Gesichtspunkten. Endoskopische Verfahren sollten an ausgewählten Zentren mit entsprechender Expertise durchgeführt werden. Wenn immer onkologisch vertretbar, sollte dem Nierenerhalt mittels partieller Nephrektomie der Vorzug gegenüber dem radikalen Verfahren gegeben werden. Die Adrenalektomie ist nur erforderlich bei bildgebendem oder intraoperativem Verdacht auf Tumorinfiltration oder Metastasen [18]. Die Lymphknotenresektion hat keinen Einfluss auf die Prognose [19]. Sie wird nur empfohlen bei Patienten mit bildgebendem oder intraoperativem Verdacht auf Infiltration zur Sicherung des TNM Stadiums und bei lokalen Symptomen.

2.5.4.2 Fraktionierte Strahlentherapie

Nierenzellkarzinome zeigten sich gegenüber konventionellen, fraktionierten Bestrahlungsregimen refraktär. Auf Grund dieser relativen Radioresistenz stellt die herkömmliche Radiotherapie typischerweise keine Behandlungsoption für Nierenzellkarzinome dar [8,9,15]. Normales Nierengewebe hingegen reagiert mit einer Fibrosierung auf eine Radiatio, die dann zu einem konsekutiven Funktionsverlust des bestrahlten Nierengewebes und einem Verlust der glomerulären Filtrationsleistung führt. Insbesondere der fehlende Ausgleich von Bewegungsartefakten lässt somit keine Schonung funktionell relevanten Nierengewebes bei fehlender onkologischer Kontrolle zu.

2.5.4.3 Radiochirurgie (allgemein)

Die Radiochirurgie bzw. stereotaktische Körper-Strahlentherapie (SBRT) ist eine neu aufkommende Behandlung für inoperable primäre Nierenzellkarzinome. Die Radiochirurgie hat sich zwar in der Behandlung von malignen Erkrankungen in Lunge, Leber und Wirbelsäule in den letzten Jahren etabliert, hat jedoch für die Behandlung des Nierenzellkarzinoms international noch keinen Stellenwert erreicht [8]. Im Rahmen einer internationalen Studiengruppe werden die weltweiten Behandlungsergebnisse zusammengefasst und gemeinsam ausgewertet, um möglichst schnell zu aussagekräftigen klinischen Ergebnissen zu kommen (*The International Radiosurgery Oncology Consortium for Kidney*, IROCK) [8–10]. Das Ziel der letzten kooperativen Studie war die Analyse der Tumorkontrolle, des Überlebens und der Toxizität in einem multi-institutionellen Umfeld großer universitärer Zentren, die mit dieser Behandlungsform besonders vertraut sind. Insbesondere wurden die Ergebnisse zwischen den beiden gängigsten Regimen, der Einzeitradiochirurgie und der hypofraktionierten SBRT verglichen.

2.5.5 Robotergeführte Radiochirurgie

Die robotergeführte Radiochirurgie hat aufgrund der Möglichkeit des Tumortrackings bei zum Teil erheblicher Organbewegung der Niere (bis zu 8 cm coronar) Vorteile gegenüber herkömmlichen Strahlentherapiesystemen. Die Bestrahlungsgradienten können bei minimalem Sicherheitssaum sehr eng gehalten werden. Ob dieser technische Aspekt auch von klinischer Relevanz ist, wird sich in den zukünftigen Studien zeigen und kann zum gegenwärtigen Zeitpunkt noch nicht eindeutig beantwortet werden (Abb. 2.29) [20,21].

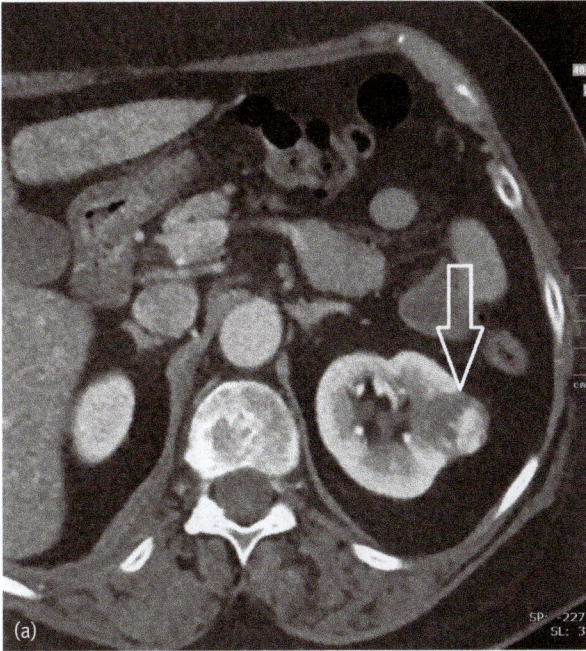

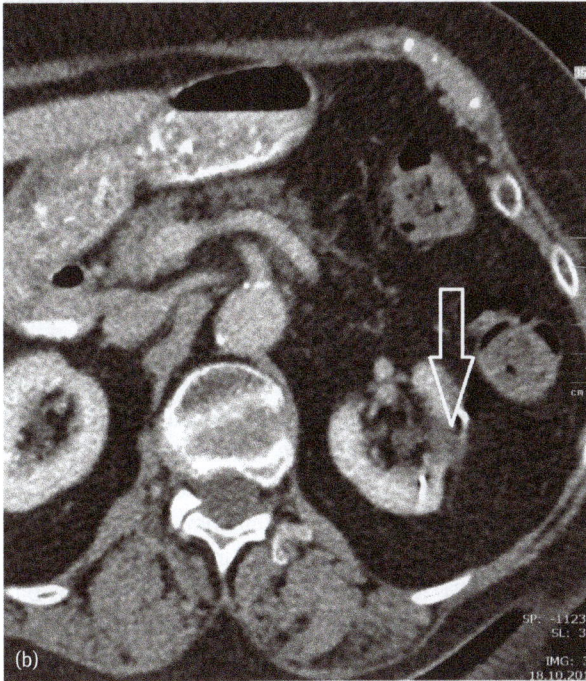

Abb. 2.29: Linksseitiges Nierenzellkarzinom vor der einzeitigen Cyberknife-Therapie mit 25 Gy, 70 %. 6 Monate nach einzeitiger Cyberknife-Behandlung ist das Nierenzellkarzinom komplett verschwunden. Man erkennt 2 Goldmarker ventral und dorsal des ehemaligen Tumors.

2.5.5.1 Indikation

In den meisten Fällen handelt es sich um lokalisierte, umschriebene Tumore, die für die Einzeitbehandlung einen Durchmesser von 4–5 cm nicht überschreiten sollten. Die Indikation zur Radiochirurgie wir in erster Linie für Patienten gestellt, die aufgrund des klinischen Zustandes nicht operabel sind oder einen operativen Eingriff strikt ablehnen. Die Indikationsstellung von Patienten mit Tumoren in Einzelnieren ist eine einzigartige Option, da in dieser Situation im Falle eines operativen Eingriffes ein hohes Risiko für eine konsekutive Dialyse bestehen kann und nach den ersten präliminären Daten mit der Radiochirurgie eine effektive alternative Therapieoption zur Tumorablation unter Erhaltung der Nierenfunktion besteht.

2.5.5.2 Vorbereitung und Zielvolumendefinition

Neben dem Standard Planungs-CT empfiehlt sich sofern möglich ein zusätzliches MRT um die genaue anatomische Definition des Nierentumors vornehmen zu können. Für das Tumortracking werden im Vorfeld der Behandlung 3–4 Goldmarker in die Niere mittels Ultraschallführung perkutan eingebracht. Diese sollen dabei nicht direkt im Tumor zu liegen kommen, sondern in einem Abstand von etwa 2 cm zueinander neben dem Tumor. Dabei sollte berücksichtig werden, dass eine ausreichende dreidimensionale Charakterisierung der Tumorlage und Größe durch die Markerplatzierung gewährleistet ist. Der Tumor wird anhand der CT- und MRT-Bildgebung definiert und ein Sicherheitssaum von 3–5 mm je nach individueller Anatomie und Bewegung der Niere (Inhale/Exhale CT) addiert [20].

2.5.5.3 Dosiskonzeption und Dosisconstraints

Bei anterior gelegenen Tumoren muss die Nähe zu den Darmstrukturen beachtet werden. Ggf. sind Abführmaßnahmen oder besonders steile Gradienten in Richtung Darm (V11,9 Gy < 5 cm³) erforderlich um das Risiko einer Verletzung der Darmstrukturen zu verhindern.

2.5.5.4 Ergebnisse

Die aussagekräftigsten Ergebnisse werden in der angesprochenen IROCK Studie präsentiert [10]. Hier wurden insgesamt 223 Patienten aus neun Einrichtungen in Deutschland, Australien, den USA, Kanada und Japan in einer Metaanalyse einbezogen. Die meisten Patienten (> 50 %) kamen aus dem Münchner Studienzentrum Großhadern. Die mediane Nachbeobachtungszeit betrug 2,6 Jahre, wobei 118 Patienten eine Einzelfraktion und 105 eine SBRT mit mehreren Fraktionen erhielten. Das Durchschnittsalter betrug 72 Jahre und 87,4 % der Patienten hatten einen ECOG-Score von 0–1. Die mittlere maximale Tumorausdehnung betrug 43,6 mm (± 27,7). Die mittlere Zeit zwischen Erstdiagnose und Behandlung betrug 28,1 (± 50,3) Monate. Eine bioptische Sicherung vor der Behandlung wurde bei 189 Patienten (84,8 %)

durchgeführt. Die mittlere Dosis für die Einzeitbehandlung betrug 25 Gy, im Falle einer Hypofraktionierung wurden 40 Gy in 2–10 Sitzungen appliziert.

Das krebsspezifische Überleben, das Gesamtüberleben und das progressionsfreie Überleben (PFS) betrugen 95,7 %, 82,1 % und 77,4 % nach 2 Jahren und 91,9 %, 70,7 % bzw. 65,4 % nach 4 Jahren. Kaplan-Meier-Diagramme sind in Abb. 2.30 dargestellt.

Bei 18 Patienten wurde ein Rezidiv festgestellt (8,1 %), drei davon lokal (1,4 %) und bei 16 Patienten distant (7,2 %). Ein Patient hatte sowohl ein lokales als auch ein distantes Rezidiv. Alle drei Lokalrezidive traten innerhalb von 2 Jahren auf.

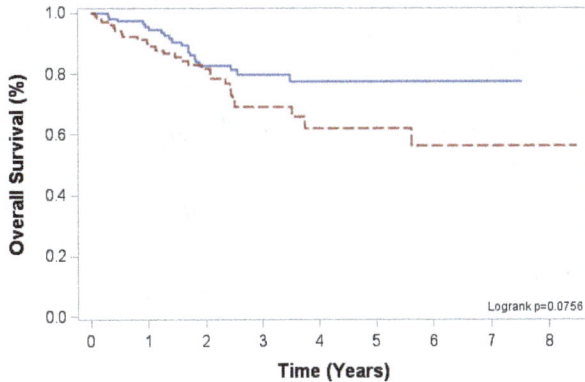

(a)

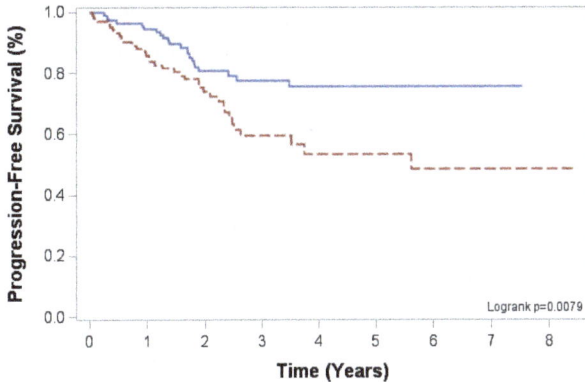

(b)

Abb. 2.30: Kaplan-Meier-Diagramme stratifiziert mit der Zahl der Faktionen für (a) Gesamtüberleben (*overall survival*) (b) Progressionsfreies Überleben (*progression-free survival*),

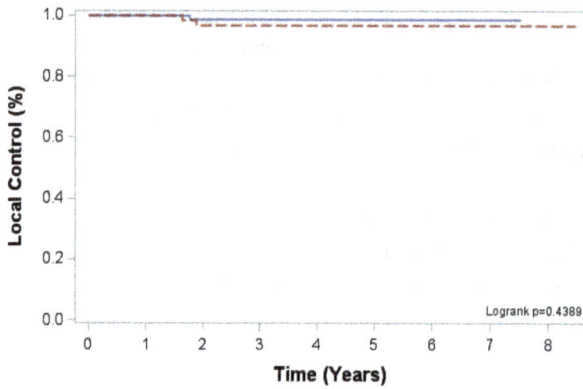

(c)

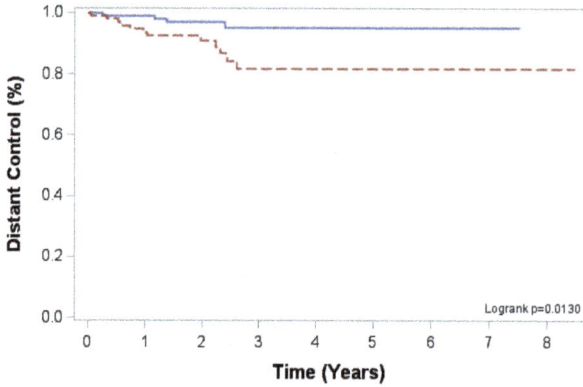

(d)

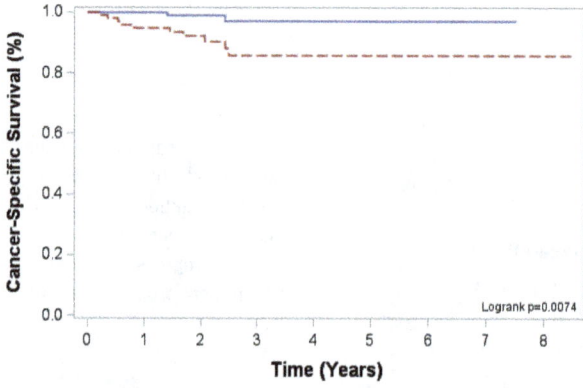

(e)

Abb. 2.30: (Fortsetzung). (c) Lokale Kontrolle (*freedom from local progression* [LP]), (d) Distante Kontrolle (*freedom from distant progression*), und (e) Krebsspezifisches Überleben (*cancer-specific survival*).

Morbidität

Eine Grad 1 Toxizität trat bei 86 Patienten auf (38,6 %), 83 Patienten (35,6 %) hatten eine Toxizität Grad 2. Ein Patient hatte eine Darmtoxizität Grad IV (4,3 Jahre nach Beginn der SBRT) und ein Patient hatte sowohl eine Gastritis Grad IV und eine Darmtoxizität Grad IV (1,4 Monate bzw. 15,8 Monate nach Beginn der SBRT). Kein Patient musste sich einer Nephrektomie unterziehen.

Nierenfunktion

Die mittlere Änderung des eGFR (± SD) beim letzten Follow-up betrug −5,5 ml/min (± 13,3), was einem Anstieg des Serumkreatinins von 28,1 μmol/l (± 74,4) entspricht. Es gab keinen Unterschied in der mittleren Nierenfunktionsänderung bei den Patienten im Tumorstadium T1a (−4,8 ml/min) gegenüber > T1a (−6,5 ml/min), p = 0,354. Es gab ebenfalls keinen Unterschied in der mittleren Nierenfunktionsänderung bei den Patienten, die mit Einzeitradiochirurgie (−6,1 ml/min) und hypofraktioniert (−4,9 ml/min) behandelt wurden, p = 0,66. Insgesamt 6 Patienten (2,7 %) wurden während des Untersuchungszeitraums dialysiert.

Die multivariate Analyse identifizierte den maximalen Tumordiameter (HR pro 10 mm Anstieg: 1,18, p < 0,001) als signifikanten Prädiktor für ein schlechteres Gesamtüberleben. Größere Tumore (HR pro 10 mm Anstieg: 1,16, p < 0,001) und eine hypofraktionierte Behandlung (HR pro 1-Fraktion Anstieg: 1,13, p = 0,017) waren negative Prädiktoren für das krebsspezifische und das progressionsfreie Überleben.

Somit zeigt insbesondere die Radiochirurgie in einer Fraktion eine exzellent Tumorkontrolle unter Erhalt der Nierenfunktion bei geringer Morbidität.

2.5.5.5 Pitfalls

Eine sorgfältige Patientenselektion, die Markerimplantation und eine perfekte technische Umsetzung mit einem erfahrenen interdisziplinären Team sind unabdingbar für eine ausreichend sichere und erfolgreiche Behandlung bei den beschriebenen sehr hohen Strahlendosen im Bereiche der Niere.

2.5.5.6 Take home message

Die Indikationsstellung sollte interdisziplinär unter Abwägung der therapeutischen Optionen erfolgen. Die Einzeitradiochirurgie von Nierentumoren bietet eine sehr gute, anhaltende lokale Tumorkontrolle mit minimalen Nebenwirkungen und Erhalt der Nierenfunktion ohne die Limitationen anderer ablativer Verfahren.

Referenzen

[1] Torre LA, Bray F, Siegel RL, et al. Global cancer statistics. CA: a cancer journal for clinicians 2015;65:87–108.

[2] Siegel RL, Miller KD, Jemal A. Cancer statistics. CA: a cancer journal for clinicians. 2016;66:7–30.

[3] Howlader N, Noone AM, Krapcho M, et al. SEER Cancer Statistics Review, 1975–2012, National Cancer Institute. Bethesda, MD 2015.

[4] Kim SP, Thompson RH, Boorjian SA, et al. Comparative effectiveness for survival and renal function of partial and radical nephrectomy for localized renal tumors: a systematic review and meta-analysis. The Journal of urology. 2012;188:51–7.

[5] Demirjian S, Lane BR, Derweesh IH, et al. Chronic Kidney Disease Due to Surgical Removal of Nephrons: Relative Rates of Progression and Survival. The Journal of urology. 2014;192:1057–62.

[6] Patel HD, Kates M, Pierorazio PM, et al. Survival after diagnosis of localized T1a kidney cancer: current population-based practice of surgery and nonsurgical management. Urology. 2014;83:126–32.

[7] Zagoria RJ, Hawkins AD, Clark PE, et al. Percutaneous CT-guided radiofrequency ablation of renal neoplasms: factors influencing success. American Journal of Roentgenology. 2004;183:201–7.

[8] Siva S, Kothari G, Muacevic A, et al. Radiotherapy for renal cell carcinoma: renaissance of an overlooked approach. Nat Rev Urol. 2017;14:549–563.

[9] Siva S, Ellis RJ, Ponsky L, et al. Consensus statement from the International Radiosurgery Oncology Consortium for Kidney for primary renal cell carcinoma. Future oncology (London, England). 2016;12:637–45.

[10] Siva S, Louie AV, Warner A, et al. Pooled analysis of stereotactic ablative radiotherapy for primary renal cell carcinoma: A report from the International Radiosurgery Oncology Consortium for Kidney (IROCK). Cancer. 2018;124:934–942.

[11] Moch H, Humphrey PA, Ulbright TM, Reuter VE. WHO Classification of Tumours of the Urinary System and Male Genital Organs. Fourth edition. IARC. Lyon 2016

[12] The Cancer Genome Atlas Research Network: Comprehensive molecular characterization of papillary renal cell carcinoma. N Engl J Med. 2016;374:135–145.

[13] Ciccarese C, Brunelli M, Montironi R, et al. The prospect of precision therapy for renal cell carcinoma. Cancer Treat. 2016;49:37–44.

[14] Weight CJ, Larson BT, Fergany AF, et al. Nephrectomy induced chronic renal insufficiency is associated with increased risk of cardiovascular death and death from any cause in patients with localized cT1b renal masses. J Urology. 2010;183:1317–1323.

[15] Ljungberg B, Albiges L, Abu-Ghanem Y, et al. European Association of Urology Guidelines on Renal Cell Carcinoma: The 2019 Update. Eur Urol. 2019;75:799–810.

[16] MacLennan S, Imamura M, Lapitan MC, et al. Systematic review of oncological outcomes following surgical management of localized renal cancer. Eur Urol. 2012;61:972–993.

[17] Smith ZL. Current status of minimally invasive surgery for renal cell carcinoma. Curr Urol Rep. 2016;17:43.

[18] Bekema HJ, MacLennan S, Imamura M, et al. Systematic review of adrenalectomy and lymph node dissection in locally advanced renal cell carcinoma. Eur Urol. 2013;64:799–810.

[19] Blom JHM, van Poppel H, Maréchal JM, et al. Radical nephrectomy with and without lymph-node dissection: Final results of European Organization for Research and Treatment of Cancer (EORTC) randomized phase 3 trial 30881. Eur Urol. 2009;55:28–34.

[20] Staehler M, Bader M, Schlenker B, et al. Single fraction radiosurgery for the treatment of renal tumors. J Urol. 2015;193:771–5.

[21] Muacevic A, Drexler C, Wowra B, et al.Technical description, phantom accuracy, and clinical feasibility for single-session lung radiosurgery using robotic image-guided real-time respiratory tumor tracking. Technol Cancer Res Treat. 2007;6:321–8.

2.6 Gynäkologische Tumoren

Simone Marnitz-Schulze

2.6.1 Primäre Therapiesituation

Gynäkologische Tumoren umfassen ein weites Spektrum verschiedener Erkrankungen, bei denen die Radiotherapie oder Radiochemotherapie in der primären Situation keine nennenswerte Rolle spielt, wie bei Ovarialkarzinom. Im Gegensatz dazu ist die kombinierte Radiochemotherapie die State-of-the-Art-Therapie beim lokal fortgeschrittenen und/oder nodal positiven Zervixkarzinom, bei Patientinnen mit Vulva- und Vaginalkarzinomen [1–10].

Für die Therapie des Zervixkarzinoms liegen klare Dosis-Wirkungsbeziehungen vor. Diese belegen, dass eine biologisch äquivalente Dosis (EQD2) von mindestens 80 Gy im Tumor bzw. tumorumschließend appliziert werden sollten, um eine suffiziente lokale Kontrolle zu erreichen [11].

Um diese hohen lokalen Tumordosen zu erzielen, ist es derzeitiger Standard, die perkutane Strahlentherapie mit einer Brachytherapie zu kombinieren. Die Nutzung der Brachytherapie geht international aus verschiedenen Gründen zurück oder kommt nicht zum Einsatz. Analysen der Therapieergebnisse zeigen eindeutig, dass der Verzicht auf die Brachytherapie und als Ersatz gewählte perkutane Boost-Modelle die Prognose der Patientinnen kompromittieren [12–15].

Die Gründe für den Verzicht auf die Brachytherapie sind vielfältig, aber für die Patientin bedeutet der Verzicht auf die Brachytherapie eine Kompromittierung ihres onkologischen Ergebnisses und ihres Überlebens [11,13,14,16]. Für Patientinnen wurde deshalb nach einer Alternative zum Einsatz der Brachytherapie gesucht. Hier bietet sich die robotergestützte Radiochirurgie an aufgrund des steilen Dosisgradienten, der hohen Präzision und der Möglichkeit, hohe Dosen sicher zu applizieren [17,18]. Hlavka et al. [18] berichteten über einen intraindividuellen Planvergleich von zehn Patientinnen mittels Brachytherapie versus robotische SBRT. Mittels BT wurde eine höhere D90 im GTV erreicht, allerdings eine signifikante Entlastung der Risikoorgane mittels robotischer SBRT.

Haas et al. [19] publizierten eine Serie von sechs Patientinnen, die aus technischen Gründen keine Brachytherapie erhalten konnten. Hier wurde nach der perkutanen Radiotherapie (EBRT) von 45 Gy in IMRT-Technik ein Boost bis 61,2 Gy appliziert. Danach erhielten die Patientinnen einen stereotaktischen Boost mit 4 × 5 Gy die Zervix umschließend. Alle Patientinnen waren nach einem medianen Follow up von 14 Monaten lokal kontrolliert. Es trat keine Grad 3 und 4 Toxizität auf.

Cengiz et al. [20] fokussierten in ihrer Arbeit eher auf den Planvergleich zwischen HDR-Brachytherapie und robotischer Stereotaxie (SBRT). Sie verglichen 4 × 7 Gy HDR-Brachytherapie mit dem SBRT-Plan gleicher nomineller Dosisverschreibung. Sie konnten eine für die SBRT verbesserte Coverage (D100 %: 51 % mittels HDR versus

99 % für die SBRT) bei günstigerer V25 % für das Rektum und günstigerer V100 % für Rektum, Blase und Sigma. Durch die Niedrigdosisbelastung war die Knochenmarkbelastung insgesamt höher mittels SBRT im Vergleich zur Brachytherapie.

Kritik an der Arbeit betraf vor allem die Reproduzierbarkeit der Lagerung bei Beweglichkeit des Darms und der Blase während der im Vergleich zur HDR-Brachytherapie langen Bestrahlungszeit.

Die im folgenden dargestellte Arbeit [21] beschäftigte sich mit dem Vergleich verschiedener Verschreibungskonzepte von der sog. Brachytherapie-Emulation. Dabei sollten die mehr oder weniger als Standard etablierte SBRT-Verschreibung der Dosis = 70 % umschließende Isodose, die eine moderate Überdosierung und Inhomogenität zulässt (RRS_{70}) mit einer der Brachytherapie eher ähnelnden Verschreibung mit hoher Inhomogenität (verschriebene Dosis = 25 % Isodose; RRS_{25}) mit der Verschreibung nach institutionellem Behandlungsstandard der Brachytherapie (5 Fraktionen mit je 6 Gy Einzeldosis) auf Grundlage der Dosis-Volumen-(DVH-)Parameter bzgl. „Coverage" (V100), „Conformation number" (CN) und Schonung der Risikoorgane (OARs) verglichen werden. Die Risikoorgane wurden entsprechend der GEC-ESTRO-Empfehlungen bewertet [22,23].

Die höchste Inhomogenität und die mit Abstand höchsten Maximaldosen erreichte die Brachytherapie. Ob die radiobiologisch hergeleitete Aussage, dass die durch die Brachytherapie erzielten „hot spots" mit ihrer extremen Überdosierung in kleinsten Subvolumina des Tumors einen nicht zu vernachlässigenden Beitrag zu der exzellenten lokalen Kontrollrate leistet, muss in Frage gestellt werden. Planungsziel muss eher die Vermeidung sog. „cold spots", also der unterdosierten Subvolumina sein [24]. Damit könnte die robotische SBRT durch ihre gute Coverage und den steilen Dosisgradienten geeignet sein.

Die beste Abdeckung mit einer V100 von 100 ± 0 % erzielte die RRS25, gefolgt von der RRS70 mit einer V100 von 97,1 ± 2,7 %, und der BTref mit 90,9 ± 8,9 %. Im Gegensatz zu allen gewählten Techniken, konnten mit Hilfe der RRS25 die Dosisbeschränkungen der OARs nicht eingehalten werden.

Die Schonung der Risikoorgane wurde mit Hilfe der Subvolumina D0,1 cc, D2 cc, und D5 cc der Rektumwand, des Sigmas und der Harnblase evaluiert. Somit zeigte die RRS70 die beste Schonung der umliegenden Risikoorgane verbunden mit einer besseren Abdeckung des Tumors im Vergleich zur Brachytherapie.

Im klinischen Einsatz des moderat überdosierten Konzeptes an 11 Patientinnen zeigte sich die Machbarkeit und sehr gute Verträglichkeit [25] (Tab. 2.12).

Inzwischen liegen Daten mit entsprechender Langzeitbeobachtung vor [26]. Zwischen Juni 2011 und Juni 2014 erhielten 31 Patientinnen (mittleres Alter 53 Jahre; 30–77 Jahre) mit histologisch gesichertem Plattenepithelkarzinom (PEC) n = 25, Adenokarzinom n = 5, oder adenosquamösem Karzinom n = 1) der FIGO Stadien IB–IVB Zervixkarzinom (FIGO IB n = 2, FIGO IIA n = 2, FIGO IIB n = 18, FIGO IIIB n = 4, FIGO IVA n = 5, FIGO IVB = $pM1_{LYM}$ n = 1), eine primäre Radiochemotherapie. Die Patientinnen waren für eine intrazervikale Brachytherapie nicht geeignet, z. B. aufgrund eines Uterus didelphys oder lehnten die Behandlung ab.

Tab. 2.12: Akuttoxizität der „Brachytherapie-Emulation" nach CTCAEv.4 [25].

Acute toxicity	Grade 0	Grade 1	Grade 2	Grade 3	Grade 4
Haematologic					
Anaemia	1	1	7	2	0
Thrombocytopenia	1	2	6	3	0
Leukocytopenia	0	4	5	0	1
Gastrointestinal	0	9	2	0	0
Genitourinary	0	9	2	0	0
Vagina	0	11	0	0	0

Um eine ausreichende Dosis im Tumor zu erreichen, wurde nach der Implantation von Goldmarkern und CT/MRT-Bildfusion ein Boost mittels robotischer Radiochirurgie appliziert. Bei 29 der 31 Patienten wurde eine Dosis von entweder 5 × 6 Gy oder 5 × 5 Gy auf das Zielvolumen verschrieben. Die Zieldosis wurde auf die 70 %ige Isodose verschrieben. Die Toxizität der Behandlung wurde einmal wöchentlich gemäß CTCAE v. 4.03 dokumentiert.

Nach Möglichkeit wurde drei Monate nach Abschluss der Behandlung eine intrazervikale Kürettage durchgeführt, um einen Resttumor auszuschließen und die Patientinnen wurden klinisch nachbeobachtet.

Von den 31 Patientinnen haben 30 die Therapie abgeschlossen. Die mediane Nachbeobachtung betrug 40 Monate. Die allgemeine Verträglichkeit war sehr gut. Mit Ausnahme einer Patientin mit Diarrhoe Grad 3 wurden keine bestrahlungsbedingten Nebenwirkungen über Grad 2 berichtet. Das 1-, 3-, und 5-Jahres-Gesamtüberleben betrug 89 %, 60 % und 57 %. Bezüglich des progressionsfreien Überlebens waren 25 Patientinnen analysierbar. Sieben Patientinnen zeigten einen Progress (28 %), nur zwei von ihnen mit lokalem Rezidiv (8 %). Das mittlere progressionsfreie Überleben (PFS) betrug 41 Monate (2–84 Monate). Die Patientinnen mit Lokalrezidiv hatten ein PFS von fünf und acht Monaten. Fünf Patientinnen entwickelten Fernmetastasen. 22 Patientinnen (88 %) waren nach der Therapie lokal kontrolliert. 15 Patientinnen (48 %) erhielten drei Monate nach Abschluss der Behandlung eine intrazervikale Kürettage, von denen 14 (93 %) eine vollständige pathologische Remission aufwiesen.

Auch bei Patientinnen mit Vaginalkarzinomen kann der Einsatz der robotischen Radiochirurgie dazu diesen, bei anatomisch herausfordernden Lokalisationen optimale Therapieergebnisse zu erzielen. Mittels Kombination von Linac-basierter EBRT und dem stereotaktischem Boost kann ggf. eine der Brachytherapie überlegene Konformität und Abdeckung sowie Applikation effizienter biologischer Dosen erreicht werden unter größtmöglicher Schonung nicht tumorinfiltrierter Subvolumina.

Zusammenfassend bleibt die Brachytherapie der Standard in der Versorgung von Patientinnen mit lokal fortgeschrittenem Zervixkarzinom und der Indikation zur primären Radiochemotherapie. Wenn technische oder anatomische Faktoren die Anwendung der konventionellen Brachytherapie verhindern, bietet die roboterbasierte Brachytherapie-Emulation eine ausgezeichnete Alternative für hochselektionierte Patientinnen mit einer zu erwartenden lokaler Remissionsrate von > 90 % in der Primärtherapie des Zervixkarzinoms. Sie ist bezüglich der lokalen Kontrolle dem Einsatz der Brachytherapie ebenbürtig. Die Entwicklung von Fernmetastasen bleibt in diesem Zusammenhang nach wie vor eine große Herausforderung.

2.6.2 Progrediente Erkrankung

Für die progrediente lokale Erkrankung stellt die stereotaktische Radiochirurgie neben der Operation eine Option dar, die im Rahmen eines multidisziplinären Teams diskutiert werden sollte [27].

Seo et al. [28] publizierten Daten zur Salvage-Therapie bei z. T. vorbehandelten und z. T. nicht vorbehandelten Patientinnen im Progress. 23 Patientinnen mit Beckenwandrezidiven eines Zervixkarzinoms wurden ausgewertet. Die mediane Dosis betrug 13–39 Gy. Das 2-Jahres OS, lokalrezidivfreies und erkrankungsfreies Überleben betrug 43 %, 65 % und 52 %. Interessant für die adäquate Patientenselektion war, dass Patientinnen mit einem Tumorvolumen < 30 ml im Vergleich zu solchen mit größeren Rezidiven > 30 ml ein signifikant besseres OS hatten (89 % vs. 12 %; P = 0,0001. Allerdings entwickelten 3 Patientinnen eine rektovaginale Fistel. Bei über 70 % der Patientinnen reduzierte sich der Analgetikaverbrauch nach der Therapie um 50 %. Zu vergleichbaren Aussagen kommen andere Autoren [29].

Isolierte paraaortale Rezidive sind eine weitere Einsatzmöglichkeit für die Methode. Choi et al. [30] publizierten Ergebnisse der Therapie von 30 Patientinnen mit para-aortalen Rezidiven verschiedener Entitäten. Alle Patienten hatten im CT oder PET-CT sichtbare paraaortale Metastasen. Vier Patienten erhielten 27–45 Gy EBRT gefolgt von einem SBRT Boost, 24 Patientinnen erhielten 33–45 Gy in drei Fraktionen. Das 4-Jahres OS war 50 %, wobei das mediane Überleben für asymptomatische Patienten signifikant gegenüber symptomatischen Patienten verlängert war. Die lokale Kontrollrate betrug nach vier Jahren 67 %. Damit erreicht die Therapie von isolierten paraaortalen Rezidiven im Vergleich zur primär vorhandenen paraaortalen Lymphknotenmetastasierung vergleichbare onkologische Ergebnisse und kann der Hälfte der Patientinnen eine kurative Chance bieten.

In der Therapie des Ovarialkarzinoms hatte vor Einführung einer wirksamen Chemotherapie die intraperitoneale Anwendung von ^{32}P [31] einen Stellenwert. Diese toxische Therapie brachte vergleichbare Ergebnisse in der adjuvanten wie konsolidierenden Therapie im Vergleich mit „Erstgenerations-Chemotherapien" wie z. B. Melphalan. In den folgenden Jahren war die Ganzabdomenbestrahlung der Standard der adjuvanten Therapien, bevor die Anwendung der platinhaltigen Doubletten auch sie verdrängte.

Seither ist das Ovarialkarzinom von Radioonkologen bezüglich der Indikationsstellung der Strahlentherapie fast in Vergessenheit geraten. Deshalb soll im Folgenden auf sinnvolle und zeitgemäße Indikationen im Rahmen individueller Heilversuche eingegangen werden.

Eine Übersichtsarbeit von 2017 beschäftigt sich mit zeitgemäßen Indikationen zur Radiotherapie beim Ovarialkarzinom [31]. Trotz des routinemäßigen Einsatzes der (neo)adjuvanten Chemotherapie und Antikörpern hat die Radiotherapie bei dieser radiosensitiven Erkrankung durchaus ihren Stellenwert:

- Die Strahlentherapie kann erwogen werden für *„involved field"*- Regionen bei Symptomatik bzw. kleinen progedienten Volumina (z. B. Lymphknotenregionen) bei Patientinnen mit bereits mehrfachen Vor-Chemotherapien;
- als stereotaktische Radiochirurgie für die oligometastasierte Patientin, um hohe Dosen in kleinen Tumorvolumina zu applizieren [27]. Hier werden hohe lokale Kontrollraten erzielt (Tab. 2) [61,65–68];
- für die hirnmetastasierte Patientin steht die Radiochirurgie bzw. die Ganzhirnbestrahlung zur Verfügung. Hohe lokale Kontrollraten nach ein und zwei Jahren bei einem medianen Überleben von 16 Monaten machen die Radiochirurgie zu einer Option, die erwogen und mit der Patientin diskutiert werden sollte [32,33]. Siehe hierzu auch das Kap. 3.2.5.

Somit bietet die stereotaktische Strahlentherapie eine gute Möglichkeit für oligometastasierte oder oligoprogrediente Patientinnen, einen lokalen Progress wirkungsvoll zu behandeln und ggf. eine Verlängerung des Intervalls bis zur nächsten Chemotherapie zu erreichen (sog. „Chemo-Holiday").

Tab. 2.13: Ergebnisse der Body-Stereotaxie bei Patientinnen mit Ovarialkarzinomen [31].

Study	N	Inclusion criteria	SBRT close	Local control	Distant progresstion
Phase II Cleveland SBRT trial (Kunos et al. [34])	50 pts 103 lesions	≤ 4 metastatic sites, ovarian, cervical, endometrial cancers	8 Gy × 3 fractions daily	96 % at 6 months	62 % at 6 months
Italy (Deodato et al. [35])	11 pts 12 lesions	Confirmed recurrent/ metastatic ovarian, cervical, endometrial cancers	6 Gy × 5 fractions daily	66,6 % at 2 years	46 % at 2 years
UNC (Higginson et al. [36])	16 patients	Pelvic, PA nodes, metastatic disease, or substitute for brachytherapy for ovarian, vaginal, cervical, and endometrial cancers	12–54 Gy in 3–5 fractions	79 % at 2 years	43 % at 2 years
University of California (Mesko et al. [37])	28 patients 47 lesions	Confirmed recurrent/ metastatic ovarian, vaginal, cervical, endometrial cancers	Median of 8 Gy × 5 fractions	34 % stable disease, 32 % partial response and 17 % complete response	57 % at 1 year
Phase I Ohio (Kunos et al. [38,39])	12 28 lesions	≤ 4 metastatic sites, ovarian, primary peritoneal, endometrial cancers	Carboplatin + gemcitabine + SBRT to 8 Gy × 3 fractions	79 % partial response, 21 % stable disease at 6 weeks	75 % at 6 weeks

2.6.3 Therapie der vorbehandelten Patientin (Re-Bestrahlung)

Bei der Mehrzahl der Patientinnen mit lokal fortgeschrittenen gynäkologischen Malignomen gehört die pelvine Bestrahlung der Tumorregion plus/minus die Bestrahlung der pelvinen und/oder paraaortalen und/oder inguinalen Lymphabflusswege zur Primärtherapie. Daraus erwächst im Rezidivfall die Herausforderung, trotz Vorbestrahlung unter Verwendung biologisch suffizienter Dosen eine lokale Kontrolle im Rahmen eines kurativen Therapiekonzeptes zu erreichen oder Symptomatik zu lindern, ohne die Patientin durch exzessive Toxizität zu gefährden. Zu dieser Symptomatik publizierten Murray et al. [40] 2017 eine Metaanalyse. Diese umfasste 195 Publikationen, aus denen 17 (n = 205) ausgewählt wurden. Es handelt sich ausschließlich um retrospektive Daten, die auch nicht-gynäkologische Malignome beinhaltete. Die lokale Symptomkontrolle wurde bei Patienten untersucht. Die 1-Jahres-Lokalen Kontrollraten betrugen 51–100 %. Es wurden bei 9 Patienten eine Grad 3 Nebenwirkung und bei 6 Patienten eine Grad 4 Toxizität berichtet. Es existiert keine systematische Dokumentation der zugrundeliegenden DVH-Parameter.

2.6.4 Zusammenfassung

Zusammenfassend stellt die robotische stereotaktische Hochpräzisionsbestrahlung eine sichere und effektive Methode in der Therapie gynäkologischer Tumoren, insbesondere bei herausfordernden Therapiesituationen der sog. Brachytherapie-Emulation, Therapie der lokalen Rezidive, Oligometastasen und Oligoprogresse, aber auch, wie seit vielen Jahren in der klinischen Routine etabliert, der Therapie distanter Metastasen in Lunge, Leber, Hirn und Knochen dar. In jedem Falle muss die Therapie durch ein erfahrenes multidisziplinäres Team begleitet werden, um in der jeweiligen klinischen Situation die Patientin kompetent über die geeignete Methode im Sinne eines optimalen onkologischen Ergebnisses, der Vermeidung unnötiger therapiebedingter Toxizität und des bestmöglichen funktionellen Ergebnisses zu beraten.

Referenzen

[1] Green JA, Kirwan JM, Tierney JF, et al. Survival and recurrence after concomitant chemotherapy and radiotherapy for cancer of the uterine cervix: a systematic review and meta-analysis. Lancet. 2001,358(9284):781–786.

[2] Keys HM, Bundy BN, Stehman FB, et al. Cisplatin, radiation, and adjuvant hysterectomy compared with radiation and adjuvant hysterectomy for bulky stage IB cervical carcinoma. The New England journal of medicine. 1999;340(15):1154–1161.

[3] Morris M, Eifel PJ, Lu J, et al. Pelvic radiation with concurrent chemotherapy compared with pelvic and para-aortic radiation for high-risk cervical cancer. The New England journal of medicine. 1999;340(15):1137–1143.

[4] Rose PG, Ali S, Watkins E, Thigpen JT, et al. Long-term follow-up of a randomized trial comparing concurrent single agent cisplatin, cisplatin-based combination chemotherapy, or hydroxyurea during pelvic irradiation for locally advanced cervical cancer: a Gynecologic Oncology Group Study. J Clin Oncol. 2007;25(19):2804–2810.

[5] Rose PG, Bundy BN, Watkins EB, et al. Concurrent cisplatin-based radiotherapy and chemotherapy for locally advanced cervical cancer. The New England journal of medicine. 1999;340 (15):1144–1153.

[6] Stecklein SR, Frumovitz M, Klopp AH, Gunther JR, Eifel PJ. Effectiveness of definitive radiotherapy for squamous cell carcinoma of the vulva with gross inguinal lymphadenopathy. Gynecol Oncol. 2018;148(3):474–479.

[7] Natesan D, Susko M, Havrilesky L, Chino J. Definitive Chemoradiotherapy for Vulvar Cancer. Int J Gynecol Cancer. 2016;26(9):1699–1705.

[8] Lian J, Dundas G, Carlone M, Ghosh S, Pearcey R. Twenty-year review of radiotherapy for vaginal cancer: an institutional experience. Gynecol Oncol. 2008;111(2):298–306.

[9] Miyamoto DT, Viswanathan AN. Concurrent chemoradiation for vaginal cancer. PLoS One. 2013;8(6):e65048.

[10] Chang JH, Jang WI, Kim YB, et al. Definitive treatment of primary vaginal cancer with radiothera-py: multi-institutional retrospective study of the Korean Radiation Oncology Group (KROG 12–09). J Gynecol Oncol. 2016;27(2):e17.

[11] Dimopoulos JC, Potter R, Lang S, et al. Dose-effect relationship for local control of cervical can-cer by magnetic resonance image-guided brachytherapy. Radiotherapy and oncology: journal of the European Society for Therapeutic Radiology and Oncology. 2009;93(2):311–315.

[12] Smith GL, Eifel PJ. Trends in the utilization of brachytherapy in cervical cancer in the United States. In regard to Han et al. International journal of radiation oncology, biology, physics. 2014;88(2):459–460.

[13] Smith GL, Jiang J, Giordano SH, Meyer LA, Eifel PJ. Trends in the Quality of Treatment for Patients With Intact Cervical Cancer in the United States, 1999 Through 2011. Int J Radiat Oncol. 2015;92 (2):260–267.

[14] Han K, Milosevic M, Fyles A, Pintilie M, Viswanathan AN. Trends in the utilization of brachythe-rapy in cervical cancer in the United States. International journal of radiation oncology, biology, physics. 2013;87(1):111–119.

[15] Molla M, Escude L, Nouet P, et al. Fractionated stereotactic radiotherapy boost for gynecologic tumors: an alternative to brachytherapy? International journal of radiation oncology, biology, physics. 2005;62(1):118–124.

[16] Mazeron R, Castelnau-Marchand P, Dumas I, et al. Impact of treatment time and dose escalation on local control in locally advanced cervical cancer treated by chemoradiation and image-gui-ded pulsed-dose rate adaptive brachytherapy. Radiotherapy and oncology : journal of the Euro-pean Society for Therapeutic Radiology and Oncology. 2015;114(2):257–263.

[17] Podder T, Fried D, Holland B, Rosenman J, Biswas T. Can Cyberknife SBRT Be An Alternative to Brachytherapy for Cervical Cancer Treatment? Med Phys. 2012;39(6):3799–3799.

[18] Otahal B, Dolezel M, Cvek J, et al. Dosimetric comparison of MRI-based HDR brachytherapy and stereotactic radiotherapy in patients with advanced cervical cancer: A virtual brachytherapy stu-dy. Rep Pract Oncol Radiother. 2014;19(6):399–404.

[19] Haas JA, Witten MR, Clancey O, et al. CyberKnife Boost for Patients with Cervical Cancer Unable to Undergo Brachytherapy. Frontiers in oncology. 2012;2:25.

[20] Cengiz M, Dogan A, Ozyigit G, et al. Comparison of intracavitary brachytherapy and stereotactic body radiotherapy dose distribution for cervical cancer. Brachytherapy. 2012;11(2):125–129.

[21] Neumann O, Kluge A, Lyubina O, et al. Robotic radiosurgery as an alternative to brachytherapy for cervical cancer patients. Strahlentherapie Und Onkologie. 2014;190(6):538–545.

[22] Potter R, Haie-Meder C, Van Limbergen E, et al. Recommendations from gynaecological (GYN) GEC ESTRO working group (II): concepts and terms in 3 D image-based treatment planning in cervix cancer brachytherapy-3D dose volume parameters and aspects of 3 D image-based ana-tomy, radiation physics, radiobiology. Radiotherapy and oncology : journal of the European So-ciety for Therapeutic Radiology and Oncology. 2006;78(1):67–77.

[23] Haie-Meder C, Chargari C, Rey A, et al. DVH parameters and outcome for patients with early-sta-ge cervical cancer treated with preoperative MRI-based low dose rate brachytherapy followed by surgery. Radiotherapy and oncology : journal of the European Society for Therapeutic Radio-logy and Oncology. 2009;93(2):316–321.

[24] Tome WA, Fowler JF. On cold spots in tumor subvolumes. Med Phys. 2002;29(7):1590–1598.

[25] Marnitz S, Kohler C, Budach V, et al. Brachytherapy emulating robotic radiosurgery in patients with cervical carcinoma. Radiat Oncol. 20138.

[26] Morgenthaler J, Köhler C, Budach V, et al. Long term Results of Robotic radiosurgery for brachy-therapy emulation in patients with cervical cancer. Strahlenther Onkol. 2020 Sep 24. DOI: 10.1007/s00066-020-01685-x. Online ahead of print. PMID: 32970164.

[27] Lazzari R, Ronchi S, Gandini S, et al. Stereotactic Body Radiation Therapy for Oligometastatic Ovarian Cancer: A Step Toward a Drug Holiday. International journal of radiation oncology, bio-logy, physics. 2018;101(3):650–660.

[28]   Seo Y, Kim MS, Yoo HJ, et al. Salvage stereotactic body radiotherapy for locally recurrent uterine cervix cancer at the pelvic sidewall: Feasibility and complication. Asia-Pac J Clin Onco. 2016;12 (2):E280-E288.

[29]   Dewas S, Bibault JE, Mirabel X, et al: Robotic image-guided reirradiation of lateral pelvic recurrences: preliminary results. Radiat Oncol. 2011;6:77.

[30]   Choi CW, Cho CK, Yoo SY, et al. Image-guided stereotactic body radiation therapy in patients with isolated para-aortic lymph node metastases from uterine cervical and corpus cancer. International journal of radiation oncology, biology, physics. 2009;74(1):147–153.

[31]   Fields EC, McGuire WP, Lin L, Temkin SM. Radiation Treatment in Women with Ovarian Cancer: Past, Present, and Future. Frontiers in oncology. 2017, 7:177.

[32]   Johnston H, McTyre ER, Cramer CK, et al. Stereotactic radiosurgery in the treatment of brain metastases from gynecologic primary cancer. J Radiosurg SBRT. 2017;5(1):55–61.

[33]   Jereczek-Fossa BA, Piperno G, Ronchi S, et al. Linac-based stereotactic body radiotherapy for oligometastatic patients with single abdominal lymph node recurrent cancer. American journal of clinical oncology. 2014;37(3):227–233.

[34]   Kunos C, von Gruenigen V, Waggoner S, et al. Cyberknife radiosurgery for squamous cell carcinoma of vulva after prior pelvic radiation therapy. Technol Cancer Res Treat. 2008;7:375–380.

[35]   Deodato F, Macchia G, Grimaldi L, et al. Stereotactic radiotherapy in recurrent gynecological cancer: a case series. Oncol Rep. 2009;22:415–419.

[36]   Higginson DS, Morris DE, Jones EL, et al. Stereotactic body radiotherapy (SBRT): Technological innovation and application in gynecologic oncology. Gynecol Oncol. 2011;120:404–412.

[37]   Mesko S, Sandler K, Cohen J, et al. Clinical Outcomes for Stereotactic Ablative Radiotherapy in Oligometastatic and Oligoprogressive Gynecological Malignancies. Int J Gynecol Cancer. 2017;27:403–408.

[38]   Kunos CA. Commentary: Phase I Trial of Carboplatin and Gemcitabine Chemotherapy and Stereotactic Ablative Radiosurgery for the Palliative Treatment of Persistent or Recurrent Gynecologic Cancer. Front Oncol. 2016;6:263.

[39]   Kunos CA, Sherertz TM, Mislmani M, et al. Phase I Trial of Carboplatin and Gemcitabine Chemotherapy and Stereotactic Ablative Radiosurgery for the Palliative Treatment of Persistent or Recurrent Gynecologic Cancer. Front Oncol. 2015;5:126.

[40]   Murray LJ, Lilley J, Hawkins MA, et al. Pelvic re-irradiation using stereotactic ablative radiotherapy (SABR): A systematic review. Radiotherapy and Oncology. 2017;125(2):213–222.

2.7 Prostatakarzinom

2.7.1 Lokalrezidiv

Alfred Haidenberger

2.7.1.1 Klinische Einführung

Das Prostatakarzinom ist in den westlichen Ländern der häufigste Tumor des Mannes [1]. Neben der Bestrahlung ist die radikale Operation eine der Standardtherapien für das lokalisierte Tumorstadium. Aber trotz der neuen technischen Entwicklungen in der Radioonkologie sowie der robotergesteuerten Operationstechniken, ist die Rate der biochemischen Rezidive dieser lokalen Therapieverfahren (definiert über einen PSA Wert > 0,2 ng/ml post Operation bzw. Anstieg um > 2 ng/ml über den Nadir post Radiotherapie), nach 10 Jahren immer noch bei 27–53 %[2,3].

Kommt es nach einer Therapie zu einem erneuten PSA Anstieg, müssen entsprechende Abklärungen bzw. Untersuchungen wie MRT, PSMA PET/CT durchgeführt werden, um zu unterscheiden, ob es sich um ein lokales Rezidiv in der Loge bzw. Prostata selbst oder um ein Fernrezidiv in Form von Metastasen handelt. Über 50 % der Rezidive sind Lokalrezidive und die Therapie der Wahl nach initialer Prostatektomie ist eine konventionelle Bestrahlung der gesamten Prostataloge. Eine externe Bestrahlung nach radikaler Operation führt zu sehr guten Ansprechraten, gerade wenn diese sehr früh eingeleitet wird (PSA < 0,6 ng/ml) [4]. Trotz Salvage-Radiotherapie entwickeln aber 45–65 % der Patienten ein 2. Lokalrezidiv innerhalb von 5 Jahren [5].

Für Rezidive nach radikaler Operation und adjuvanter bzw. Salvage-Radiotherapie gibt es keine Leitlinien [6]. Häufig kommt in dieser Situation die systemische Therapie in Form einer antihormonellen Therapie zum Einsatz, mit dem Ziel das Fortschreiten der Erkrankung zu verlangsamen [7]. Dies ist oft verbunden mit Einschränkungen der Lebensqualität, sodass hier idealerweise eine weitere lokale Salvage-Therapie eingesetzt werden sollte [8]. Die Möglichkeit einer PSMA PET/CT Untersuchung und die Weiterentwicklung in der MRT Diagnostik erlauben heute eine präzise Identifikation bzw. Lokalisation schon kleinster Tumorläsionen [9]. Zu evaluieren ist, ob eine auf dieser bildgebenden Basis gestützte lokale Therapie die antihormonelle Therapie vorübergehend ersetzen und weiter hinauszögern kann [26].

2.7.1.2 Entwicklungen in der Radiotherapie

In den letzten Jahren hat sich die Radiotherapie (RT) technisch enorm weiterentwickelt. Neben der intensitätsmodulierten Radiotherapie (IMRT) und image guided Radiotherapie (IGRT) steht mit der volumetrisch modulierte Arc Therapy (VMAT) eine weitere Technik zur Verfügung, die es möglich macht, das Planungszielvolumen (PTV) bzw. Target mit effektiveren Dosen auszulasten bei gleichzeitiger besserer Schonung der umliegenden Risikostrukturen [10–12]. Weitere Entwicklungen in der Hochpräzisionsstrahlentherapie haben zu der extrakraniellen stereotaktischen Bestrahlung (SBRT) geführt, die hypofraktioniert oder in einer Sitzung als Einzeitradiochirurgie durchgeführt werden kann [13]. Hier handelt es sich um eine neuere Modalität, mit der sehr hohe und biologisch noch effektivere Dosen in sehr kurzer Zeit auf ein kleines und bildgebend gut umschriebenes Zielvolumen appliziert werden können, bei maximaler Schonung der den Tumor umgebenden Risikostrukturen [13,14].

Neu ist der Einsatz der SBRT oder Radiochirurgie im Rahmen von lokoregionären Rezidiven mit geringem Tumorvolumen bei Patienten, die schon vorbestrahlt wurden. Die Datenlage ist noch nicht aussagekräftig, wenn auch die wenigen vorhandenen Daten eine hohe Effektivität ohne wesentliche Nebenwirkungen zeigen und eine antihormonelle Therapie hinausgezögert werden konnte [15–17].

2.7.1.3 Therapiealternativen

Aktuelle Studien zur primären Therapie des Prostatakarzinoms bestätigen, dass eine konventionelle Radiotherapie mit Dosen von 74–80 Gy in der definitiven Behandlung eine ebenbürtige Alternative zur radikalen Operation darstellt [1,18,19]. Der Stellenwert der konventionellen Radiotherapie im postoperativen Setting in Form einer adjuvanten oder Salvage-Radiotherapie ist unumstritten [20]. Selbes gilt im metastasierten Stadium in palliativer Intention bezüglich der Schmerzsymptomatik und in kurativer Intention bei einer vorliegenden Oligometastasierung [21,22].

Im Falle eines Lokalrezidives stehen eine Salvage-Prostatektomie, Kryotherapie, hochintensiver fokussierter Ultraschall (HIFU) oder Brachytherapie zur Verfügung. Die systemische Therapie kommt bevorzugt zum Einsatz, wenn Patienten für einen invasiven Eingriff aufgrund eines schlechten Allgemeinzustandes nicht geeignet sind oder einem invasiven Eingriff nicht zustimmen. Zu berücksichtigen und abzuwägen sind die Risiken einer invasiven Therapie wie Blutungen, Urethrastrikturen, Fistelungen, Inkontinenz sowie Impotenz [23–25]. Die Indikationsstellung für eine invasive Therapie muss insbesondere bei älteren oder multimorbiden Patienten sehr kritisch geprüft werden.

Radiochirurgie

Aktuell werden erste Daten über die Ergebnisse einer roboter- und bildgesteuerten Re-Bestrahlung mittels der Cyberknife-Technik vorgestellt. Der Vorteil dieser Technik liegt in der hohen Präzision, die auf Grund des computergesteuerten Bildortungssystems mit Tumortracking während der Behandlung gewährleistet wird. Die Tumorbewegung kann während der gesamten Behandlung überprüft und ausgeglichen werden. Dies ermöglicht einen sehr steilen Dosisgradienten mit optimaler Schonung des Normalgewebes bzw. der Risikostrukturen wie Darmwand und Blasenboden.

Olivier et al. behandelten in einer kleinen Serie zwölf Patienten mit Lokalrezidiven nach Prostatektomie und externer Salvage-Radiotherapie in sechs Fraktionen und mit einer Gesamtdosis von 36 Gy [26]. Ein PSA Abfall konnte in 83 % der Patienten erreicht werden, die biochemische Rezidivfreiheit betrug nach ein und zwei Jahren 79 bzw. 56 %, nur ein Patient hatte eine akute G II Toxizität in Form einer Proktitis, ein Patient erlitt eine G1 Spättoxizität (Zystitis). Die Re-Bestrahlung mittels Cyberknife-Radiochirurgie zeigte eine signifikante Verlängerung der biochemischen Rezidivfreiheit bei sehr geringer Toxizität.

Die Arbeit von Miszczyk et al. belegt ebenfalls in einem hypofraktionierten Konzept (Einzeldosis median 7,35 Gy, Gesamtdosis median 36,25 Gy), dass eine Cyberknife-Radiochirurgie bei vorbestrahlten Patienten mit hoher Effektivität und geringer Toxizität eingesetzt werden kann [27]. Die Lokale Kontrollrate betrug nach einem Jahr 86,8 %, das krankheitsfreie Überleben war nach zwei Jahren bei 82 %. Berücksichtigt werden muss in dieser Arbeit, dass knapp über 50 % der Patienten eine vorübergehende additive antihormonelle Therapie erhielten.

Die in der Literatur beschriebenen *disease free survival* Raten auf fünf Jahre betragen im Vergleich dazu für eine radikale Operation 47 %–82 %, für die Kryotherapie 50 %–70 % und für die Brachytherapie 20 %–70 % [28,29]. Die präliminären Daten nach Cyberknife-Rezidiv-Bestrahlung scheinen mit diesen Daten konkurrieren zu können, auch wenn bei der schwachen Datenlage und noch nicht ausreichenden follow-up Zeiten derzeit noch keine konklusiven Aussagen möglich sind.

Studien zur Brachytherapie von Prostatarezidiven zeigen eine gute lokale Kontrolle, allerdings sind die G3 und G4 Toxizitätsraten mit bis zu 17 % sehr hoch [28]. Keine Alternative stellt eine erneute externe Bestrahlung dar. Laut Literatur führt diese zu schlechteren Lokalkontrollraten im Vergleich zur Brachytherapie, bei gleich hoher Toxizität [30].

Anwendung bzw. Indikation Radiochirurgie

Sechsundsechzig Patienten mit biochemisch steigendem PSA-Wert und bildgebend verifiziertem Lokalrezidiv unabhängig von der bereits erfolgten Vorbehandlung (Tab. 2.14) wurden im Zeitraum vom 06/2016 bis 09/2019 in unserem Zentrum mit der roboter- und bildgestützten Präzisionsbestrahlung mittels Cyberknife behandelt. Das mediane Alter der Patienten betrug 69,8 Jahre (57,6–82,4). Es handelt sich hier um ein intendiertes kuratives Konzept einer heterogenen Patientengruppe und kommt als Alternative zur radikalen Operation bzw. konventionellen Radiotherapie der Restprostata bzw. gesamten Loge oder alleinigen antihormonellen Therapie zum Einsatz. Die behandelten Patienten hatten einerseits ein isoliertes Rezidiv in der Prostata bzw. Prostataloge, andererseits sowohl ein Lokalrezidiv als auch eine bereits aufgetretene Oligometastasierung. Zehn (15,5 %) der sechsundsechzig Patienten waren zum Zeitpunkt der Radiochirurgie schon oligometastasiert. Die Indikation wurde interdisziplinär mit den Kollegen der Urologie gestellt.

Tab. 2.14: Vorbehandlung der 66 Patienten.

	%	Anzahl
nur Bestrahlung	15,2	10
nur OP	22,7	15
Bestrahlung und OP	25,8	17
Bestrahlung und Hormon	6,1	5
OP und Hormon	13,6	8
Bestrahlung, Hormon, und OP	13,6	9
Hormon und HIFU	1,5	1
OP und HIFU	1,5	1
	100,0	66,0

Internes Protokoll zur Vorbereitung und Zielvolumendefinition

Initial wird prä-therapeutisch ein PSMA PET/CT sowie ein hochauflösendes Dünn-schicht-MRT (Abb. 2.31) durchgeführt, um das Rezidiv detailliert darstellen zu können. Danach folgt eine Markierung mit typischerweise zwei Goldmarkern transrektal oder transperineal zum Tumortracking und ein Planungs-CT zur Bestrahlungspla-nung. Bei dieser Prozedur wird das Lokalrezidiv noch zusätzlich histologisch gesi-

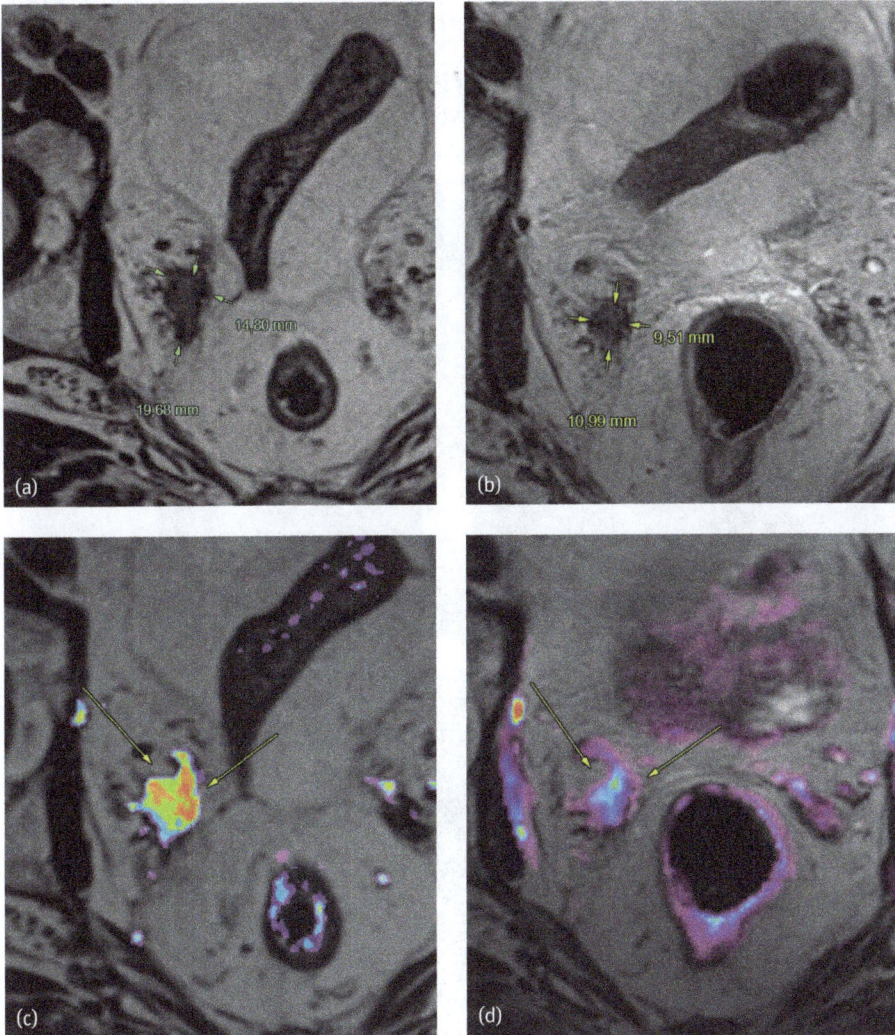

Abb. 2.31: Lokalrezidiv Samenblase rechts. (a–b): 3D SPACE 1 mm transversal 3 Tesla prae (a) und post (b) SRS; Größenreduktion des Lokalrezidivs des PCA (vorher 20 × 15 mm, 4 Monate nach Thera-pie 10 × 11 mm). (c–d): Fusion der 3D SPACE mit der Darstellung des arteriellen Blutflusses (AIF, ar-terial input function) prae (c) und post (d) SRS. die Läsion ist nach Therapie signifikant weniger stark perfundiert.

chert, wenn es im transrektalen Ultraschall identifiziert werden kann. Als Zielvolumen wird der makroskopische Tumor mit 2–3 mm Sicherheitssaum in alle Richtungen definiert. Der Dosis-Berechnung liegt eine inverse Dosisplanung zugrunde, wobei die Dosis im zu behandelnden Zielbereich anhand der Strahlentoleranz der umliegenden empfindlichen Strukturen errechnet wird (Precision 2.0® Accuray Incorporated, Sunnyvale, California, USA).

Ergebnisse

Nach Erstellung des Bestrahlungsplanes (Abb. 2.32) erfolgte die einzeitige radiochirurgische Behandlung. Das definierte Planungszielvolumen betrug 0,6–26,2 cm³ (Mittelwert 5,1 cm³). Die berechnete Zielvolumendosis betrug in Abhängigkeit von

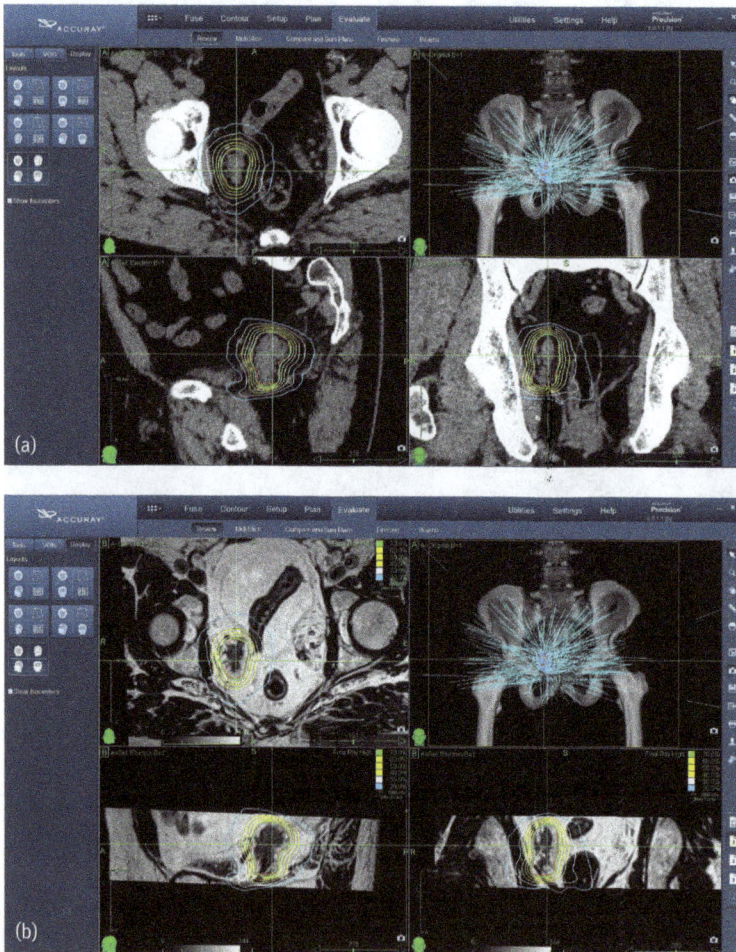

Abb. 2.32: Bilddokumentation Bestrahlungsplan. (a): Planungs-CT mit Zielvolumen und Isodosen in 3 Ebenen. (b): Planungs-MRT mit Zielvolumen und Isodosen in 3 Ebenen.

Größe und Lage zu Risikostrukturen 20–22 Gy, verschrieben auf die 65 %–70 % Iso-
dose. Von 06/2016 bis 09/2019 konnten sechsundsechzig Patienten im vorgegebenen
Protokoll behandelt werden. Eine erste PSA Kontrolle erfolgt drei Monate nach der
Behandlung. 82,45 % der Patienten zeigten ein Therapieansprechen im Sinne eines
PSA-Abfalls, bei zehn Patienten (17,54 %) ist es zu einem PSA-Anstieg gekommen. In
der bildgebenden Kontrolle zeigte sich bei neun Patienten entweder ein systemischer
Progress oder ein erneutes Rezidiv an anderer Lokalisation in der Prostata. bzw. eine
Kombination von beiden, bei einem Patienten konnte bildgebend kein Progress fest-
gestellt werden, der PSA-Wert zeigte im späteren Verlauf auch wieder einen Abfall
unter den Ausgangswert.

Fünfunddreißig der sechsundsechzig Patienten mit mindestens einem Jahr follow-up wurden im Detail untersucht. Die Vorbehandlung ist in Tab. 2.15 angegeben.
Eine komplette biochemische Remission konnte bei dreiundzwanzig Patienten
(65,71 %) nachgewiesen werden, sieben Patienten (20 %) zeigten bildgebend eine lokale Kontrolle aber einen systemischen Progress, drei Patienten (8,57 %) zeigten einen systemischen Progress und ein erneutes Rezidiv an einer anderen Stelle in der
Prostata, bei zwei Patienten (5,72 %) wurde bildgebend ein erneutes Rezidiv an einer
anderen Stelle in der Prostata verifiziert. Bei allen fünfunddreißig Patienten (100 %)
zeigt sich eine bildgebend komplette Remission des bestrahlten Rezidivs. Zum Zeitpunkt der Radiochirurgie waren von den fünfunddreißig Patienten bereits sieben Patienten (20 %) oligometastasiert, diese bildgebend detektierten Metastasen wurden
in die Behandlung miteingeschlossen.

Tab. 2.15: Vorbehandlung der 35 Patienten.

mit 1 Jahr NK	%	Anzahl
nur Bestrahlung	14,3	5
nur OP	28,6	10
Bestrahlung und OP	22,9	8
Bestrahlung und Hormon	11,4	4
OP und Hormon	5,7	2
Bestrahlung, Hormon, und OP	14,3	5
OP und HIFU	2,9	1
	100,0	35,0

Neben der sehr guten Lokalen Kontrolle konnte an dem kleinen Patientenkollektiv
zusätzlich gezeigt werden, dass die Behandlung mittels Cyberknife-Radiochirurgie sicher und gut tolerabel ist. Es trat keine Toxizität ≥ Grad II auf. Fünf Patienten

(7,57 %) vom Gesamtkollektiv der sechsundsechzig Patienten hatten eine G I Toxizität in Form einer Pollakisurie, Dysurie oder Diarrhoe, ein Patient (2,86 %) der im Detail analysierten fünfunddreißig Patienten mit Follow-up von mindestens einem Jahr hatte eine G I Spättoxizität im Sinne einer Pollakisurie G I. Aufgrund dieser guten Lokalen Kontrolle und dem günstigen Nebenwirkungsprofil ist die Radiochirurgie eine mögliche Alternative zu den bisher etablierten Therapieoptionen. Die Behandlung des Lokalrezidives ist auch bei den metastasierten Patienten zu empfehlen, um den zu erwartenden lokalen tumorassoziierten Komplikationen entgegenzuwirken. Bei den oligometastasierten Patienten muss abgewägt werden, ob diese Patienten zusätzlich für einen bestimmten Zeitraum eine antihormonelle Therapie erhalten sollten.

2.7.1.4 Pitfalls

Eine hochaufgelöste Bildgebung sowie perfekt platzierte Goldmarker zum Tumortracking sind die Grundvoraussetzungen für eine effektive und tolerable Cyberknife-Radiochirurgie des Lokalrezidives bei bekanntem Prostatakarzinom. Ohne entsprechende Bildgebung und einem auf Prostatabildgebung spezialisierten Radiologen ist eine exakte Zielvolumendefinition nicht möglich.

2.7.1.5 Take home message

Die Cyberknife-Radiochirurgie scheint eine effektive und schonende Therapiealternative zu den bisher bekannten Therapieoptionen des Lokalrezidivs bei Prostatakarzinom zu sein und kann ambulant in nur einer einzigen Sitzung durchgeführt werden. Eine enge Zusammenarbeit vom Zeitpunkt der Voruntersuchungen bis hin zur Nachsorge zwischen Urologen, spezialisierten Radiologen und Radiochirurgen ist für optimale Therapieergebnisse entscheidend.

Referenzen

[1] Arnold M, Karim-Kos HE, Coebergh JW, et al. Recent trends in incidence of five common cancers in 26 European countries since 1988: analysis of the European Cancer Observatory. Eur J Cancer. 2015;51:1164–87. doi: 10.1016/j.ejca.2013.09.002

[2] Amling CL, Blute ML, Bergstralh EJ, et al. Longterm hazard of progression after radical prostatectomy for clinically localized prostate cancer: continued risk of biochemical failure after 5 years. J Urol. 2000;164:101–5. doi: 10.1016/S0022-5347(05)67457-5

[3] Mottet N, Bellmunt J, Briers E, et al. EAU – ESTRO – SIOG Guidelines on Prostate Cancer, EAU – ESTRO – SIOG, 2016.

[4] Pound CR, Partin AW, Eisenberger MA, et al. Natural history of progression after PSA elevation following radical prostatectomy. JAMA. 1999;281:1591–7. doi: 10.1001/jama.281. 17.1591

[5] Stephenson AJ, Shariat SF, Zelefsky MJ, et al. Salvage radiotherapy for recurrent prostate cancer after radical prostatectomy. JAMA. 2004;291:1325–32. doi: 10.1001/jama.291.11.1325

[6] Mottet N, Bellmunt J, Bolla M, et al. EAU-ESTRO-SIOG guidelines on prostate cancer. Part 1: screening, diagnosis, and local treatment with curative intent. Eur Urol. 2017;71:618– 29. doi: 10.1016/j.eururo.2016.08.003

[7]   Tumati V, Jackson WC, Abugharib AE, et al. Natural history of "second" biochemical failure after salvage radiation therapy for prostate cancer: a multi-institution study. BJU Int. 2018;121:365–72. doi: 10.1111/bju.13926

[8]   Herr HW, O'Sullivan M. Quality of life of asymptomatic men with nonmetastatic prostate cancer on androgen deprivation therapy. J Urol. 2000;163:1743–6. doi: 10.1097/00005392-200006000-00025

[9]   Panebianco V, Barchetti F, Sciarra A, et al. Prostate cancer recurrence after radical prostatecto-my: the role of 3-T diffusion imaging in multi-parametric magnetic resonance imaging. Eur Radiol. 2013;23:1745–52. doi: 10.1007/s00330-013-2768-3

[10] Mameghan H. Recent developments in radiotherapy. Med J Aust. 1992;156:3–4.

[11] Sale C, Moloney P. Dose comparisons for conformal, IMRT and VMAT prostate plans. J Med Imaging Radiat Oncol. 2011;55:611–621.

[12] Aznar MC, Petersen PM, Logadottir A, et al, Rotational radiotherapy for prostate cancer in clinical practice. Radiother Oncol. 2010;97:480–484.

[13] Zilli T, Scorsetti M, Zwahlen D, et al, ONE SHOT – single shot radiotherapy for localized prostate cancer: study protocol of a single arm, multicenter phase I/II trial. Radiat Oncol. 2018;13 (1):166. doi: 10.1186/s13014-018-1112-0.

[14] Lo SS, Fakiris AJ, Chang EL, et al. Stereotactic body radiation therapy: A novel treatment modality. Nat Rev Clin Oncol. 2010;7:44–54.

[15] Timmerman RD, Herman J, Cho LC. Emergence of stereotactic body radiation therapy and its impact on current and future clinical practice. J Clin Oncol. 2014;32:2847–2854.

[16] King CR, Brooks JD,Gill H, Presti JC. Long-term outcomes froma prospective trial of stereotactic body radiotherapy for low-risk prostate cancer. Int J Radiat Oncol Biol Phys. 2012;82:877–82. doi: 10.1016/j.ijrobp.2010.11.054

[17] Lischalk JW, Kaplan ID, Collins SP. Stereotactic body radiation therapy for localized prostate cancer. Cancer J Sudbury Mass. 2016;22:307–13. doi: 10.1097/PPO.0000000000000209

[18] Friedland JL, Freeman DE, Masterson-McGary ME, Spellberg DM. Stereotactic body radiotherapy: an emerging treatment approach for localized prostate cancer. Technol Cancer Res Treat. 2009;8:387–92. doi: 10.1177/153303460900800509

[19] Hamdy FC, Donovan JL, Lane JA, et al. 10-Year outcomes after monitoring, surgery, or radiotherapy for localized prostate cancer. N Engl J Med. 2016;375:1415–1424.

[20] Mottet N, Bellmunt J, Bolla M, et al. EAU-ESTRO-SIOG guidelines on prostate cancer. Part 1: Screening, diagnosis, and local treatment with curative intent. Eur Urol. 2017;71:618–629.

[21] Ko EC, Michaud AL, Valicenti RK. Postoperative radiation after radical prostatectomy. Semin. Radiat Oncol. 2017;27:50–66.

[22] Rusthoven CG, Jones BL, Flaig TW, et al. Improved survival with prostate radiation in addition to androgen deprivation therapy for men with newly diagnosed metastatic prostate cancer. J Clin Oncol. 2016;34:2835–2842.

[23] Franzese C, Zucali PA, Di Brina L, et al. The efficacy of Stereotactic body radiation therapy and the impact of systemic treatments in oligometastatic patients from prostate cancer. Cancer Med. 2018;7:4379–4386

[24] Golbari NM, Katz AE. Salvage therapy options for local prostate cancer recurrence after primary radiotherapy: A literature review. Curr Urol Rep. 2017;18:63.

[25] Lian H, Yang R, Lin T, et al. Salvage cryotherapy with third-generation technology for locally recurrent prostate cancer after radiation therapy. Int Urol Nephrol. 2016;48(9):1461–1466. doi:10.1007/s11255-016-1339-3

[26] Kanthabalan A, Peters M, Van Vulpen M, et al. Focal salvage high-intensity focused ultrasound in radiorecurrent prostate cancer. BJU Int. 2017;120(2):246–256. doi:10.1111/bju.13831

[27] Olivier J, Basson L, Puech P, et al. Stereotactic Re-irradiation for Local Recurrence in the Prostatic Bed After Prostatectomy: Preliminary Results. Front. Oncol. 2019;9:71. doi: 10.3389/fonc.2019.00071

[28] Miszczyk L, Stapor-Fudzinska M, Miszczyk M, et al. Salvage CyberKnife-Based Reirradiation of Patients With Recurrent Prostate Cancer: The Single-Center Experience. Rechnol Cancer Res Treat. 2018;17:1–8. DOI: 10.1177/1533033818785496

[29] Kimura M, Mouraviev V, Tsivian M, et al. Current salvage methods for recurrent prostate cancer after failure of primary radiotherapy. BJU Int. 2010;105(2):191–201. doi:10.1111/j.1464-410X.2009.08715.x

[30] Cornford P, Bellmunt J, Bolla M, et al. EAU-ESTRO-SIOG guidelines on prostate cancer. Part II: treatment of relapsing, metastatic, and castration-resistant prostate cancer. Eur Urol. 2017;71 (4):630–642. doi:10.1016/j.eururo.2016.08.002

[31] Barton MB, Allen S, Delaney GP, et al. Patterns of retreatment by radiotherapy. Clin Oncol. 2014;26:611–618.

2.7.2 Lokalisiertes Prostatakarzinom

Arne Grün

2.7.2.1 Einleitung

Die Rationale der primären SBRT (*stereotactic body radiotherapy*: Körperstereotaxie) beim lokalisierten Prostatakarzinom lässt sich anhand einiger Grundtatsachen herleiten. Die Dosis-Eskalations-Studien der 2000er Jahre hatten eine eindeutige Dosis-Wirkungs-Beziehung in der primären Strahlentherapie des lokalisierten Prostatakarzinoms belegt [1-3], waren aber mit einem Dosis-abhängigen Anstieg insbesondere rektaler Nebenwirkungen verbunden. Die abgeleitete Konsequenz wäre demnach eine Dosiseskalation bei gleichzeitig besserer Schonung der umliegenden Risikoorgane. Darüber hinaus ist das Prostatakarzinom aufgrund des niedrigen alpha/beta-Wertes einer Hypofraktionierung zugänglich, die die therapeutische Ratio erhöhen würde [4]. Die Hochpräzisionsstrahlentherapie bietet die Möglichkeit, die Schonung gesunden Gewebes mit der hypofraktionierten Dosiseskalation zu verbinden.

Hinsichtlich der biochemischen Kontrolle und des Nebenwirkungsspektrums konnte die CHHiP-Studie eine Gleichwertigkeit der moderaten Hypofraktionierung im Vergleich zur konventionellen fraktionierten Strahlentherapie zeigen [5]. Die extreme- oder ultra-Hypofraktionierung war lange Zeit exklusive Domäne der HDR-Brachytherapie [6], die als Boost nach einer fraktionierten perkutanen Strahlentherapie oder (im deutschsprachigen Raum allein als experimenteller Ansatz oder in Studien) als alleinige HDR-Monotherapie hohe Tumorkontrollraten zeigen konnte [7,8].

Historisch haben sich zwei unterschiedliche Ansätze der Prostata-SBRT mittels CyberKnife entwickelt. Während Fuller und Mitarbeiter die inhomogene Dosisverteilung der HDR-Brachytherapie bewusst zu imitieren versuchten [9], strebten King und Katz et al. nach einer der IMRT vergleichbaren homogenen Dosisverteilung [10]. Heute bevorzugen viele Arbeitsgruppen den homogenen Ansatz, da die Harnblasenkatheterisierung zur Identifikation der Harnröhre als OAR (*organ at risk*) entfällt.

Nachdem Daten zu Wirksamkeit und Nebenwirkungen der SBRT beim lokalisierten Prostatakarzinom zunächst vornehmlich aus monozentrischen Auswertungen und Phase-II-Studien stammten, liegen uns heute umfangreiche Daten hoher Evidenz vor. Zuletzt konnte die Nicht-Unterlegenheit der SBRT gegenüber der EBRT in Bezug auf PFS (*progression-free survival*: Progressions-freies Überleben) und Morbidität gezeigt werden [11]. Die uns heute vorliegenden Daten wurden 2019 in einer Meta-analyse an > 6000 Patienten ausgewertet. Das progressionsfreie Überleben beträgt 96,7 % und 92,1 % für lokalisierte Prostatakarzinome des niedrigen und intermediären Risikos (nach NCCN: *National Comprehensive Cancer Network*) bei urogenitalen und gastrointestinalen > Grad 3-Nebenwirkungen von < 2,5 % [12]. Die SBRT stellt somit eine effektive, sichere und aufgrund der kurzen Behandlungszeit, komfortable Behandlungsoption für Patienten mit niedrigem und intermediärem Risiko dar (Tab. 2.16). Aufgrund der guten Datenlage zur primären SBRT im Vergleich zur EBRT beim lokalisierten Prostatakarzinom, erwarten wir die Aufnahme in Evidenz-basierten Behandlungsleitlinien als eine der Standardoptionen.

2.7.2.2 Strahlenbiologie

Inzwischen konnte gezeigt werden, dass der alpha/beta-Wert für Prostatakarzinome vermutlich circa 1,5 Gy beträgt [13]. Da der alpha/beta-Wert des umliegenden Normalgewebes zwischen 3–5 Gy liegt, kann die therapeutische Breite mittels Hypofraktionierung verbessert werden. Während die BED am Tumor erhöht wird, kann das Normalgewebe besser geschont werden. Geht man von alpha/beta-Werten von 1,2–1,5 Gy aus, erscheint die Notwendigkeit heterogener Bestrahlungspläne mit bewussten Dosisspitzen nicht gegeben, da die umschließende Gesamtdosis von 35 Gy für eine dauerhafte Tumorkontrolle ausreicht (EQD2 85 Gy).

2.7.2.3 Behandlungsvorbereitung
Marker

Intra-prostatische Marker sind ein verlässliches Surrogat für die Bewegungen der Drüse. Wir implantieren in der Regel zwei gekoppelte Marker (n = 4). Idealerweise sollten die Marker in einem Abstand von nicht weniger als 2 cm zueinander liegen. Der Winkel zwischen Gruppen sollte nicht weniger als 15° unterschreiten, um die Kolinearitätsgrenze nicht zu unterschreiten [14] (Abb. 2.33). Wir verwenden Fleximark® Gold-beschichtete Titanmarker mit jeweils 2 Seeds und einem 2 cm-Abstandshalter pro 18 GA/ 20 cm Nadel (Riverpoint Medical, LLC, 825 NE, 25th Avenue, Portland, OR, 97232, USA). Der Abstand von 2 cm gewährleistet, dass das System die Marker als separat erkennt. Für 6D-*tracking* sind 3 Marker erforderlich. Vier implantierte Marker ergeben somit eine redundante Auswahl von 4 Dreiergruppen. Die Implantation erfolgt unter Lokalanästhesie (1 % Lidocain) unter einer antibiotischen Einmalgabe. Die Lage der Marker wird im Anschluss mittels C-Bogen in ap-pa und lateralen Röntgenbildern dokumentiert. Aufgrund langjähriger Brachytherapie-Erfahrung, erfolgt

Tab. 2.16: Detaillierte Patientenkriterien ausgewählter Studien.

Autor	Publikationsjahr	Anzahl Patienten	medianes Alter (Spannbreite)	medianer PSA in ng/ml (Spannbreite)	T-Stadien	Gleason-Werte (%)	Risikogruppen (%)	ADT (%)	Prostatavolumen (ml)	Dosis (Gy)
Freeman, King [63]	2011	41	66 (48–83)	5,6 (0,7–10)	T1c-T2b	6	LR	0		7/35 Gy und 7,25/36,25 Gy
Bolzicco et al. [45]	2013	100	72 Jahre (52–82)	7,58	T1c-T2c	5–10 (GS10 n=1)	LR (41), IR (42), HR (17)	0	33 (15–65)	7/35 Gy
Chen et al. [64]	2013	100	69 Jahre (48–90)	12,29 (4,75–39,84)	T1c-T2c	6 (73), 7 (23), 8(4)	LR (37); IR (55); HR (8)	11		7/35 Gy (15%) und 7,25/36,25 (85%)
Katz et al. [65]	2014	515	69 Jahre (43,8–89,2)	5,4 (1,0–42,9)	T1a, T1c, T2a	6 (69,3), 7a (16,3), 7b (8,2), 8 (4,7), 9 (1,5)	LR (62,9), IR (29,7), HR (7,4)	14	59,15	35 (30,7), 36,25 (69,3)
Davies et al. [41] (multi-institutionl registry)	2015	437	69 Jahre (48–88)	5,8 (0,3–43)	T1a-T3	6 (51), 7a (44), 7b (9), 8 (5)	LR (43), IR (49), HR (8)		52 (10–180)	19,5–29/2-3 Fx (5%), 35/5 Fx (6%), 36,25/5Fx (76%), 37/5 Fx (13%), 38/4 Fx (1%)
Koskela et al. [29]	2017	218	70 Jahre (47–86)	10 (1,3–300)	T1a-T4	≤6 (49,1), 7 (37,6), ≥8 (13,3)	LR (22), IR (27), HR (51)	LR (29,2); IR (50,8); HR: (88,3)		7/35 Gy; 7,25/36,25 Gy

Tab. 2.16: (fortgesetzt)

Autor	Publika-tions-jahr	Anzahl Patien-ten	medianes Alter (Spann-breite)	medianer PSA in ng/ml (Spannbreite)	T-Sta-dien	Gleason-Werte (%)	Risikogruppen (%)	ADT (%)	Prostata-volumen (ml)	Dosis (Gy)
Msyczcyk et al. [66]	2017	400	69 Jahre (53–83)	2,3 (0,008–20,4)				60		7,25/36,25 Gy
Fuller et al. [46]	2018	259	68,7 Jahre		T1a-T2b	6 (49), 7a (42), 7b (9)	LR (47), IR (57) (78% favorable, 22% unfavor-able)	0%	38 (14–145,1)	9,5/38 Gy
Katz et al. [37]	2018	230	69,5 Jahre (4–86)	5,6	T1c, T2a	6 (100)			45 (18–103)	7/35 Gy; 7,25/36,25 Gy

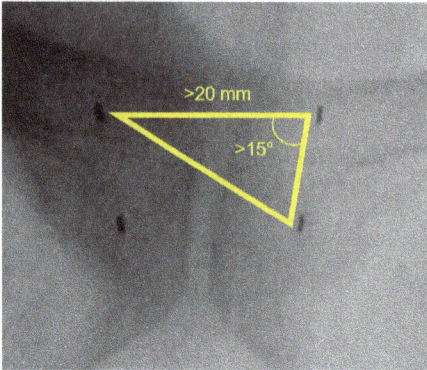

Abb. 2.33: Ap-pa-Röntgenaufnahme der Prostata nach Markerimplantation. Die Marker liegen in einem Abstand von ≥ 2 cm zueinander. Dadurch erkennt sie das System als separate Marker. Außerdem sollte ein Winkel von > 15° zwischen den Gruppen angestrebt werden (in Anlehnung an Lei et al., 2011 [14]).

die Implantation bei uns durch den Radioonkologen selbst, in der Regel erfolgt die Überweisung zum Urologen oder interventionellen Radiologen. Da die Marker abwandern können und die Prostata inflammationsbedingt anschwellen kann, erfolgt die Planungs-Bildgebung 1–2 Wochen später.

Ernährung, Vorbereitung von Enddarm und Harnblase

Wir empfehlen eine vorübergehende Gas-reduzierende Ernährung (wenig Ballaststoffe) eine Woche vor dem Planungs-CT und während der Behandlung [15]. Planungs-CT und -MRT sollten mit leerem Enddarm und einer wenig gefüllten Harnblase von ca. 100 ml durchgeführt werden. Gemäß Protokoll der PACE-Studie (NCT01584258) lassen wir auf Höhe der Prostata einen maximalen Rektumdurchmesser von 4 cm zu, wenn nicht anders möglich. Katz et al. führten jeweils extensive Abführmaßnahmen mit Dulcolax® (Bisacodyl) und einem Klistier durch und installierten 1500 mg Amifostin rektal 15–20 Minuten vor jeder Fraktion [16]. Bei der HDR-Emulation nach Fuller erfolgt vor dem Planungs-CT und vor jeder Sitzung eine vorübergehende Harnblasenkatheterisierung [9]. Über den Katheter kann einerseits die Blasenfüllung kontrolliert werden, andererseits ermöglicht der Katheter die Identifizierung der Harnröhre im Planungs-CT, die dann als Risikoorgan definiert werden kann. Wie bei Aluwini et al., empfanden unsere Patienten das Legen das Harnblasenkatheters als unangenehmsten Teil der Behandlung, sodass wir auch deswegen zum Ansatz mit 5 Fraktionen und homogener Planung gewechselt sind. Wir kontrollieren die Blasenfüllung vor der Behandlung nicht-invasiv mittels Ultraschall (Bladderscan®) [17].

Planungs-Bildgebung

Das Staging erfolgt in Abhängigkeit individueller Risikofaktoren nach S3-Leitlinie [18]. Für die Konturierung fusionieren wir das nativ-Planungs-CT mit einer T2-gewichteten MRT, die idealerweise in der gleichen Position wie das Planungs-CT durchgeführt wurde. Die CT-Schichtdicke sollte 1,25 mm oder weniger betragen. Das zusätzliche MRT ist inzwischen Standard, die Größe der Prostatakontur kann dadurch um bis zu 34 % reduziert werden [19]. Die Größenreduktion der Kontur insbesondere nach lateral schont das Gefäßnervenbündel, wodurch der Erhalt der Potenz verbessert wird [20]. Das Planungs-CT erfolgt in Rückenlage mit den Händen auf der Brust. Zur Lagerung können eine Vakuummatratze oder einfache Knie- und Fußkissen benutzt werden.

Konturierung

Viele Aspekte der Konturierung und Planung lassen sich auf die Arbeit von King et al. zurückführen und stellen inzwischen einen in der Breite akzeptierten klinischen Standard im Rahmen der Prostata-SBRT dar. So wird in der Regel die gesamte Prostata als CTV konturiert. Bei Patienten des intermediären Risikos wird die Basis der Samenblasen (ca. 2 cm) inkludiert. Risikoorgane sind der Enddarm, die Harnblase, der Darm, die Femurköpfe, der Bulbus penis sowie das auszublockende Skrotum. Das PTV umfasst eine 5 mm Expansion des CTV in alle Richtungen, was nach dorsal zum Rektum auf 3 mm reduziert wird.

Fuller et al. dagegen behandelten Patienten mit niedrigem Risiko mit 2 mm Sicherheitssaum um die Prostata, der nach dorsal auf 0 mm einkürzt wurde, unter der Annahme, dass nach dorsal durch die Denonvillier'sche Faszie keine Infiltration erfolgt. Patienten mit intermediärem Risiko wurden mit 5 mm isometrischem PTV behandelt [9].

Dosis

Die am weitesten verbreiteten Fraktionierungsschemata reichen von 35 Gy in fünf bis zu 39 Gy in vier Fraktionen (Tab. 2.16). King et al. applizierten 5 Fraktionen von jeweils 7,25 Gy bis zu einer Gesamtdosis von 36,25 Gy, was einer EQD2 von 90,6 Gy bei einem postulierten alpha/beta-Wert von 1,5 Gy entspricht. Bei einem alpha/beta-Wert von 3 für spät reagierendes Gewebe und einem alpha/beta-Wert von 10 für akute Reaktionen entspricht dies 74,3 und 52,2 Gy. Katz und Mitarbeiter veröffentlichten eine *matched-pair* Analyse zu 41 Patienten aus Ihrer 304 Patienten umfassenden Kohorte, die entweder mit 35 Gy oder 36,25 Gy jeweils in 5 Fraktionen behandelt wurden. Nach einer medianen Nachbeobachtungszeit von 4 Jahren zeigte sich eine 97,5 %ige Freiheit vom biochemischen Versagen (FFBF: *freedom from biochemical failure*), die sich zwischen den Gruppen nicht unterschied. Eine Verdoppelung später Grad-2 urogenitaler Nebenwirkungen nach 51 Monaten in der Gruppe, die 36,25 Gy erhielt, blieb aufgrund der geringen Patientenzahl (2 vs. 4 Patienten) nicht signifikant [21].

Planung

Heute bevorzugen viele Gruppen den homogenen Planungsansatz. Die Normalisierung erfolgt auf die 83–90 % Isodose, wenn 95 % der Verschreibungsdosis das PTV abdecken soll. Der Dosisgradient durch das Planungsvolumen ist dabei relativ klein. Die D50 an der Harnblase und am Enddarm sollen dabei weniger als 50 % der D_{max} betragen, die D50 am Bulbus penis weniger als 45 %.

Die rationale des heterogenen Ansatzes entstammt der HDR-Brachytherapie. Hier ist die Dosis in der peripheren Zone bewusst höher als im Rest der Drüse. Das Ziel ist es die V125 zu erhöhen, während gleichzeitig die Urethra geschont wird. Die Harnblasenkatheterisierung erfolgt, um die Urethra im Planungs-CT als OAR identifizieren zu können. Auch wenn Hard- und Software-Updates der jüngeren Vergangenheit den Unterscheid haben kleiner werden lassen, besteht weiterhin eine Tendenz zu mehr *beams* pro Plan und damit einer längeren Behandlungszeit beim heterogenen Ansatz (Abb. 2.34).

Im Vergleich zur 3DCRT konnte die IMRT die Freiheit vom biochemischen Rezidiv verbessern, während gleichzeitig rektale Nebenwirkungen reduziert werden konnten [22]. Mittels CyberKnife-SBRT kann die Konformalität im Vergleich zur IMRT um weitere 10 % verbessert werden. Die Homogenität ist aufgrund des inhärent anderen Ansatzes bei der IMRT im Vergleich zur CyberKnife-SBRT höher. Der Dosisabfall nach posterior bei 3 mm PTV nach rektal ist bei der SBRT steiler (wobei der Vorteil bei einem 5 mm isometrischen PTV nicht mehr nachweisbar ist) [23].

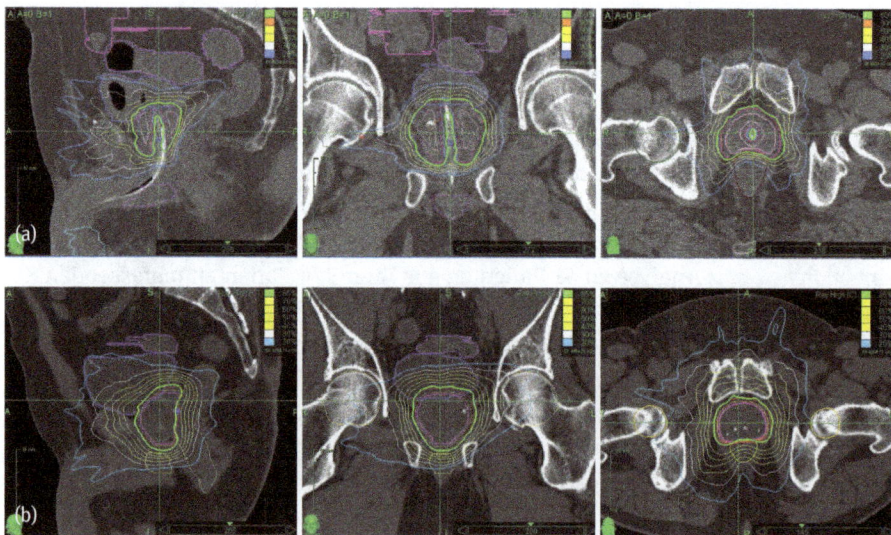

Abb. 2.34: Sagittale, frontale und axiale Darstellung eines Bestrahlungsplans mit (a) inhomogener und (b) homogener Dosisverteilung. Bei (a) erkennt man den Harnblasenkatheter und den Einbruch der Verschreibungsisodose (grün, fett) um die geschonte Harnröhre herum. Bei der homogenen Dosisverschreibung (b) kann auf den Katheter verzichtet werden.

Behandlungsintervalle

Nachdem die initialen 20 Patienten ausgeprägtere Nebenwirkungen als erwartet zeigten, änderten King et al. den Interfraktionsabstand von 24 auf 48 Stunden. Bei den folgenden Patienten zeigte sich das erwartete flache Nebenwirkungsprofil. Fünf der ersten Patienten berichteten über deutliche Lebensqualitätseinbußen aufgrund rektaler Toxizität im Vergleich zu 0 Patienten bei einem Interfraktionsabstand von 48 h. In Bezug auf ausgeprägte urogenitale Toxizität betrug die Rate 4 von 21 versus 1 von 20 Patienten. Nach einer mittleren Nachbeobachtungszeit von 2,7 Jahren war der initiale Unterschied weiterhin nachweisbar [24].Auch wenn andere Gruppen diesen Effekt nicht beschrieben haben, bieten wir seit der Veröffentlichung von King die Behandlung ebenfalls mit einem Interfraktionsabstand von 48 Stunden an. Studienprotokolle wie HYPOSTAT I und II (NCT03795337) überlassen die Entscheidung den Behandlern.

Die Behandlungszeiten pro Sitzung sind in den letzten Jahren aufgrund verbesserter Soft- und Hardware (IRIS-Kollimator) zurückgegangen. Betrugen sie in den Anfängen 90–120 Minuten, können heute Behandlungszeiten von deutlich unter einer Stunde pro Sitzung erreicht werden.

Bewegungsfolgebestrahlung (*Tracking*)

In Abhängigkeit der Füllungszustände von Harnblase und Enddarm, kann die Prostata in 3 Dimensionen (anterior-posterior, links-rechts, inferior-superior) verschoben werden, wobei sie zusätzlich um 3 Achsen rotieren kann [25]. Werden keine Kompensationsmaßnahmen getroffen, kann die Abdeckung einbrechen wobei das Ausmaß fallabhängig ist [26]. Ein Anstieg urogenitaler Grad 2 Nebenwirkungen kann auf das Ausmaß der intra-Fraktions-Beweglichkeit der Prostata zurückgeführt werden [27]. Marker-basiertes *Tracking* erlaubt es, diese Bewegungen auszugleichen. Das Cyber-Knife-System verfügt über ein stereoskopisch angeordnetes Röntgensystem, um knöcherne Strukturen oder Marker zu detektieren. Nach der Implantation von Markern in die Prostata, können deren Bewegungen in 6 Dimensionen ausgeglichen werden. Das Intervall zwischen den Aufnahmen kann frei gewählt werden und hängt natürlich von der Lagestabilität der Prostata und der Detektierbarkeit der Marker ab (kann z. B. durch Meteorismus beeinträchtigt sein). Intervalle von bis zu 40 Sekunden ermöglichen eine Genauigkeit im Bewegungsausgleich im Bereich < 1 mm. Sporadische Bewegungen der Prostata können nur durch kürzere Intervalle detektiert werden. Die V100 kann durch sporadische Bewegungen um bis zu 10 % reduziert werden [15]. Signifikante Änderungen in der Lagebeziehung der Marker untereinander als Folge von Prostataverformungen werden in der Regel nicht gesehen [28]. Die vom System angegebene *uncertainty* (Unsicherheit) stellt die Summe aller möglichen Fehler der Bildsteuerung dar.

Hormonentzugstherapie

Um die Effekte der SBRT nicht zu verwischen, haben von Beginn an die meisten Gruppen auf eine konkomitante Hormonentzugsbehandlung (ADT: *androgen deprivation therapy*) verzichtet (wobei einige Gruppen empfehlen, diese in der Behandlung von Patienten mit hohem Risiko zu evaluieren) [29]. Eine vorübergehende ADT konnte auch in Verbindung mit hypofraktionierter HDR-Brachytherapie keine Vorteile zeigen [30]. Katz et al. konnten dies nach Auswertung von 304 Patienten mit niedrigem und intermediärem Risiko bestätigen, da die ADT hier keinen zusätzlichen Effekt auf die Ergebnisse zeigte [31]. Im Lichte der zunehmenden exzellenten Langzeitergebnisse der alleinigen Prostata-SBRT und der z. T. ausgeprägten Langzeittoxizität [32] der ADT, besteht für deren Einsatz keine klinische Notwendigkeit.

2.7.2.4 Ergebnisse
PSA-Ansprechen

Der PSA-Abfall nach Prostata-SBRT erfolgt früher und steiler als nach fraktionierter EBRT [33] (Tab. 2.17). Aluwini et al. konnten einen Abfall des PSA-Wertes von 53 % nach 3 Monaten und 81 % nach 6 Monaten zeigen [34]. Auch 2–3 Jahre nach Abschluss der Behandlung kann ein weiterer Rückgang beobachtet werden [35]. PSA-Sprünge (*bounces*, definiert als vorübergehender Anstieg des PSA-Wertes um 0,2 ng/ml oder mehr, gefolgt von einem Abfall auf den Ursprungswert oder tiefer) treten in bis zu 30 % der Fälle auf. Katz und Mitarbeiter fanden bei 97 % von 304 Patienten nach 17–30 Monaten Nachbeobachtungszeit einen PSA-Nadir unter 1 ng/ml. Nach 5 Jahren betrug der mediane PSA-Wert bei King 0,3 ng/ml [36]. Bei Patienten mit ausschließlich niedrig-Risiko-Erkrankung konnte ein PSA-Nadir nach 10 Jahren von 0,1 ng/ml gezeigt werden [37]. Bei King betrug die durchschnittliche Zeit bis zum Auftreten des *bounce* 18 Monate, wobei die Höhe durchschnittlich 0,39 ng/ml betrug. Bei Vu et al. war junges Alter ein signifikanter Prädiktor für das Auftreten von PSA-Sprüngen [38].

Tab. 2.17: Ergebnisse ausgewählter Studien.

Autor	Nachbeobachtungszeit in Monaten (Spannbreite)	PSA bounce	mediane bounce-Höhe in ng/ml (Spannbreite)	Zeitpunkt des bounce in Monaten nach Behandlung (Spannbreite	bPFS in % (Zeitpunkt)	medianer PSA Nadir in ng/ml (Zeitpunkt nach Behandlung)
Freeman, King [63]	60				92,7 (5 Jahre)	0,3
Bolzicco et al. [45]	36 (6-67)	12%	1,08	23 (18–30)	94,4 (3 Jahre)	0,62 (3 Jahre)
Chen et al. [64]	28 (15–42)	31%	0,5 (0,2–2,2)	15 (3–21)	99 (2 Jahre)	
Katz et al. [65]	60				LR: 97 (5 Jahre), IR: 90,7 (5 Jahre), HR: 74,1 (5 Jahre); LR: 98 (6 Jahre)	0,25
Davies et al. [41]	20 (1–64)	6,60%	2,2 (0,6–6,9)	15 (6–52)	LR 99,0 (3 Jahre) IR: 91,4 (3 Jahre)	0,3 (3 Jahre)
Koskela et al. [29]	23 (1–46)	10,10%	0,5 (0,2–1,7)	12 (6–27)	LR: 100, IR: 96,6, HR: 92,8	0,2 (9–12 Monate)
Mysczcyk et al. [66]	15 (1–53,9)					
Fuller et al. [46]	60 (37–85)	61%	0,2	18	LR: 100, IR: 88,5 (favorbale 90,7, unfavorable 81)	0,1 (42 Monate)
Katz et al. [37]	108 (0–120)	21%			93,7 (10 Jahre)	0,1 (48 Monate)

Überleben

In einer gepoolten Analyse von 1100 Patienten aller Risikogruppen betrug das 5-Jahres Progressions-freie Überleben 93 %, 84 % und 81 % für Patienten mit niedrigem, mittlerem und hohem Risiko (Tab. 2.17). Hinsichtlich des Gleason-*Scores* betrug das PFS 95 %, 83 % und 78 % für Gleason-*Score* ≤ 6, 7 oder ≥ 8. Der mediane PSA-Wert der Gesamtkohorte betrug nach 3 Jahren 0,2 ng/ml. Weder die Gesamtdosis noch der Einsatz einer Hormonentzugstherapie hatten einen Einfluss auf das bPFS [39]. Der Gleason-*Score* scheint hinsichtlich der Prognose wichtiger zu sein als die Risikogruppe. In einer Serie von 142 Patienten führte ein Gleason-*Score* von 8 zu einem 12-fach erhöhten Risiko für biochemisches Versagen im Vergleich zu Patienten mit einem Gleason-*Score* von 5–6 und 9-fach erhöht im Vergleich zu Gleason 7 [40]. Darüber hinaus ist ein initialer PSA Wert von > 20 ng/ml mit einem erhöhten Risiko für bPFS verbunden [41]. Dies konnte durch Katz et al. an einer Kohorte von 515 Patienten mit einer medianen Nachbeobachtungszeit von 7 Jahren bestätigt werden, bei denen einerseits Patienten mit niedrigem und niedrig-intermediärem Risiko das gleiche bPFS zeigten und andererseits Patienten mit hoch-intermediärem (zwei oder mehr abträgliche Faktoren T2b-T2c, Gleason Summe 7, PSA 10–20 ng/ml, > 50 % befallene Stanzen, Gleason Summe 4 + 3 = 7) und hohem Risiko ebenfalls. Das Ergebnis war unabhängig von der Dosis. Die mediane Zeit bis zum distanten Versagen betrug 15,5–18 Monate für Patienten mit hoch-intermediärem und hohem Risiko im Vergleich zu 42 und 55 Monaten für niedrig-intermediärem und niedrigem Risiko [42]. Kishan berechnete das Risiko einer Metastasierung an einer Kohorte von > 200 Patienten mit einer mittleren Nachbeobachtungszeit von 6,9 Jahren mit 0,1 %, 1,7 % und 3 % für Patienten mit niedrigem, niedrig-intermediärem und hoch-intermediärem Risiko. Kein Patient verstarb dabei am Prostatakarzinom [43].

Nebenwirkungen

Zum Teil wohl auch durch die mediale Präsenz verzerrt, besteht bei Patienten die fehlerhafte Annahme, die SBRT der Prostata sei im Vergleich zu fraktionierten EBRT generell schonender (Tab. 2.18). Aufgrund der kurzen Behandlungszeit kann der Einsatz der Akuttoxizität verzögert und daher nach Abschluss der eigentlichen Behandlung eintreten. Wir sehen dann einen Gipfel 2–6 Wochen nach Abschluss der Behandlung, gefolgt von einer relativ schnellen Abnahme. Wir empfehlen allen unseren Patenten eine mindestens 3-monatige Einnahme eines Alphablockers, um die akute uro-genitale Toxizität abzumildern. Akute uro-genitale oder gastro-intestinale Grad-3-Nebenwirkungen sind mit ≤ 1 % extrem selten [10]. Akute GU- und GI-Grad-3-Nebenwirkungen erhöhen das Risiko für späte Grad-3-Toxizität (i. S. von *consequential late effects*), während die EQD2 und die Fraktionierung keinen Risikofaktor darstellen [41].

Nebenwirkungen bei der Strahlentherapie der Prostata umfassen 4 wesentliche Domänen: Irritation des Harntrakts, Symptome der akuten Proktitis, erektile Dysfunktion und (weniger ausgeprägt) Fatigue. Zur Dokumentation werden Systeme wie das der RTOG (*Radiation Threapy Oncology Group*) oder detaillierte wie CTCAE (*Common Terminology Criteria for Adverse Events*) verwendet. Zur Dokumentation der Lebensqualität als Surrogat etwaiger Nebenwirkungen haben sich die Bögen der EORTC (*European Organisation for Research and Treatment of Cancer*) (QLQ-C30) oder einer der EPIC-Bögen (*Expanded Prostate Index Composite*) etabliert, die um spezifischere Module (EORTC PR25 für Prostata oder EORTC PRT20 für Proktitis) oder andere etablierte Systeme zur Erfassung spezifischer Symptome (IPSS [*International Prostate Symptom Score*] für obstruktive Symptome, ICIQ [*International Consultation on Incontinence*

Tab. 2.18: Nebenwirkungen nach zeitlichem Auftreten akut oder spät in Grad.

Autor	Dokumentationssystem	Akute urogenitale Nebenwirkungen (%)	Akute rektale Nebenwirkungen (%)	Späte urogenitale Nebenwirkungen (%)	Späte rektale Nebenwirkungen (%)	Potenz
Freeman, King [63]	EPIC, AUA, SHIM, RTOG			G1: 25; G2: 7; G3: 2,5; G4: 0	G1: 13; G2: 2,5; G3-4: 0	
Bolzicco et al. [45]	RTOG	G1: 34; G2: 12; G3-4:0	G1: 27; G2: 18; G3-4: 0	G1: 4; G2: 3; G3: 1	G1: 2; G2: 1; G3-4: 0	KA
Chen et al. [64]	CTC v3.0; SF-12; AUA; SHIM	G1: 36; G2: 35; G3-4: 0	G1: 35; G2: 5; G3-4: 0	G1: 26; G2: 20; G3: 1	G1: 26; G2: 1	schwer ED: 37, moderat: 2, leicht-moderat: 16, keine: 18
Katz et al. [65]	EPIC; RTOG			35Gy: G1: 6, G2: 4; 36.25 Gy: G1: 8, G2: 9: G3: 2	35Gy: G1: 4, G2: 2; 36.25 Gy: G1: 5	
Davies et al. [41]	CTCAEv3	G1: Frequenz: 19, Restharn: 3, Zystitis: 3; G2: Frequenz: 2, Restharn: 1, Zystitis: 1; G3-5: 0	G1: Diarrhoe: 4, Obstipation: 1, Proktitis: 1; G2: Diarrhoe: 1, Obstipation: 0, Proktitis: 0; G3-5: 0	G1: Frequenz: 25, Restharn: 4, Zystitis: 5; G2: Frequenz: 8, Restharn: 2, Zystitis: 2; G3-5: 0	G1: Diarrhoe: 4, Obstipation: 3, Proktitis: 3; G2: Diarrhoe: 0, Obstipation: 0, Proktitis: 2; G3-5: 0	
Koskela et al. [29]	CTCAEv4.03		G3: 0	19 Pat. mit diagnostischer Intervention (Zystoskopie/Ultraschall) aufgrund von NW, 5 davon mit vorheriger TURP; G3: 1.8	aufgrund von NW notwendige Intervention (Koloskopie/Sigmoidoskopie): 3,2, Blutung 2,3, Frequenz 0,4; G3 mit Kauterisierung 0,9	
Myszczyk et al. [66]	EORTC/ RTOG					

Tab. 2.18: (fortgesetzt)

Autor	Dokumentationssystem	Akute urogenitale Nebenwirkungen (%)	Akute rektale Nebenwirkungen (%)	Späte urogenitale Nebenwirkungen (%)	Späte rektale Nebenwirkungen (%)	Potenz
Fuller et al. [46]	CTCAEv3, EPIC-26	G2: 35,1, G3 1,1	G2: 6,9, G3: 0	G2: 12,7, G31,9, G4: 0,4	G2: 3,4, G3: 0	schlechte Erektion zum Ausgangszeitpunkt: 40, schlechte Erektion nach 60 Monaten: 67. 47% aller zum Ausgangszeitpunkt potenter Pat. war auch potent nach 60 Monaten
Katz et al. [37]	RTOG	G1-2: 78	G1-2: 59	G2: 9, G3: 2 (G2-3 häufiger in der Hochdosisgruppe 4 vs. 15, p=0,07)	G2: 4	EPIC sexualitätsbezogene Lebensqualität mit Abnahme um 38% nach 8 Jahren

EPIC: expanded prostate cancer index composite; AUA: American Urological Association; SHIM: Sexual Health Inventory for Men; RTOG: Radiation Therapy Oncology Group; CTCAE: Common Terminology Criteria for Adverse Events; SF-12: Short Form Health Survey 12.

modular Questionnaire] für Inkontinenz, IIEF-5 [*International Index for Erectile Function]* für erektile Dysfunktion) ergänzt werden. Wichtig ist zu beachten, dass einige Autoren von der gängigen Grenze zwischen akuten und späten Nebenwirkungen 3 Monate nach Abschluss der Therapie abweichen und diese auf 6 Monate festsetzen.

TUR-P (transurethrale Resektion der Prostata)

Die Datenlage zur TUR-P ist inkonsistent. Während Patienten im Zustand nach TUR-P in Studienprotokollen häufig ausgeschlossen werden, gibt es Autoren, die dennoch behandeln. Bolzicco et al. behandelten 3 Patienten 1, 4 und 5 Jahre nach TUR-P. Einer dieser Patienten erlitt schwere urogenitale Grad-3-Nebenwirkungen [44,45]. Fuller et al. bezifferten das Langzeitrisiko für die Benutzung von Vorlagen aufgrund von Harninkontinenz als 1,72-fach erhöht für Patienten, die nach TUR-P bestrahlt wurden [46]. (s. u. bei Antikoagulation)

Prostatavolumen

Patienten mit stärkeren obstruktiven Beschwerden (IPSS > 15) werden in der Regel von der sofortigen SBRT ausgeschlossen. Da der erhöhte IPSS-Wert häufig Zeichen der vergrößerten Prostata aufgrund benigner Hyperplasie ist, können die Patienten zur neoadjuvanten medikamentösen Behandlung überwiesen werden. Das Ziel ist ein Prostatavolumen von < 80 ml. Eine Subgruppe von Patienten von Janowski et al. mit vergrößerter Prostata (> 50 ml) tolerierte die Therapie zwar gut, zeigte aber ein erhöhtes Risiko für ≥ Grad-2-Nebenwirkungen. Nebenwirkungsspitzen traten nach 1 und nach 9 Monaten auf. Die Einnahme von Alphablockern erhöhte sich dabei von einem Ausgangswert von 37 % über 67 % nach einem Monat auf 48 % nach 2 Jahren [47]. Katz et al. stratifizierte 336 von 515 Patienten nach Prostatavolumen. Dabei zeigte sich ein Volumen von 60 ml grenzwertig signifikant für das Auftreten von Grad-2- und Grad-3 gastrointestinaler Toxizität [48]. Ein erhöhtes Prostatavolumen ist außerdem ein unabhängiger prognostischer Faktor für das Auftreten von urogenitalen Nebenwirkungsspitzen [49].

Urogenitale (UG) Nebenwirkungen

Auf die CyberKnife-SBRT der Prostata folgt ein akuter Anstieg irritativer Beschwerden am Harntrakt mit erhöhter Miktionsfrequenz über Tag, vermehrtem Drang und häufigerer Nykturie. Wir empfehlen diesbezüglich eine mindestens 3-monatige Einnahmen von Alphablockern (ggf. nach Rücksprache mit behandelnden Kardiologen). Anti-Muskarinergika sollten nur eingesetzt werden, wenn eine obstruktive Komponente ausgeschlossen werden konnte, da sonst das Risiko erhöhten Restharns besteht. In einer Serie von 269 Patienten mit einem Ausgangs-IPSS von 8 und einem Ausgangs-IPSS-O (*IPSS obstructive*: Summe der Items 1, 3, 5, 6) von 3,7 betrug der IPSS-O nach einem Monat 5 und kehrte erst nach 3 Monaten auf seinen Ausgangswert zurück. Nach einem Anstieg der Beeinträchtigung der Lebensqualität durch Miktionsprobleme von 10 %, der schnell abfiel, zeigte sich nach 1 Jahr ein weiterer, weniger betonter Gipfel [50]. In einer Kohorte von 204 Patienten, zeigte sich bei 12 % zum Ausgangzeitpunkt eine Dysurie, wobei sich nur 1 % dadurch in ihrer Lebensqualität beeinträchtigt fühlten. Auch hier zeigte sich ein zwei-gipfliger Anstieg der Dysurie nach SBRT nach einem Monat und zwischen 6 und 12 Monaten nach SBRT. Während aber 43 % der Patienten die Zunahme der Dysurie nach einem Monat beobachteten, betrug die Rate an Patienten, die sich dadurch in ihrer Lebensqualität beeinträchtigt fühlten nur 9 %. Hier ging die Dysurie nach 18 Monaten auf den Ausgangswert zurück [51]. Bei 16,3 % der Patienten kam es ≤ 1-mal täglich zu Tröpfeln, 26 % berichteten über gelegentliches Tröpfeln. Nur 1 % der Patienten nahmen die minimale Inkontinenz als beeinträchtigend wahr, während der Großteil der Patienten die Symptomatik als „kein Problem" (75,9 %) oder „geringes Problem" (23,1 %) beschrieben. Nach 36 Monaten stieg die Rate auf 29,9 %, die ≤ 1 Vorlage pro Tag und 5,7 %, die > 1 Vorlage pro Tag benötigten. Gelegentliches Tröpfeln stieg auf 29,9 % und häufiges Tröpfeln auf 4,5 %. Der Anteil Patienten, die das Symptom als „nicht problematisch" beschrieb fiel korrespondierend von 75 % auf 58 % während weiterhin der Großteil (87,7 %) „kein-" oder „geringes Problem" angibt [52].

Mit dem heterogenen HDR-emulierenden Ansatz werden bis zu 6 % uro-genitale Spätnebenwirkungen berichtet, die nach ca. 18 Monaten (6–60) auftreten [53]. Ein Auftreten nach 36 Monaten ist selten. Mit längerer Nachbeobachtungszeit kommt es zum Teil zur Verbesserung der Symptome über den Ausgangswert hinaus, was auf die Verkleinerung der Drüse nach der Bestrahlung zurückgeführt werden kann [54].

Antikoagulation

In einer Kohorte von 208 Patienten mit einem mittleren Alter von 69 Jahren (48–90), von denen 32 % eine dauerhafte Antikoagulation durchführten, kam es bei 18 % der Patienten zu mindestens einer Episode von Hämaturie. Hämaturie zum Ausgangszeitpunkt war nicht verbreitet. Die Blutungen waren bei keinem der Patienten Hämoglobin-relevant und zeigten sich bei 95 % der Patienten bis zur folgenden Nachsorge ohne weitere Intervention rückläufig. Es bestand eine Korrelation zwischen vorhergehenden Eingriffen (z. B. TUR-P) und Hämaturie (p = 0,002) [55]. Urogenitale Spättoxizität ≥ Grad-3 trat in einer Metaanalyse an > 6000 Patienten dosisabhängig auf, ist mit 2 % aber selten [10].

Gastrointestinale (GI) Nebenwirkungen

Bei 269 Patienten mit einer medianen Nachbeobachtungszeit von 3,9 Jahren und einem medianen Alter von 69, traten bei 22,7 % der Patienten rektale Blutungen auf (10,4 % akut, 14,1 % spät). Grad-2 akute und späte rektale Blutungen zeigten sich nur bei 0 und 1,5 % der Patienten. Grad-3 rektale Blutungen traten nicht auf. In der

Mehrzahl der Fälle (79 %) traten die Blutungen innerhalb eines Monates nach der Behandlung auf.

Patienten, die im Verlauf eine Endoskopie erhielten, zeigten in 11 % Teleangiektasien der Enddarmschleimhaut. Ulzera, Strikturen oder Fisteln fanden sich bei keinem Patienten. Symptome der akuten Proktitis mit erhöhter Frequenz und Drang gipfelten nach 1 Monat. Ca. 10 % der Patienten erhielten Antidiarrhoika. Der EPIC Summen-*Score* hinsichtlich Darmtoxizität erreichte erst nach 2 Jahren den Ausgangswert obwohl schon nach einem Jahr nur 7 % der Patienten ihre Darmbeschwerden als „mäßiges bis großes Problem" einstuften [56]. Späte ≥ Grad-3 GI-Nebenwirkungen treten in 1,1 % der Fälle auf, eine Dosisabhängigkeit konnte dabei nicht nachgewiesen werden [10].

Erektile Funktion

In der Phase-II-Studie von King et al. nahmen bereits zum Ausgangszeitpunkt 3 % der Patienten Medikamente gegen erektile Dysfunktion ein. Die Rate stieg im Verlauf auf 25 % an wobei die mediane Zeit bis zur Initiierung einer solchen Medikation 18 Monate nach Abschluss der SBRT betrug [57]. Es konnte eine stetige Abnahme aller relevanten EPIC-Subdomänen um 49 % gezeigt werden. Die diesbezügliche subjektive Beeinträchtigung der Lebensqualität fiel dabei allerdings nur um 25 % ab und stabilisierte sich ab 20 Monaten post-SBRT. Ein wichtiger Einflussfaktor stellte das Alter dar. Eine zufriedenstellende erektile Funktion wurde bei Patienten < oder > 70 Lebensjahre in 60 % versus 12 % erreicht (p = 0,0008). Das Alter als unabhängiger Faktor konnte auch von Freeman und Dess et al. bestätigt werden [58]. Dess konnte darüber hinaus die Gesundheitsbezogene Lebensqualität (HRQoL: *health related quality of life*), das Alter und den *Body-Mass-Index* (BMI) als unabhängige Faktoren für erektile Dysfunktion bei 60 Monaten nach SBRT etablieren [59].

In einer anderen Serie von 216 Männern mit einem medianen Alter von 66,8 Jahren zeigte sich bereits bei 49,5 % eine erektile Dysfunktion. 36,1 % nahmen bereits medikamentöse Hilfsmittel, meist PDE-5 Inhibitoren (Phospho-Diesterase-5), ein. Zwei Jahre nach SBRT berichteten 77,8 % der Patienten von einer für sexuelle Aktivität ausreichenden Erektion. Die Einnahme sexueller Stimulanzien war hier in der uni- und multivariaten Analyse mit einer erhöhten Wahrscheinlichkeit des Erhalts der Potenz verbunden [60].

Hypogonadismus

Hypogonadismus durch direkte Schädigung der Testes tritt bereits ab Dosen von 2–4 Gy auf. Um dies zu vermeiden, muss das Skrotum im Rahmen der Planung ausgeblockt werden. Dies beeinträchtigt die Planqualität nicht [61]. Hypogonadismus führt zu niedrigen Testosteronspiegeln, die für eine abgeschwächte Libido und Potenz als auch für Demenz und Depression verantwortlich sein können. Darüber hinaus sinkt der PSA-Wert, der dann nicht mehr korrekt mit der Tumorzellzahl und deren Abnahme nach Behandlung korreliert.

Fatigue

Daten zur Fatigue nach Prostata-SBRT sind begrenzt vorhanden. Fas und Kollegen konnte bei 40 Patienten mit einer medianen Nachbeobachtungszeit von 12 Monaten zeigen, dass die Fatigue nicht zu den relevanten Faktoren nach der Behandlung zählt. Obwohl nach Therapie etwas ausgeprägter (niedrigere FACIT [*Functional Assessment of Chronic Illness Therapy*] Werte) erreichten die Fatigue-*Scores* keine klinische Signifikanz [62].

2.7.2.5 Zusammenfassung

Inzwischen liegen umfangreiche Daten vor, die den Einsatz der SBRT bei Patienten mit lokalisiertem Prostatakarzinom des niedrigen und intermediären Risikos unterstützen. Die CyberKnife-SBRT zeigt exzellente Tumorkontrollraten bei allenfalls moderaten Nebenwirkungen, die in der Regel ohne Intervention rückläufig sind und wenn erforderlich medikamentös positiv beeinflusst werden können. Zudem ist das Verfahren aufgrund er kurzen Behandlungszeit komfortabel und Kosteneffektiv [67,68,69]. Aktuell konnte eine randomisierte Studie die Nicht-Unterlegenheit im Vergleich zur konventionellen perkutanen Strahlentherapie zeigen. Langzeitanalysen zeigen zudem, dass auch bei langer Nachbeobachtungszeit keine zusätzliche Toxizität auftritt. Eine aktuelle Metaanalyse konnte das vorteilhafte Nebenwirkungsprofil im Vergleich zu etablierten Verfahren zeigen.

Referenzen

[1] Kupelian PA, Mohan DS, Lyons J, Klein EA, Reddy CA. Higher than standard radiation doses (> or = 72 Gy) with or without androgen deprivation in the treatment of localized prostate cancer. Int J Radiat Oncol Biol Phys. 2000;46:567–74.

[2] Pollack A, Zagars GK, Starkschall G, et al. Prostate cancer radiation dose response: results of the M. D. Anderson phase III randomized trial. Int J Radiat Oncol Biol Phys. 2002;53:1097–105.

[3] Zietman AL, DeSilvio ML, Slater JD, et al. Comparison of conventional-dose vs. high-dose conformal radiation therapy in clinically localized adenocarcinoma of the prostate: a randomized controlled trial. JAMA. 2005;294:1233–9.

[4] Dasu A, Toma-Dasu I. Prostate alpha/beta revisited – an analysis of clinical results from 14 168 patients. Acta Oncol. 2012;51:963–74.

[5] Dearnaley D, Syndikus I, Mossop H, et al. Conventional versus hypofractionated high-dose intensity-modulated radiotherapy for prostate cancer: 5-year outcomes of the randomised, non-inferiority, phase 3 CHHiP trial. Lancet Oncol. 2016;17:1047–60.

[6] Duchesne GM, Peters LJ. What is the alpha/beta ratio for prostate cancer? Rationale for hypofractionated high-dose-rate brachytherapy. Int J Radiat Oncol Biol Phys. 1999;44:747–8.

[7] Grills IS, Martinez AA, Hollander M, et al. High dose rate brachytherapy as prostate cancer monotherapy reduces toxicity compared to low dose rate palladium seeds. J Urol. 2004;171:1098–104.

[8]   Vargas C, Martínez A, Galalae R, et al. High-dose radiation employing external beam radiothera-
      py and high-dose rate brachytherapy with and without neoadjuvant androgen deprivation for
      prostate cancer patients with intermediate- and high-risk features. Prostate Cancer Prostatic
      Dis. 2006;9:245–53.

[9]   Fuller DB, Naitoh J, Lee C, Hardy S, Jin H. Virtual HDR CyberKnife treatment for localized prostatic
      carcinoma: dosimetry comparison with HDR brachytherapy and preliminary clinical observati-
      ons. Int J Radiat Oncol Biol Phys. 2008;70:1588–97.

[10] King CR, Brooks JD, Gill H, et al. Stereotactic body radiotherapy for localized prostate cancer:
      interim results of a prospective phase II clinical trial. Int J Radiat Oncol Biol Phys.
      2009;73:1043–8.

[11] Widmark A, Gunnlaugsson A, Beckman L, et al. Ultra-hypofractionated versus conventionally
      fractionated radiotherapy for prostate cancer: 5-year outcomes of the HYPO-RT-PC randomised,
      non-inferiority, phase 3 trial. Lancet. 2019;394:385–95.

[12] Jackson WC, Silva J, Hartman HE, et al. Stereotactic Body Radiation Therapy for Localized Prosta-
      te Cancer: A Systematic Review and Meta-Analysis of Over 6,000 Patients Treated On Prospecti-
      ve Studies. Int J Radiat Oncol Biol Phys. 2019;104:778–89.

[13] Brenner DJ. Fractionation and late rectal toxicity. Int J Radiat Oncol Biol Phys. 2004;60:1013–15.

[14] Lei S, Piel N, Oermann EK, et al. Six-Dimensional Correction of Intra-Fractional Prostate Motion
      with CyberKnife Stereotactic Body Radiation Therapy. Front Oncol. 2011;1:48.

[15] Smitsmans MH, Pos FJ, De Bois J, et al. The influence of a dietary protocol on cone beam CT-
      guided radiotherapy for prostate cancer patients. Int. J. Radiat. Oncol. Biol. Phys.
      2008;71;1279–86.

[16] Katz AJ, Santoro M, Ashley R, Diblasio F, Witten M. Stereotactic body radiotherapy for organ-
      confined prostate cancer. BMC Urol. 2010;10:1.

[17] Mullaney L, O'Shea E, Dunne MT, Thirion PG, Armstrong JG. A comparison of bladder volumes
      based on treatment planning CT and BladderScan® BVI 6100 ultrasound device in a prostate
      radiation therapy population. Br J Radiol. 2018;91:20180160.

[18] https://www.leitlinienprogramm-onkologie.de/leitlinien/prostatakarzinom/

[19] Sannazzari GL, Ragona R, Ruo Redda MG, et al. CT-MRI image fusion for delineation of volumes
      in three-dimensional conformal radiation therapy in the treatment of localized prostate cancer.
      Br J Radiol. 2002;75:603–7.

[20] Katz AJ. CyberKnife radiosurgery for prostate cancer. Technol Cancer Res Treat. 2010;9:463–72.

[21] Katz AJ, Santoro M, Ashley R, Diblasio F. Stereotactic Body Radiation Therapy for Low- and Low-
      Intermediate-Risk Prostate Cancer: Is there a Dose Effect? Front Oncol. 2011;1:49.

[22] Zelefsky Micheal J, Fuks Zvi, et al. Clinical experience with intensity modulated radiation thera-
      py (IMRT) in prostate cancer. Radiat Oncol. 2000;5:241–9.

[23] Hossain S, Xia P, Huang K, et al. Dose gradient near target-normal structure interface for noni-
      socentric CyberKnife and isocentric intensity-modulated body radiotherapy for prostate cancer.
      Int J Radiat Oncol Biol Phys. 2010;78:58–63.

[24] King CR, Brooks JD, Gill H, Presti JC Jr. Long-term outcomes from a prospective trial of stereo-
      tactic body radiotherapy for low-risk prostate cancer. Int J Radiat Oncol Biol Phys. 2012;82:877–
      82.

[25] Xie Y, Djajaputra D, King CR, et al. Intrafractional motion of the prostate during hypofractionated
      radiotherapy. Int J Radiat Oncol Biol Phys. 2008;72:236–46.

[26] Hossain S, Xia P, Chuang C, et al. Simulated real time image guided intrafraction tracking-deli-
      very for hypofractionated prostate IMRT. Med Phys. 2008;35:4041–8.

[27] Choi HS, Kang KM, Jeong BK, et al. Analysis of Motion-dependent Clinical Outcome of Tumor
      Tracking Stereotactic Body Radiotherapy for Prostate Cancer. J Korean Med Sci. 2018;33:e107.

[28] Xie Y, Djajaputra D, King CR, et al. 29. Intrafractional motion of the prostate during hypofractio-nated radiotherapy. Int J Radiat Oncol Biol Phys. 2008;72:236–46.

[29] Koskela K, Palmgren JE, Heikkilä J, et al. Hypofractionated stereotactic body radiotherapy for localized prostate cancer – first Nordic clinical experience. Acta Oncol. 2017;56:978–83. PMID: 28514930.

[30] Martinez AA, Demanes DJ, Galalaem R, et al. Lack of benefit from a short course of androgen deprivation for unfavorable prostate cancer patients treated with an accelerated hypofractiona-ted regime. Int J Radiat Oncol Biol Phys. 2005;62:1322–31.

[31] Katz AJ, Santoro M, Diblasio F, Ashley R. Stereotactic body radiotherapy for localized prostate cancer: disease control and quality of life at 6 years. Radiat Oncol. 2013;8:118.

[32] Tucci M, Leone G, Buttigliero C, et al. Hormonal treatment and quality of life of prostate cancer patients: new evidence. Minerva Urol Nefrol. 2018;70:144–51.

[33] Leborgne F, Fowler J. Late outcomes following hypofractionated conformal radiotherapy vs. standard fractionation for localized prostate cancer: A nonrandomized contemporary compari-son. Int J Radiat Oncol Biol Phys. 2009;74:1441–6.

[34] Aluwini S, van Rooij P, Hoogeman M, Bangma C, et al. CyberKnife stereotactic radiotherapy as monotherapy for low- to intermediate-stage prostate cancer: early experience, feasibility, and tolerance. J Endourol. 2010;24:865–9.

[35] Friedland JL, Freeman DE, Masterson-McGary ME, Spellberg DM. Stereotactic body radiotherapy: an emerging treatment approach for localized prostate cancer. Technol Cancer Res Treat. 2009;8:387–92.

[36] Freeman DE, King CR. Stereotactic body radiotherapy for low-risk prostate cancer: five-year out-comes. Radiat Oncol. 2011;6:3.

[37] Katz A. Stereotactic Body Radiotherapy for Low-Risk Prostate Cancer: A Ten-Year Analysis. Cu-reus. 2017;9:e1668. PMID: 29152425; PMCID: PMC5679773.

[38] Vu CC, Haas JA, Katz AE, Witten MR. Prostate-specific antigen bounce following stereotactic bo-dy radiation therapy for prostate cancer. Front Oncol. 2014;4:8.

[39] King CR, Freeman D, Kaplan I, et al. Stereotactic body radiotherapy for localized prostate can-cer: pooled analysis from a multi-institutional consortium of prospective phase II trials. Radio-ther Oncol. 2013;109:217–21.

[40] Bernetich M, Oliai C, Lanciano R, et al. SBRT for the Primary Treatment of Localized Prostate Cancer: The Effect of Gleason Score, Dose and Heterogeneity of Intermediate Risk on Outcome Utilizing 2.2014 NCCN Risk Stratification Guidelines. Front Oncol. 2014;4:312.

[41] Davis J, Sharma S, Shumway R, et al. Stereotactic Body Radiotherapy for Clinically Localized Prostate Cancer: Toxicity and Biochemical Disease-Free Outcomes from a Multi-Institutional Pa-tient Registry. Cureus 2015;7:e395. PMID: 26798571; PMCID: PMC4699985.

[42] Katz A, Formenti SC, Kang J. Predicting Biochemical Disease-Free Survival after Prostate Stereo-tactic Body Radiotherapy: Risk-Stratification and Patterns of Failure Front Oncol. 2016;6:168.

[43] Kishan AU, Dang A, Katz AJ, et al. Long-term Outcomes of Stereotactic Body Radiotherapy for Low-Risk and Intermediate-Risk Prostate Cancer. JAMA Netw Open. 2019;2:e188006.

[44] Bolzicco G, Favretto MS, Scremin E, et al. Image-guided stereotactic body radiation therapy for clinically localized prostate cancer: preliminary clinical results. Technol Cancer Res Treat. 2010;9:473–7.

[45] Bolzicco G, Favretto MS, Satariano N, et al. A single-center study of 100 consecutive patients with localized prostate cancer treated with stereotactic body radiotherapy. BMC Urol. 2013;13:49.

[46] Fuller DB, Falchook AD, Crabtree T, et al. Phase 2 Multicenter Trial of Heterogeneous-dosing Ste-reotactic Body Radiotherapy for Low- and Intermediate-risk Prostate Cancer: 5-year Outcomes. Eur Urol Oncol. 2018;1:540–47.

[47] Janowski E, Chen LN, Kim JS, et al. Stereotactic body radiation therapy (SBRT) for prostate cancer in men with large prostates (≥ 50 cm(3)). Radiat Oncol. 2014;9:241.

[48] Katz AJ, Kang J. Quality of Life and Toxicity after SBRT for Organ-Confined Prostate Cancer, a 7-
Year Study. Front Oncol. 2014;4:301.

[49] Repka MC, Kole TP, Lee J, et al. Predictors of acute urinary symptom flare following stereotactic
body radiation therapy (SBRT) in the definitive treatment of localized prostate cancer. Acta Oncol. 2017;56:1136–38.

[50] Arscott WT, Chen LN, Wilson N, et al. Obstructive voiding symptoms following stereotactic body
radiation therapy for prostate cancer. Radiat Oncol. 2014;9:163.

[51] Janowski EM, Kole TP, Chen LN, et al. Dysuria Following Stereotactic Body Radiation Therapy for
Prostate Cancer. Front Oncol. 2015;5:151.

[52] Chen LN, Suy S, Wang H, et al. Patient-reported urinary incontinence following stereotactic body
radiation therapy (SBRT) for clinically localized prostate cancer. Radiat Oncol. 2014;9:148.

[53] Fuller DB, Naitoh J, Mardirossian G. Virtual HDR CyberKnife SBRT for Localized Prostatic Carcinoma: 5-Year Disease-Free Survival and Toxicity Observations. Front Oncol. 2014;4:321.

[54] Rana Z, Cyr RA, Chen LN, et al. Improved irritative voiding symptoms 3 years after stereotactic
body radiation therapy for prostate cancer. Front Oncol. 2014;4:290.

[55] Gurka MK, Chen LN, Bhagat A, et al. Hematuria following stereotactic body radiation therapy
(SBRT) for clinically localized prostate cancer. Radiat Oncol. 2015;10:44.

[56] Joh DY, Chen LN, Porter G, et al. Proctitis following stereotactic body radiation therapy for prostate cancer. Radiat Oncol. 2014;9:277.

[57] Wiegner EA, King CR. Sexual function after stereotactic body radiotherapy for prostate cancer:
results of a prospective clinical trial. Int J Radiat Oncol Biol Phys. 2010;78:442–8.

[58] Freeman D, Dickerson G, Perman M. Multi-institutional registry for prostate cancer radiosurgery:
a prospective observational clinical trial. Front Oncol. 2015;4:369.

[59] Dess RT, Hartman HE, Aghdam N, et al. Erectile function after stereotactic body radiotherapy for
localized prostate cancer. BJU Int. 2018;121:61–68.

[60] Obayomi-Davies O, Chen LN, Bhagat A, et al. Potency preservation following stereotactic body
radiation therapy for prostate cancer. Radiat Oncol. 2013;8:256.

[61] King CR, Lo A, Kapp DS. Testicular dose from prostate cyberknife: a cautionary note. Int J Radiat
Oncol Biol Phys. 2009;73:636–7.

[62] Dash C, Demas K, Uhm S, et al. Low incidence of fatigue after hypofractionated stereotactic body radiation therapy for localized prostate cancer. Front Oncol. 2012;2:142.

[63] Freeman DE, King CR. Stereotactic body radiotherapy for low-risk prostate cancer: five-year outcomes. Radiat Oncol. 2011;6:3.

[64] Chen LN, Suy S, Uhm S, et al. Stereotactic Body Radiation Therapy (SBRT) for clinically localized
prostate cancer: the Georgetown University experience. Radiat Oncol. 2013;8:58.

[65] Katz AJ, Kang J. Quality of Life and Toxicity after SBRT for Organ-Confined Prostate Cancer,
a 7-Year Study. Front Oncol. 2014;4:301.

[66] Miszczyk L, Namysł Kaletka A, Napieralska A, et al. Cyberknife Radioablation of Prostate Cancer – Preliminary Results for 400 Patients. Asian Pac J Cancer Prev. 2017;18:1007–1013. doi:
10.22034/APJCP.2017.18.4.1007. PMID: 28545199; PMCID: PMC5494208.

[67] Parthan A, Pruttivarasin N, Davies D, et al. Comparative cost-effectiveness of stereotactic body
radiation therapy versus intensity-modulated and proton radiation therapy for localized prostate cancer. Front Oncol. 2012;20:81.

[68] Sher DJ, Parikh RB, Mays-Jackson S, et al. Cost-effectiveness analysis of SBRT versus IMRT for
low-risk prostate cancer. Am J Clin Oncol. 2014;37:215–221.

[69] Konski A. Cost effectiveness of prostate cancer radiotherapy. Transl Androl Urol. 2018;7:371–
377.

3 Radiochirurgie bei Oligometastasierung

Gerd Becker

Nachdem im Kap. 1 die Methode, auch verglichen mit anderen Systemen, vorgestellt wurde und die Behandlung überwiegend der Primärtumoren im Bereich des Kopf- und Halses, der Lunge, der Leber und der Niere in Kap. 2, folgt nun die Aufarbeitung der klinischen Erfahrungen und Daten für die Metastasen.

Das Prinzip und die Probleme der Oligometastasierung werden in Kap. 3.1 von Prof. Bleif ausgeführt.

Die meiste klinische Evidenz in der Radiochirurgie gibt es für die cerebralen Metastasen, dargestellt von Prof. Kocher und Prof. Ruge in Kap. 3.2. Die in jüngerer Zeit gewonnene Evidenz der lokalen Ablation bei Lymphknotenmetastasen sind im Kap. 3.3 beschrieben. Die inzwischen international beachteten Daten für die Lungenmetastasen sind von Kocher et al. in Kap. 3.4 ausgeführt. Stellvertretend für die Ergebnisse der ossären Metastasen werden die Daten anhand der Wirbelsäule von Dr. Kufeld dargestellt. Die Ergebnisse der Lebermetastasen sind inkludiert in das Kap. 2.4 und wurden synchron mit der Behandlung der primären Lebertumore vorgestellt.

3.1 Das Konzept Oligometastasierung: Allgemeine Prinzipien und Probleme

Martin Bleif

Lange wurden die soliden Tumore des Erwachsenen nach entsprechendem Staging entweder als lokale oder loco-regionäre begrenzte oder als systemische, „Leukämie-analoge" Erkrankung begriffen. Diese Sichtweise führte dazu, dass metastasierte Erkrankungen *a priori* als inkurabel angesehen wurden, dass die „systemische Erkrankung" in der Regel mit systemischen, medikamentösen Therapiestrategien behandelt wurde und dass eine lokale Therapie von Metastasen meist nur indiziert wurde, wenn lokaler Palliationsbedarf bestand.

Im Jahr 1995 formulierten Hellman und Weichselbaum jedoch die Hypothese, dass sich Krebserkrankungen stufenweise von einer lokalen und loco-regionären Erkrankung über ein intermediäres Stadium begrenzter Metastasierung bis schließlich zum definitiv systemischen Stadium der polymetastasierten Erkrankung entwickeln können. Hellmann und Weichselbaum schlugen für dieses Intermediärstadium den Begriff der *Oligometastasierung* vor. Die *Oligometastasierungs*-Hypothese impliziert, dass es Patienten gibt, bei denen die bildgebend dokumentierten Metastasen nicht die Spitze des Eisbergs einer klinisch noch nicht apparenten Systemerkrankung darstellen, sondern tatsächlich die einzig klinisch relevante Manifestation der Erkrankung.

https://doi.org/10.1515/9783110542035-003

Mit der Idee der Oligometastasierung ändert sich der Stellenwert der Lokaltherapie von Metastasen. Die Indikation zur Metastasen-gerichteten Therapie wird nicht mehr nur unter lokal palliativen Gesichtspunkten gestellt, sondern (auch) in kurativer Intention, da sich bei entsprechender Patientenselektion die lokale Kontrolle der Metastase für einen Teil der behandelten Patienten in eine Heilung der Erkrankung übersetzen kann.

In den letzten knapp 25 Jahren mehren sich sowohl präklinische als auch klinische Hinweise, die belegen, dass die Oligometastasierungs-Hypothese für einen relevanten Teil der Patienten mit nur wenigen bildgebend nachgewiesenen Metastasen zutrifft [1,2].

3.1.1 Biologische Grundlagen der Oligometastasierung

Bereits im Jahr 1899 spekulierte Steven Paget, dass Primärtumore einzelne zirkulierende Tumorzellen ins Blut oder Lymphsystem ausstreuen, die aber nicht einfach in stochastischer Manier entlang der anatomischen Ausbreitungswege zu distanten Metastasen werden. Er postulierte, dass die Entstehung von Metastasen kein Zufallsprozess ist, sondern die Folge einer geeigneten biologischen Konstellation zwischen „Keim und Nährboden", in modernerer Diktion, zwischen der Biologie der zirkulierenden Tumorzelle und dem Milieu des Zielorgans [3]. Er hatte beobachtet, dass Tumore jeweils bestimmte Prädilektionen für die Metastasierung in bestimmte Zielorgane haben.

Mittlerweile gibt es viele Belege dafür, dass Pagets „*seed & soil-Hypothesis*" im Grundsatz zutrifft, dass unterschiedliche Tumorentitäten einen spezifischen Organtropismus haben und ganz bestimmte Zielorgane bevorzugen [4].

Die präklinische Forschung der letzten 30 Jahre hat gezeigt, dass der Prozess der Tumorigenese und die Entwicklung vom lokalen, lokal invasiven hin zum metastasierten Stadium ein vielschrittiger Vorgang ist, bei den einzelnen Schritte zumindest prinzipiell definierbare, genetische und epigenetische Ereignisse zu Grunde liegen, die die Biologie der Tumorzellen verändern und eine zunehmende Malignisierung vorantreiben. Die maligne Progression von Tumoren ist ein schrittweiser quasi-darwinistischer Prozess, getrieben von zunehmender Diversität der Tumorzellen in Auseinandersetzung mit einem selektiven Micromillieu, wobei sich die Biologie des Primärtumors in Folge von Selektionsprozessen in Auseinandersetzung mit dem lokalen Micromillieu zunehmend diversifiziert [5] und Schrittweise Subklone entstehen können, die Fähigkeiten zu distantem Tumorwachstum haben.

Funktionell sind die Schritte zunehmender Malignisierung charakterisiert durch tumorinduzierte Angiogenese, den Verlust von Zelladhäsion und Kontaktinhibition, durch eine erhöhte Motilität der Zellen, die Fähigkeit zur Invasion und Intravasion, sowie zur Extravasion und zur Kolonisation potenzieller Zielorgane [6].

Die molekulargenetischen und zellbiologischen Belege für viele der skizierten Schritte sind Legion und die Mechanismen zumindest partiell entschlüsselt [7]. Die schrittweise Natur dieses Prozesses [8] legt die Existenz von Tumorzellen nahe, die zwar systemisch präsent sind, die aber nicht die entsprechenden Fähigkeiten zum Wachstum in beliebigen Zielorganen des Körpers haben [9]. Tumorbiologen wie Gupta und Massage haben versucht, entlang der einzelnen Stufen der Malignisierung und Metastasierung, funktionelle Gruppen potenziell beteiligter Gene zu kategorisieren [10–12].

Auch wenn die prinzipielle Natur der schrittweisen Malignisierung auf der Basis genetischer Veränderungen gut belegt ist, ist die Zahl der Untersuchungen, die konkrete biologische „Marker" oligometastatischer Tumorzellen identifizieren konnten, bisher begrenzt. Beispiele sind die Arbeiten von Fidler und Kripke, die die metastatischen Fähigkeiten von verschiedenen Klonen der Melanom-Zell-Linie B16F1 verglichen haben [13]. Sie beobachteten bei den verschiedenen Varianten von B16F1 deutliche Unterschiede hinsichtlich der Fähigkeit Tumorzell- Kolonien in den Lungen von Versuchstieren zu generieren. Je nach genetischem Subklon schwankte die Zahl der Kolonien zwischen 3,5 und 260 pro Maus. Khodarev et al. nutzten das B16F1 Maus-Melanom-Modell, um zu zeigen, dass sich durch widerholte Passagierung in den Mäuse-Lungen schrittweise immer aggressivere Phänotypen selektieren lassen, die nicht nur immer mehr Kolonien bilden, sondern auch zunehmend resistenter gegenüber Strahlen- und Chemotherapie werden [14]. Wuttig et al. untersuchten Proben von 18 Patienten mit Nierenzell-Karzinomen, um genetische Muster zu finden, die jeweils mit wenigen (< 8) oder zahlreichen Lungenmetastasen (> 16) assoziiert sind. Sie konnten die verschiedenen Phänotypen interessanterweise nicht auf bestimmte einzelne Gene herunterbrechen, mit Hilfe von DNA-Arrays konnte aber ein Cluster von 135 Genen identifiziert werden, dessen Expressionsmuster sich zwischen dem oligo- und polymetastasiertem Phänotyp deutlich unterschied. Die differentielle Genexpression des polymetastasierten Phänotyps betraf vor allem Gene, die mit dem Fortschreiten im Zellzyklus assoziiert sind [15].

Alle diese Befunde passen zum Konzept der Oligometastasierung, wobei allerdings ein allgemeines molekulares Korrelat der oligometastatischen Phänotyps nicht gefunden werden konnte. Es ist daher bisher nicht möglich, die Patienten mit oligometastatischem Phänotyp auf der Basis molekularer Marker zu identifizieren. Anfänge sind jedoch gemacht. Die Voraussetzung ist allerdings die Untersuchungen genetischer Signaturen aus Zellen entsprechender Metastasen [16]. In präklinischen Untersuchungen von Brustkrebszellen konnten z. B. spezifische Micro-RNAs identifiziert werden, die mit niederem Risiko von Lungenmetastasen bei Brustkrebszellen assoziiert sind [17]. Eine exploratorische Studien bei Patienten mit Oligometastasen verschiedener Histologie, die mit ablativer stereotaktischer Bestrahlung (SBRT) behandelt worden waren, konnte auch im klinischen Setting auf der Basis eine Gruppe von Micro-RNAs (miR-23b, miR-449a, miR-449b) Patienten identifizieren, die bei denen sich die lokale Bestrahlung aller Läsionen mit überdurchschnittlicher Wahrscheinlichkeit in langfristiges Überleben übersetzte [18].

Auch beim Prostatakrebs wurde versucht, Metastasen auf der Grundlage molekularer Charakteristika zu differenzieren. Ein Beispiel liefert die Arbeit von Quigley et al., die bei 101 Metastasen von Patienten mit kastrationsresistentem Prostatakrebs eine „whole-genome" und „whole-transcriptome" Sequenzierung durchgeführt haben. Bei 81 % der Proben lag eine Amplifikation einer Enhancer-Region aufwärts des Androgen-Rezeptor-Gens vor. Sie fanden außerdem verschiedene Klassen von Veränderungen wie (1) Mutationen mit Tandem-Duplikationen im cyclin-dependent Kinase 12 (*CDK12*) -Gen, (2) *TP53*-Inaktivierungen und Chromothripsis und (3) Deletionen und Inaktivierung des *BRCA2*-Gens [19].

Ebenfalls mit Hilfe von integrierten Genom-Analysen konnten Wu et al. einen besonderen Subtyp von kastrationsresistentem Prostatakrebszellen identifizieren. Zellen mit Verlust beider Allele von *CDK12* zeigen eine besondere Aktivierung des Wirts-Immunsystems im Tumor bei gleichzeitiger Abwesenheit von Hypermutationen [20].

Solche CDK-12-Veränderungen wurden auch bei Metastasen von Patienten mit kolorektalen Karzinomen gefunden. Auch dort sind sie mit günstiger Prognose und mit einem besonders „immunogenen" Phänotyp assoziiert. Diese Studie von Pitroda et al. [21] ist deswegen besonders interessant, weil der hier identifizierte, potenziell „wahre" oligometastatische Subtyp, nicht nur durch Tumorzell-assoziierte Kriterien definiert wird, sondern auf der Basis von Wechselwirkungen zwischen Tumor und Wirt. Dieser „low risk-Phänotyp" war charakterisiert durch Metastasen, die primär und unabhängig von Faktoren wie Microsatelliten-Instabilität, Zeichen einer deutlichen Auseinandersetzung mit angeborenem und adaptivem Immunsystem zeigten. Die Inaktivierung von *CDK12* scheint mit einem besonders immunogenen Phänotyp assoziiert zu sein, was nicht nur Implikationen für den Einsatz entsprechender Checkpoint-Inhibitoren hat, sondern möglicherweise auch für das kurative Potenzial einer SBRT bei Patienten mit solchen Metastasen. Das 10-Jahres-Überleben von Patienten mit solchen Metastasen lag in der Studie von Pitroda immerhin bei beeindruckenden 95 %.

Der Weg zu molekularen Markern, die oligometastasierte Erkrankungen im klinischen Kontext definieren und Therapieentscheidungen leiten könnten, ist sicher noch weit. Möglicherweise ist eine Differenzierung zwischen oligo- und polymetastasiertem Phänotyp in vielen Fällen nicht auf der Basis einzelner oder weniger „Treiber- oder Marker-Mutationen" möglich. Möglicherweise sind es oft spezifische, komplexe Cluster vieler Gene, die auch noch von Entität zu Entität variieren könnten, die den „wahren" oligometastasischen Phänotyp definieren. Trotzdem legen alle diese Daten nahe, dass es auch auf molekularer Ebene Tumorzellen geben muss, die nur über partielle metastatische Fähigkeiten verfügen und nicht wahllos im System expandieren können.

Die präzise Identifikation des „oligometastasischen Status" bleibt schwierig. Dass das Konzept aber im Grundsatz zutreffend ist, das zeigen vor allem die zahlreichen klinischen Studien, weil sie darauf hinweisen, dass sich die definitive lokale Kontrolle von Metastasen bei entsprechender Patientenselektion tatsächlich in ein langfristiges Krankheitsfreies Überleben übersetzen kann.

3.1.2 Klinische Belege und Lektionen aus der Chirurgie

Die ersten überzeugenden klinischen Belege für das Konzept der Oligometastasierung und für den Nutzen einer Metastasen-gerichteten Lokaltherapie stammen aus der Praxis der chirurgischen Resektion von Lebermetastasen bei kolorektalen Karzinomen. Das kurative Potenzial der Resektion wurden bereits in den 1980er Jahren erkannt. Im Jahr 1986 publizierten Hughes et al. eine Register-Studie, die 607 Patienten aus 24 Institutionen einschließt, bei denen eine Resektion bei begrenzter Lebermetastasierung durchgeführt worden war [22]. Schon diesem frühen Kollektiv waren nach fünf Jahren immerhin 25 % der Patienten krankheitsfrei! Die Daten einer großen europäischen Multicenter-Studie mit 1568 Patienten von Nordlinger et al. bestätigen diese frühen Ergebnisse [23]. In diesem Kollektiv lag das krankheitsfreie 5-Jahres-Überleben bei 28 %. Noch besser waren die Ergebnisse der Studie von Fong et al., die über 1001 Patienten aus einer einzelnen Institution berichtet [24]. Für diese Gruppe liegen Daten sowohl zum Überleben nach fünf Jahren (= 37 %), als auch nach 10 Jahren (= 22 %) vor. Die Autoren dieser Studie interessierten sich außerdem für Kriterien, die das Outcome positiv oder negativ beeinflussen könnten: Eine R1-Resektion, mehr als drei Metastasen und präoperative CEA-Werte von > 200 ng/ml, konnten als negative Prognosefaktoren identifiziert werden. Bei Patienten ohne diese Risikofaktoren lag das Krankheitsfreie Überleben (DFS) nach 5-Jahren sogar bei 58 %.

Die aktuellere Studie von Pawlik et al. [25] hat noch bessere Ergebnisse aufzuweisen, was vor allem die Bedeutung des präoperativen Staging unterstreicht. Die exzellenten Ergebnisse von Pawlik et al. im Vergleich zu den älteren Arbeiten sind vermutlich (auch) der Tatsache geschuldet, dass hier das Staging mittels FDG-PET durchgeführt wurde.

Tab. 3.1: Exemplarisch vier große Studien zur Resektion von Lebermetaststasen kolorektaler Karzinome.

Autor	N (Patienten)	5-JÜ (%)	10-JÜ (%)
Hughes (1986)	607	33	kein 10 J. FU
Nordlinger (1996)	1568	28	kein 10 J. FU
Fong (1999)	1001	37	22
Pawlik (2005)	557	58	kein 10 J. FU

Die Praxis der Metastasen-Chirurgie bestätigt das Konzept der Oligometastasierung auch bei anderen Tumorentitäten. Das kurative Potenzial ist auch bei Lungenmetastasen gut dokumentiert [26]. Exemplarisch seien hier die Ergebnisse einer großen Registerstudie genannt, die die Ergebnisse der Resektion von Lungenmetastasen bei 5206 Patienten mit kontrolliertem Primarius verschiedenster Entitäten analysiert hat. Bei 4572 der 5206 Patienten konnten die Metastasen komplett entfernt werden. 1984 dieser 4572 Patienten hatten Primärtumoren epithelialen Ursprungs, bei 1917 lagen Sarkome vor. Das 5-JÜ nach Komplettresektion lag über alle Entitäten gemittelt bei 36 %, das 10-JÜ immerhin noch bei 26 % – auf einem stabilen Plateau. Die Prognose war negativ korreliert mit der Zahl der pulmonalen Filiae und positiv korreliert mit der Länge des krankheitsfreien Intervalls zwischen Primärdiagnose und der Diagnose der Lungenmetastasen. Patienten mit einer solitären Metastase hatten 5-JÜ von 43 %, verglichen mit 34 % bei zwei bis drei Metastasen und 27 % bei Patienten mit ≥ vier Metastasen. Ähnlich wie bei den Lebermetasen ist die inkomplette oder R1-Resektion ebenfalls ein negativer Prognosefaktor. Bei R0-Resektion lag das Gesamtüberleben nach 5 Jahren über alle Entitäten bei 36 %, bei inkompletter Resektion nur bei 13 %. Auch die Histologie des Primarius hatte in dieser Studie eine prognostische Bedeutung für das Krankheitsfreie Überleben (KFÜ). Patienten mit Keimzelltumoren wiesen die besten Ergebnisse auf, die schlechteste Prognose hatten Patienten mit malignen Melanomen, wobei selbst hier ein Teil der Patienten krankheitsfrei blieb, wenn zusätzlich günstige Prognosefaktoren wie z. B. ein langes krankheitsfreies Intervall oder eine singuläre Metastase vorlag. Diese Daten werden durch zahlreiche jüngere Arbeiten zur Metastasen-Chirurgie bestätigt. Die Evidenz ist dabei sehr gut, insbesondere für Patienten mit CRC, Sarkomen und Nierenzellkarzinomen, deutlich schlechter für Patienten mit gynäkologischen Tumoren und HNO-Tumoren, weil hier nur wenige Arbeiten vorliegen, die sich auf diese Gruppe von Patienten fokussieren [27].

3.1.3 Klinische Belege und Lektionen aus der Radiochirurgie von Oligometastasen – Prognosefaktoren für die lokale Kontrolle

Die Entwicklung der Technik der extrakraniellen Radiochirurgie (SBRT) in den 1990er Jahren ermöglichte erstmals die Applikation einzelner oder weniger hoher, potentiell ablativer Dosen zur Behandlung von Metastasen außerhalb des ZNS. Während Radiochirurgie im allgemeinen als Einzeit-Bestrahlung definiert wird, existiert für die hypofraktionierte ablative „stereotaktische" Hochpräzisionsbestrahlung (engl. *stereotactic body radiotherapy* [SBRT]) hinsichtlich der Zahl und der Einzeldosis der Fraktionen keine allgemein akzeptierte klare Obergrenze. Eine der frühen, wegweisenden Arbeiten war die schon Mitte der 1990er Jahre publizierte Studie von Lax und Blomgren zur Radiochirurgie/SBRT von Lungenmetastasen. Mit Dosen von 21 bis 66 Gy in ein bis drei Fraktionen, gelang es der schwedischen Gruppe bei knapp

90 % der Patienten Lungenmetastasen lokal zu kontrollieren [28]. Seit Mitte der 2000er Jahre steigt die Zahl der Publikationen zur Radiochirurgie/SBRT von extrakraniellen Oligometastasen steil an. Die meisten Daten stammen auch hier, wie bei der Chirurgie, aus der der Behandlung von Leber- und Lungenmetastasen [29,30]. Mit einigem Abstand folgen Publikationen zur Radiochirurgie von Knochenmetasen. Daten zur Bestrahlung von Oligometastasen in anderen Organen, wie Lymphknoten, Nebennieren, Nieren oder Pankreas sind weit spärlicher.

Da die detaillierten Ergebnisse in den verschiedenen Organkapiteln behandelt werden, sollen hier nur einige Grundzüge und Grundprobleme der ablativen Radiochirurgie/SBRT extrakranieller Oligometastasen diskutiert werden.

3.1.3.1 Radiochirurgie/SBRT im Vergleich zu anderen lokalen Verfahren

Randomisierte Vergleiche zwischen der Radiochirurgie und anderen potenziell lokal-kurativen Verfahren wie der Metastasen-Chirurgie oder der Radiofrequenzablation gibt es praktisch keine. Drei randomisierte Studien (ACOSOG Z4099 [NCT01336894], STARS [NCT00840749] und ROSEL [NCT00687986]), die bei frühen Lungenkarzinomen die Radiochirurgie (Minimum BED_{10} 100 Gy) mit der Operation plus mediastinalem Lymphknoten-Sampling vergleichen wollten, mussten aufgrund schleppender Rekrutierung frühzeitig geschlossen werden.

Chang et al. analysierten immerhin 58 Patienten, die aus der STARS- und der ROSEL-Studie gepoolt wurden. Bei diesen Patienten lag das berechnete 3-JÜ in der Radiochirurgie-Gruppe, bei 95 %, verglichen mit 79 % in der Gruppe der operierten Patienten (log-rank P = 0,037). Lokale Kontrolle und Metastasenfreies Überleben nach drei Jahren waren in beiden Gruppen vergleichbar (SBRT vs. OP: lokale Kontrolle: 96 % vs. 100 % – regionale Kontrolle: 90 % vs. 96 % – distante Kontrolle: 97 % vs. 91 %). Der Benefit für die Radiochirurgie hinsichtlich des Gesamtüberlebens erklärt sich also vor allem durch die gute Verträglichkeit des Verfahrens mit einer deutlich geringeren Rate an ≥ Grad 3 Nebenwirkungen (10 % vs. 44 %) und 4 % Therapie-assoziierte Todesfällen in der Gruppe der operierten Patienten (keine in der Gruppe der Radiochirurgie) [31].

Auch nicht-randomisierte Vergleiche oder matched pair-Analysen weisen darauf hin, dass die lokale Effizienz von Metastasen-Chirurgie und Radiochirurgie weitgehend äquivalent ist, wenn die Radiochirurgie ausreichend dosiert wird. Indizien dafür gibt es wieder aus der Praxis der Behandlung von nicht-kleinzelligen Bronchialkarzinomen im Stadium I. Eine Studie der Amsterdamer Gruppe aus dem Jahr 2012 zeigt eine Rückfallfreiheit von 89 % drei Jahre nach SBRT – ein Ergebnis, was mit der Lungenoperation vergleichbar ist [32]. Jüngere Arbeiten bestätigen das. Im Jahr 2018 lagen zur Radiochirurgie von NSCLC im Stadium I 7 retrospektive Studien mit insgesamt über 1100 Patienten, die 5-Jahres-Überlebensraten zwischen 50–70 % dokumentieren.

Hinweise zur Äquivalenz von Operation und Radiochirurgie gibt es aber auch aus der direkten Erfahrung der Behandlung von Lungenmetastasen. So berichten Widder et al. [33] über 110 Patienten aus den Niederlanden, denen die Metastasektomie als Therapie der ersten Wahl angeboten wurde. Ein relevanter Teil dieser Patienten wurde aber wegen Kontraindikationen oder auf eigenen Wunsch nicht operiert, sondern radiochirurgisch behandelt. Die lokale Kontrolle war bei beiden Gruppen vergleichbar. Es bestand sogar ein Trend zugunsten der radiochirurgisch behandelten Patienten (94 % vs. 90 % Lokale Kontrolle). Die 5-Jahres-Überlebensrate der bestrahlten Patienten lag bei 49 %, bei den operierten Patienten nur bei 41 %.

Auch zum Vergleich zwischen Radiochirurgie und Radiofrequenzablation (RFA) existieren keine größeren randomisierten Vergleiche. Kleinere Arbeiten und matched-pair Analysen weisen aber darauf hin, dass die Radiochirurgie der RFA im Bereich der Leber hinsichtlich lokaler Effizienz mindestens ebenbürtig, bei Läsionen > 3 cm tendenziell überlegen ist. Stinzing et al. verglichen 60 vorbehandelte Patienten mit Lebermetasen kolorektaler Tumoren, die entweder radiochirurgisch oder mit RFA behandelt wurden [34]. 30 Patienten mit 35 Läsionen wurden mit Einzeit-Radiochirurgie behandelt und im Rahmen ein matched-pair-Settings mit 30 Patienten verglichen, die im gleichen Zeitraum mit RFA therapiert worden waren Die Lokale Kontrolle zeigte einen, wenn auch nicht signifikanten Trend zugunsten der Radiochirurgie nach ein und zwei Jahren (85 % vs. 65 % bzw. 80 % vs. 61 %). Das krankheitsfreie Überleben war in der radiochirurgisch behandelten Gruppe signifikant besser (34,4 Monate vs. 6,0 Monate; p = 0,001).

3.1.3.2 Lokale Kontrolle und Dosis

Die lokale Effizienz der Radiochirurgie ist unbestritten. Bei ausreichender Dosierung liegt die Lokale Kontrolle bei den meisten Studien über 80 %, teils über 90 %. Dort wo ausreichend Daten zur Verfügung stehen – wie bei der Behandlung von Lungen- und Lebermetastasen – ist unterhalb einer kritischen Grenze eine eindeutige Beziehung zwischen applizierter Dosis und Lokaler Kontrolle zu beobachten. Das ist wenig überraschend. Die Auswertung größerer Serien, wie z. B. die Datenbank der DEGRO zur SBRT von Lungenmetasten, zeigten auch unter Verwendung von KI-Algorithmen (Support-Vektor-basiertem Maschinenlernen), dass die Bestrahlungsdosis der dominierende Faktor für die Lokale Kontrolle ist. Andere klinische Faktoren sind dagegen von nachrangiger Bedeutung [35].

Nicht ganz so trivial ist die Frage, wie sich die „optimale Dosis" aus den publizierten Daten ermitteln und definieren lässt. Während sich konventionelle Bestrahlungskonzepte aufgrund der einheitlichen Fraktionierung mit 1,8 Gy bis 2 Gy pro Tag bei fünf Fraktionen pro Woche und einer Verschreibungspraxis nach ICRU mit homogenen Dosen im Zielvolumen untereinander relativ gut vergleichen lassen, ist die Situation bei der Radiochirurgie ungleich komplizierter, da ein Vergleich verschieden hoher Einzeldosen nur im Umweg über Modellrechnungen möglich ist. Verschiedene

Dosis-Fraktionierungs-Modelle wurden vorgeschlagen. Das gebräuchlichste Modell zur Umrechnung der biologischen effektiven Dosen zwischen Konzepten mit verschieden hohen Einzeldosen ist das linear-quadratische (LQ)-Modell, dass den Zelltod auf der Basis einer Kombination von Doppelstrangbruch-Effekten und potenziell reparablen Einzelstrangbrüchen zu modellieren versucht. Lange war die Validität dieses Modells bei sehr hohen Einzeldosen, wie sie in der Radiochirurgie/SBRT gebräuchlich sind, umstritten. In jüngerer Zeit gibt es jedoch Hinweise, z. B. auch aus der Auswertung der DEGRO AG Stereoataxie Datenbank, dass klassische radiobiologische Modelle (LQ-Modell) auch bei SBRT mit hohen Einzeldosen in guter Näherung angewendet werden können [36].

Das Ziel der Radiochirurgie/EBRT ist die Applikation ablativer Dosen, die alle Tumorzellen im Zielvolumen mit hoher Wahrscheinlichkeit zerstören. Die Radiochirurgie/EBRT arbeitet daher mit höheren biologisch effektiven Dosen (BED) als nahezu alle konventionell fraktionierten Konzepte. Es existiert dabei aber keine universelle und allgemein akzeptierte Definition, welche Dosis als „ablativ" verstanden wird. Die meisten Konzepte streben BED jenseits von 100 Gy an, in der Regel bezogen auf α/β- Werte von 10 Gy für die Zielzellen (BED_{10Gy}).

Da die Zahl der Fraktionen bei den verschiedenen Studien zur Radiochirurgie zwischen den Studien und sogar innerhalb von Studien stark schwanken können und manchmal auf die 60 %-Isodose, in anderen Studien auf die 70 %- oder 80 %-Isodose, in Einzelfällen sogar ICRU-konform auf die 95 %-Isodose verschrieben wurde, muss der Vergleich der Ergebnisse im Umweg über rechnerische Konstrukte wie die biologisch effizierte Dosis (BED) erfolgen (Abb. 3.1).

Große, multizentrische Studien zur Dosis-Modellierung von Lungenmetasten kommen zu dem Schluss, dass mit Dosen von > 110 Gy (BED_{10Gy}) lokale Kontrollraten von über 90 % erreicht werden können [37]. Ein schönes Beispiel für die Bedeutung der verschriebenen Dosis, aber auch und für die Möglichkeiten und Grenzen der Dosisfindung und des Vergleichs auf der Basis des BED-Konzepts, liefert eine Auswertung der AG Stereotaxie der DEGRO von 474 Patienten mit 623 Lebermetastasen, die zwischen 1997 und 2015 an 17 Zentren in Deutschland und der Schweiz behandelt wurden. Zur Anwendung kamen vor allem Schemata mit einer Fraktion (30 %), drei Fraktionen (33 %) und fünf Fraktionen (25 %). Verschrieben wurde auf die 60 %-Isodose (6 %), 65 %-Isodose (21 %), 80 %-Isodose (32 %) und in 11 % der Fälle sogar auf die 95 %-Isodose. Jenseits einer BED von 150 Gy (definiert als BED_{10Gy} im Isozentrum!) lag die Lokale Kontrolle nach zwei Jahren über 80 %. Unterhalb dieser Grenze war die Lokale Kontrolle signifikant schlechter. Dieser Befund deckt sich mehr oder weniger mit anderen publizierten Daten zum Thema [38,39]. Vermutlich ist die appli-

$$BED = \text{Anzahl der Fx (n)} \times \text{Einzeldosis (d)} \times (1 + d : \alpha/\beta\text{-Wert})$$

Abb. 3.1: Formel zur Berechnung der biologisch effektiven Dosis (BED).

zierte Dosis daher auch ein wesentlicher Grund für Unterschiede hinsichtlich der Lokalen Kontrolle zwischen peripheren und zentralen Lungenherden, da zentral in der Regel zurückhaltender dosiert wird.

Trotzdem ist auch eine Grenze wie die 150 Gy BED_{10Gy} mit einer gewissen Unschärfe behaftet, da zur Berechnung der BED ein bestimmter α/β-Wert für die Zielzelle angenommen werden muss, der der Biologie der Tumorzelle nicht immer gerecht werden muss. Ein α/β-Wert von 10 Gy kommt der Realität bei vielen schnell wachsen Karzinomen vermutlich sehr nahe, würde aber zum Beispiel bei Prostatakarzinom-Metastasen oder möglicherweise auch bei langsam wachsenden Sarkomen die real applizierte BED bei hohen Einzeldosen unterschätzen. Unklar ist auch, welcher topographische Bezugspunkt für die BED die Wahrscheinlichkeit der lokalen Kontrolle am besten abbildet. Da die robotergeführte Radiochirurgie in der Regel nicht-isozentrisch plant und in aller Regel auf die 65 bis 75 % Isodose verschreibt, wird die BED meist auf die Verschreibungs-Isodose des Planungszielvolumens (PTV) oder auf die mittlere Dosis im „gross tumor volume" (GTV) bezogen. Gerade für die Bestrahlung von Läsionen in der Lunge mehren sich die Hinweise, dass die mittlere Dosis im GTV mit der lokalen Kontrolle besser korreliert als die Verschreibungs-Isodose auf den Rand des PTV [40].

3.1.3.3 Lokale Kontrolle und Tumorvolumen

Außer den Therapie-spezifischen Faktoren, gibt es natürlich auch Tumor- und Patienten-spezifische Parameter, die die Lokale Kontrolle beeinflussen. Naheliegend ist die Bedeutung des Tumorvolumens als Prognosefaktor für die Lokale Kontrolle. Grundsätzlich ist von einer inversen Korrelation zwischen Tumorvolumen und Lokaler Kontrolle auszugehen. In einer aktuellen Studie zur robotergeführten Radiochirurgie von Lungenherden berichten Kadighe et al. über hohe lokale Kontrollraten von > 90 % nach zwei Jahren bei Tumoren < 35 mm Durchmesser, bei Tumoren jenseits dieser Grenzen sank die Lokale Kontrolle auf unter 60 %, obwohl jeweils mit adäquaten Dosen (> BED von 150 Gy) behandelt wurde [41]. Andere Faktoren, wie die Technik der Trackings (Fiducial vs. endovaskuläre Coils vs. X-sight lung), die Histologie der Metastasen oder die Lokalisation in der Lunge, hatte in dieser Studie mit knapp 100 Patienten keinen statistisch signifikanten Einfluss auf die Lokale Kontrolle.

Der Einfluss der Tumorgröße auf die Lokale Kontrolle zeigt sich bei einer ganzen Reihe weiterer Studien [42]. Als Beispiel sei die Arbeit von Dewas et al. genannt, die einen Cut-off-Wert von 100 cm^3 für das „Gross Tumor Volume" (GTV) wählten. Unterhalb dieser Grenze lag die Lokale Kontrolle nach zwei Jahren bei 77 %, jenseits von 100 cm^3 nur bei 62 % [43].

Aber nicht alle Studien finden diesen Zusammenhang. Bei der Bestrahlung von 105 Patienten mit Nierenzellkarzinomen konnte kein signifikanter Zusammenhang zwischen Tumorvolumen (zwischen 12,9 und 1462 cm^3) und Lokaler Kontrolle gefunden werden [44]. Diese Arbeit zeigt aber auch, wie schwierig es ist, bestimmte potenzielle Prognosefaktoren wie das Tumorvolumen wirklich isoliert zu analysieren, da in diesem Kollektiv die Tumorvolumina bei bestimmten Lokalisationen wie Leber und Lunge signifikant größer waren, als z. B. bei Metastasen in Lymphknoten oder Knochen.

3.1.3.4 Lokale Kontrolle und Histologie

Dass die Lokale Kontrolle eine Funktion von Dosis und Tumorvolumen ist, verwundert nicht. Der Einfluss der Histologie ist dagegen weniger gut belegt, weniger eindeutig und weniger eindimensional, obwohl Daten aus Zellkulturversuchen zeigen, dass die intrinsische Strahlensensitivität verschiedener Tumorzelllinien variiert. Auch in der Praxis der fraktionierten Strahlentherapie wird allgemein akzeptiert, dass Tumore wie Sarkome, Melanome oder Nierenzellkarzinome strahlenresistenter sind als zum Beispiel manche Adenokarzinome oder Plattenepithelkarzinome. Trotzdem ist nicht völlig geklärt, ob sich diese „Hierarchie der Strahlensensitivität" direkt auf die Praxis der Radiochirurgie und die Behandlung mit hohen Einzeldosen übertagen lässt.

Viele Studien zur Radiochirurgie von Oligometastasen, die Patienten mit verschiedenen Primärtumoren einschließen, konnten jedenfalls keinen Einfluss der Histologie auf die Lokale Kontrolle nachweisen. Das mag daran liegen, dass der Effekt zu gering ist, als dass er bei vorliegenden Fallzahlen nachgewiesen werden konnte. Es mag aber auch daran liegen, das oft mit Dosen behandelt wurde, die ohnehin einen „Overkill" im Zielvolumen gewährleisten.

Trotzdem wurde die Wirksamkeit der Radiochirurgie bei sog. „radioresistenten Tumoren" wie Sarkomen, Nierenzellkarzinom oder auch kolorektalen Karzinomen von manchen Autoren angezweifelt. Im Rahmen der großen Registerstudie der AG Stereotaxie der DEGRO zur Radiochirurgie von Lungenmetastasen und primären NSCLC im Stadium I wurde auch untersucht, ob die lokale Effektivität nach SBRT von der Primärtumorhistologie beeinflusst wird [45,46]. Es konnte dabei zunächst gezeigt werden, dass eine Dosiswirkungsbeziehung sowohl beim NSCLC als auch bei Lungenmetastasen vorliegt. Selbst bei dieser vergleichsweise hohen Fallzahl von insgesamt 715 Patienten mit Lungenmetastasen, konnte jedoch kein wesentlicher Einfluss der Histologie auf die Lokale Kontrolle nachgewiesen werden. Die Autoren zogen daraus den Schluss, dass zumindest bei der Radiochirurgie von Lungenmetastasen die Bestrahlungsdosis nicht an die Primärtumorhistologie angepasst werden muss, wenn grundsätzlich ausreichend dosiert wird.

Die analoge Analyse derselben Gruppe zur Praxis der Radiochirurgie von Lebermetastasen zeigt dagegen, dass hier die Lokale Kontrolle bei kolorektalen Tumoren signifikant schlechter ist, wenn diese Gruppe gegen alle andere Entitäten stratifiziert wird [47]. In die Analyse gingen 476 Patienten ein. Knapp 50 % davon hatten Metastasen kolorektaler Tumore, die zweite, heterogene Gruppe bestand aus Lebermetastasen von Mammakarzinomen (13 %), NSCLC (6 %), Pankreaskarzinome (5 %) und aus 27 % Patienten mit verschiedensten anderen Primärtumoren.

Zu ähnlichen Ergebnissen kommt auch eine Arbeit von Milano et al. In deren Kollektiv war die lokale Kontrollen von Oligometasten an unterschiedlichen Lokalisation [48] bei Patientinnen mit Brustkrebs mit 87 % signifikant höher als in der Gruppe der Patienten mit anderen Tumoren, die in dieser Studie mehrheitlich kolorektaler Provenienz waren. Kein Unterschied war in derselben Studie aber zu beobachten, wenn kolorektale Tumore mit nicht-kolorektalen Tumoren verglichen wurden.

Trotzdem hat die Histologie des Primarius in der Praxis der Radiochirurgie/SBRT extrakranieller Oligometastasen bisher *de facto* keinen wesentlichen Einfluss auf die Wahl des Dosiskonzepts. Die konkrete Dosierung folgt meist eher der Maximen der „inversen Verschreibung", wobei die Dosis möglichst hoch gewählt wird, wenn dabei die Grenzwerte für die kritischen Normalgewebe eingehalten werden können.

3.1.3.5 Lokalisation und Lokale Kontrolle

Die Topologie der Metastasen scheint, adäquate Bestrahlungstechnik und Dosierung vorausgesetzt, für die Lokale Kontrolle ebenfalls von untergeordneter Bedeutung zu sein. Zumindest lassen sich kaum systemische Unterschiede hinsichtlich der Kontrollwahrscheinlichkeit der Metastasen in Abhängigkeit von der Lokalisation in verschiedenen Organen ausmachen. Mittelbar mag die Topographie aber durchaus eine Rolle spielen, dass bestimmte Lokalisationen, z. B. zentrale Lungentumore, mediastinale Tumoren oder sehr rückenmarksnahen Tumoren, die mögliche BED unter Umständen begrenzen.

3.1.3.6 Schlussfolgerung: Lokale Kontrolle ist multidimensionaler Parameter

Die Radiochirurgie hat sich als wichtiges Instrument zur Behandlung von Oligometastasen etabliert. Während die frühen Studien aus den 1990er und 2000er Jahren oft Dosisfindungsstudien waren, ist in den letzten 10 Jahren vor allem im Kontext der vergleichsweise einheitlichen Praxis der robotergeführten Radiochirurgie so etwas wie ein akzeptierter Korridor von Dosis- und Fraktionierungskonzepten entstanden, wobei die BED aktueller Konzepte deutlich über den Dosen der Anfangszeit der extrakraniellen Radiochirurgie/SBRT liegen. Wenn es die Grenzwerte für die Dosislimitierenden Normalgewebe zulassen, werden bei kleinen viszeralen Metastasen unter z. B. 15 mm Durchmesser oft Einzeit-Dosen zwischen 26 Gy bis 30 Gy verschrieben. Bei größeren Zielvolumina in viszeralen Organen sind Schemata zwischen 3 × 15 und 3 × 20 Gy oder fünf Fraktionen mit Einzeldosen zwischen 8 bis 12 Gy gebräuchlich.

Diese Konzepte entwickelten sich vor allem aus der Praxis der Behandlung von Lungen- und Lebermetasten. Sie scheinen aber im Wesentlichen übertragbar zu sein auf die Behandlung von Metastasen in anderen Organen wie Nieren, Nebennieren,

Pankreas oder auf Weichteilmetastasen. Metastasen in der Lunge stellen in zweierlei Hinsicht besondere Anordnungen an die Radiochirurgie. Erstens sollte bei Zielvolumina in oder in der Nähe von luftgefüllten Hohlorganen die Dosisberechnung auf der Grundlage von Monte-Carlo-Algorithmen erfolgen, da Dosisberechnungen mit Pencil-Beam-Algorithmen die reale Dosis in Zielvolumina in der Lunge oft überschätzen [49]. Das sollte auch beim Vergleich von Studiendaten zur Lunge berücksichtigt werden, da ältere Arbeiten oft auf Pencil-Beam-Algorithmen beruhen.

Zweitens sollten bei zentralen Lungentumoren, bei Läsionen, die näher als 2 cm an der Bifurkation der Stammbronchien oder an der mediastinalen Pleura lokalisiert sind, zu hohe Einzeldosen vermieden werden. Daher plädieren wir hier für hypofraktionierte Konzepte mit fünf Fraktionen [50].

Bei Knochenmetastasen kommen oft Einzeit-Konzepte mit Dosen von 1 × 20 bis 1 × 24 Gy zum Einsatz [51]. Auf die Dosierungskonzepte bei Lymphknotenmetastasen wird im nächsten Abschnitt noch näher eingegangen.

Innerhalb dieses Dosiskorridors ist die lokale Effizienz jedenfalls hoch. Die Lokale Kontrolle sollte hier über 80 bis 90 % liegen.

Neben der Dosis ist das Tumorvolumen ein wichtiger Prognosefaktor für die Lokale Kontrolle. Bezüglich des Tumorvolumens existiert keine scharfe Obergrenze für die Indikation zur Radiochirurgie/SBRT. Trotzdem sollten sehr großen Zielvolumen jenseits eines Durchmessers von 50 bis 60 mm und bei Volumina > 120 cm³ kritisch mögliche Alternativen interdisziplinär diskutiert werden. Denn bei sehr großen Zielvolumina sinkt nicht nur die lokale Effizienz des Verfahrens, hier lassen sich auch aufgrund physikalischer Begrenzung die sonst üblichen, steilen Dosisgradienten am Rand des Zielvolumens nicht in der gewohnten Form realisieren. Allerdings existieren zumindest im Bereich von Lunge und Leber selbst für Zielvolumina jenseits dieser Größe einzelne Serien, die die grundsätzliche Machbarkeit und Effizienz der SBRT dokumentieren [52].

Auch wenn inzwischen hunderte von Studien zur Radiochirurgie/SBRT von Oligometastasen vorliegen, sind die Fallzahlen der Einzelstudien meist klein und die Konzeptionen der vorliegenden Studien extrem heterogen. Daher lassen sich subtile Einflüsse potenzieller weiterer Prognosefaktoren für die Lokale Kontrolle aus den vorliegenden Daten kaum herausarbeiten. Manche Publikationen fokussieren sich auf einzelne Entitäten wie Bronchialkarzinome oder kolorektale Tumoren, schließen aber Metastasen in verschiedenen Organen in die Auswertung ein, andere kapizieren sich ausschließlich auf ein bestimmtes Zielorgan, wie zum Beispiel die Lunge, werten aber Patienten mit sehr unterschiedlichen Primärtumoren aus. Nur sehr wenige Studien haben ein bezüglich beider Parameter ein homogenes Patientengut. Die Fraktionierungsschemata variieren zwischen Einzeit-Bestrahlung und fünf, manchmal sogar bis zu 10 Fraktionen, die applizierten BED schwanken zwischen 80 Gy und > 200 Gy, sowohl zwischen, wie auch teilweise innerhalb einzelner Studien. Auch die Prinzipien der Dosisverschreibung unterscheiden sich, wenn auch zumindest in den neueren Arbeiten und im Kontext der robotergeführten Radiochirurgie/ SBRT in der Regel auf die 65 % bis 75 % Isodose verschrieben wird.

Zudem häufen sich die Hinweise, dass möglicherweise andere Parameter wie die mittlere Dosis im Zielvolumen stärker mit der Lokalen Kontrolle korrelieren als die Verschreibungs-Isodose auf den Rand der Zielvolumen. Auch die verwendeten Plattformen zur Realisierung der Radiochirurgie unterscheiden sich. Während die robotergeführte Radiochirurgie derzeit nur durch das Cyberknife®-System repräsentiert und daher vergleichsweise einheitlich praktiziert wird, sind die LINAC-basierten Systeme zur Radiochirurgie deutlich heterogener, sowohl hinsichtlich der Setup-Genauigkeiten und der resultierenden Sicherheitssäume, wie auch hinsichtlich der Bildführung der Strahlentherapie und der Strategien zum Management von Organbewegungen. Ein echtes Tracking atembeweglicher Tumore ist derzeit in der Routine nur am Cyberknife® realisiert. Insbesondere der letztgenannte Parameter scheint für die Bestrahlung atembeweglicher Ziele, wie zum Beispiel Lebermetastasen, durchaus von Bedeutung zu sein. Darauf weist zum Beispiel die Auswertung der AG-Stereotaxie DEGRO hin [40]. Sowohl in der univariaten wie in der multivariaten Analyse war die Lokale Kontrolle bei Patienten, die mit aktiven Bewegungsmanagement bestrahlt wurden, signifikant besser (HR 0,57 [0,33–0,96; p = 0,04]).

3.1.4 Risiken und Nebenwirkungen der Radiochirurgie/SBRT von Oligometastasen

Details zur Verträglichkeit und zu Nebenwirkungen der Radiochirurgie extrakranieller Oligometastasen werden in den entsprechenden Organkapiteln diskutiert. Generalisierend lässt sich aber sagen, dass die Verträglichkeit des Verfahrens ausgezeichnet und die Toxizität über alle Lokalisationen hinweg gering ist, wenn die Qualitätskriterien und die Dosisgrenzwerte für Radiochirurgie/SBRT berücksichtig werden. Schwere Nebenwirkungen CTC Grad 4 und 5 sind Raritäten und wurden fast ausschließlich im Zusammenhang mit der Bestrahlung von zentralen Lungentumoren mit hohen Einzeldosen oder der Behandlung mediastinaler Lymphknotenmetastasen speziell in der subkarinalen Region 7 bei vorbehandelten Patienten berichtet. Insgesamt liegt die Rate von Nebenwirkungen ≥ CTC Grad 3 quer über alle Studien und Lokalisationen im niedrig einstelligen Prozentbereich und darunter.

Eigene Erfahrungen decken sich mit den Literatur-Daten zur Verträglichkeit der Radiochirurgie von Oligometastasen. In unserem Zentrum wurden seit 2013 etwa 600 Patienten mit extrakraniellen Oligometastasen in den verschiedensten Organen behandelt. Wir haben dabei keine Grad 4 oder 5 Nebenwirkungen beobachtet – bei abdominellen oder pelvinen Zielen nicht einmal Grad 3 Nebenwirkungen. Bei thorakalen Bestrahlungen kam es bei drei Patienten zu Grad 3 Nebenwirkungen. Eine Patientin erlitt eine entsprechende, behandlungsbedürftige Pneumonitis nach wiederholter Radiochirurgie multipler pulmonaler Filiae eines Weichteilsarkoms (insgesamt 7 Zielvolumina). Zwei Fälle von Grad 3 Ösophagitis traten nach der Behandlung mediastinaler Lymphknoten in der Nähe des Ösophagus auf, die aber unter Behandlungen mit PPI ohne weiter Intervention wieder abheilten [53].

3.1.5 Schwierigkeiten bei der Definition einer oligometastasierten Erkrankung und der Patientenselektion: Prognosefaktoren für das Rezidivfreie-Überleben

Da die lokale Effizienz der Radiochirurgie hoch und die Toxizität gering ist, wird das Überleben nach lokal ablativer Therapie von Oligometastasen vor allem durch das Risiko des systemischen Rückfalls bestimmt. Während die wichtigsten Faktoren für die lokale Tumorkontrolle Bestrahlungsdosis und Tumorvolumen sind, wird das Risiko weiterer Metastasen und damit das Gesamtüberleben wesentlich von der Zahl und Größe der Metastasen und der Zahl der betroffenen Organsysteme beeinflusst [54]. Auch nach diesen simplen Kriterien gibt es keine allgemein akzeptierte Grenze zwischen oligo- und polymetastasierter, systemischer Erkrankung. Je nach Autor und Kontext liegt die Grenze bei drei bis fünf nachgewiesenen Metastasen in ein bis maximal drei Organsystemen. Die prognostische Verlässlichkeit einer solchen Klassifizierung hängt natürlich entscheidend davon ab, durch welche bildgebenden Verfahren weitere Metastasen ausgeschlossen wurden. Mindestanforderung ist ein kontrastmittel-angehobenes Ganzkörper-CT. Es mag aber auch Situationen geben (siehe unten, Abschnitt zum Prostatakarzinom), in denen die Diagnose des Status „Oligometastasierung" auf der Basis eines PET-CT mit geeigneten Tracer gestellt werden sollte.

Die Definition der oligometastasierten Erkrankung ist – zu Recht – Gegenstand heftiger Kontroversen. Momentan erfolgt sie in der Regel nach den genannten numerischen Kriterien, obwohl die Lektionen aus der Praxis der Metastasen-Chirurgie und der definitiven Radiochirurgie zeigen, dass das Risiko eines systemischen Progresses von einer ganzen Reihe weiterer Parameter abhängt.

Da wären zunächst die Natur und die Histologie des Primärtumors. Die bereits dargestellten Daten zur Metastasen-Chirurgie in der Lunge zeigen, dass Sarkome und Nierenzellkarzinome ein geringeres systemisches Krankheitsrisiko aufweisen, als zum Beispiel Metastasen von kolorektalen Tumoren oder Bronchialkarzinomen. Schlusslicht hinsichtlich des langfristigen krankheitsfreien Überlebens im Kollektiv dieser großen Registerstudie waren bislang – wenig überraschend – die malignen Melanome. Lebermetastasen von kolorektalen Karzinomen sind prognostisch sicher günstiger zu beurteilen als analoge Metastasen des Magen- oder Pankreaskarzinoms. Bezüglich der Bedeutung der Histologie für die Prognose und Progressionsfreies Intervall nach RC/SBRT, gibt zum Beispiel die Arbeit von Milano et al Hinweise [47]. Die Gruppe analysierte die Patienten mit Brustkrebs separat von allen anderen Entitäten – mehrheitlich kolorektale Karzinome. Das 2-Jahres Progressions-freie Überleben (PFS) in der Brustkrebsgruppe lag bei 36 %, beim Rest der Patienten bei 13 %, das Gesamtüberleben nach 6 Jahren bei 47 % bzw. 9 %. Interessanterweise war auch die lokale Kontrolle bei den Brustkrebspatientinnen besser, was darauf hindeutet, dass sich gute Lokale Kontrolle zumindest partiell in besseres Gesamtüberleben übersetzt.

Ähnlich bedeutsam, wenn auch in der Praxis bisher wenig berücksichtigt, ist die Dauer des krankheitsfreien Intervalls zwischen Erstdiagnose und Behandlung des Primärtumors und dem Auftreten der Oligometastasierung. Das zeigt zum Beispiel die multizentrische Analyse der DEGRO zur Radiochirurgie/SBRT von Lungenmetastasen von Rieber et al. Neben der Anzahl der Metastasen (einzelne vs. Multiple – HR 0,774), der Größe der Tumors (HR 1,118) und des Allgemeinzustandes des Patienten (definiert als ECOG-Status) (HR 0,972), war das Intervall zwischen Primärdiagnose der Erkrankung und dem Auftreten der Oligometastasen ein Prognosefaktor für das Überleben (HR 0,968). Auch in der Serie von Inoue et al. war das 3-JÜ nach SBRT bei Patienten mit Lungenmetastasen mit einem Intervall von mehr als 12 Monaten zwischen Primärdiagnose und Diagnose der Metastasierung mit 53 % deutlich besser als bei der Gruppe der Patienten mit einem krankheitsfreien Intervall von weniger als 12 Monaten. In der letztgenannten Gruppe lag das 3-Jahres-Überleben nur bei 19 % [55]. Auch die Arbeit von Zhang et al. zeigt, dass ein krankheitsfreies Intervall von mehr als 12 Monaten ein wichtiger Prognosefaktor für das Überleben nach SBRT ist (Hazard ratio 0,51, 95 % CI 0,30–0,87) [56].

Dieses Kriterium ist bedeutsam, weil Dauer des krankheitsfreien Intervalls vermutlich eine Art „*in vivo*-Surrogat" für die biologische Aggressivität und das Metastasierungspotential einer Krebserkrankung darstellt. Das zeigt auch eine große Studie von Ashworth et al. [57], die die Daten von 20 Zentren gepoolt und insgesamt 757 Patienten mit oligometastatischen NSCLC analysiert hat. In der multivariaten Analyse konnten schlussendlich drei Faktoren identifiziert werden, die mit dem Gesamtüberleben assoziiert sind: Das primäre N-Stadium der Erkrankung, die Histologe und die Differenzierung zwischen synchroner und metachroner Oligometastasierung. Synchrone Oligometastasen sind prognostisch deutlich ungünstiger als metachrone Filiae. Mit der Dauer des krankheitsfreien Intervalls steigt vermutlich mit jedem Tag die Chance, dass sich die lokale Kontrolle tatsächlich in ein krankheitsfreies Überleben übersetzen lässt.

Ein weiterer möglicher, bisher aber kaum systematisch untersuchter Prognosefaktor ist die Topographie der Oligometastasen. Ein Problem bei der Untersuchung der Bedeutung der Lokalisation der Metastase ist allerdings, dass sie vermutlich kein absolutes Prognosekriterium darstellt, sondern immer im Kontext mit der entsprechenden Primärerkrankung zu sehen ist. Verschiedene Tumorentitäten haben verschiedene Prädilektionsorte für Metastasen. Die Rolle der Lokalisation ist daher nicht isoliert, sondern nur im Kontext der Tumorhistologie zu werten. Prostatakarzinome neigen zum Beispiel zur Knochenmetastasierung und weniger zur viszeralen Filiae. Nicht-kleinzellige Bronchialkarzinome (NSCLC) metastasieren gerne in die Nebennieren, was andere Tumorentitäten selten tun. Auch singuläre ZNS-Metastasen sind hinsichtlich des Risikos der Prävalenzen subklinischer Metastasen in anderen

Organen beim NSCLC anders zu werten, als z. B. bei gynäkologischen oder kolorektalen Tumoren. Ähnliches gilt auch für Lymphknotenmetastasen., wo es sicher eine Rolle spielt, ob die Lymphknotenmetastase distant oder noch im erweiterten anatomischen Drainagegebiet der Primarius liegt.

Systematische Daten dazu gibt es kaum. Eine retrospektive Untersuchung von Patienten mit Oligometastasen in nur einem Organ zeigte, dass Patienten mit solitären Knochen- oder Lymphknotenmetastasen ein besseres Gesamtüberleben haben, als Patienten mit Lungen- oder Lebermetastasen [58]. Nebennierenmetastasen scheinen bezüglich Progressionsfreiem- und Gesamtüberleben eine eher schlechtere Prognose zu haben. Ob das allerdings daran liegt, dass Nebennierenmetastasen im Kontext vieler Tumorerkrankungen selten sind und wenn sie auftreten möglicherweise einen besonders aggressiven biologischen Phänotyp repräsentieren oder ob die Grunderkrankungen, die eher zur Nebennierenmetastasierung neigen, *per se* eine schlechtere Prognose haben, ist unklar [59]. Holy et al. berichten über ein medianes progressionsfreies Überleben von 12 Monaten nach Radiochirurgie/SBRT von isolierten Nebennierenmetastasen [60], eine weitere Serie über ein medianes PFS von 10,3 Monaten, wobei immerhin 14 % der Patienten nach zwei Jahren krankheitsfrei waren [61].

Ein letzter, bisher bei der Indikation zur SBRT von Oligometastasen noch kaum berücksichtigter Aspekt, ist die Frage, ob in der konkreten Situation eine Systemtherapie zur Verfügung steht, die in „quasi-adjuvanter" Manier mit der Lokaltherapie kombiniert werden könnte. Insbesondere für die Kombination von Radiochirurgie/SBRT und Immuntherapie gibt es einige gute Argumente. Es mehren sich Publikationen, die über spontane Remissionen nicht behandelter, distanter Metastasen nach lokaler Strahlentherapie oder Radiochirurgie berichten. Solche „abskopalen" Effekte treten in der Regel verzögert vier bis sechs Monate nach Bestrahlung auf und sind vermutlich durch eine radiogene Induktion antitumoraler Immunreaktionen verursacht [62]. Unter günstigen Konstellationen scheint eine hochdosierte lokale Strahlentherapie eine systemische antitumorale Immunantwort zu induzieren, die die tumorale Toleranz-Induktion überwinden kann [63]. Diese immunogene Wirkung spricht dafür, Radiochirurgie mit immunmodulatorischen Antikörpern/Checkpoint-Inhibitoren wie Anti-CTLA-4- oder Anti-PD-L1-Antikörpern zu kombinieren [64].

Ein früher Hinweis, dass sich solche theoretischen Überlegungen in die Praxis übertragen lassen, lieferte eine Arbeit aus der John Hopkins University und dem Memorial Sloan-Kettering Cancer Center aus dem Jahr 2015. Diese Studie untersuchte die Bedeutung des Timings bei der Kombination von Radiochirurgie und Ipilimumab bei Hirnmetastasen von Melanomen: Wenn die Radiochirurgie vor oder während der Gabe von Ipilimumab terminiert war, verbesserte das im Vergleich zur Gabe von Ipilimumab ausschließlich vor Radiochirurgie nicht nur das Gesamtüberleben. In dieser Konstellation waren auch weniger „ex-field-ZNS-Rezidive zu beobachten [65]. Diese Ergebnisse werden durch eine aktuelle Metaanalyse von 17 Studien mit 534 Patienten und 1570 ZNS-Metastasen zur Kombination von Radiochirurgie und immunmodulatorischen Checkpoint-Inhibitoren bestätigt. Die Metaanalyse zeigt, dass die konkomitante Gabe von Radiochirurgie und immunmodulatorischen Antikörpern im Vergleich zur sequenziellen Gabe nicht nur die lokale Kontrolle, sondern auch das Überleben verbessert. (gleichzeitig vs. sequenzielle Gabe: 1-Jahres-Überleben: 64,6 % vs. 51,6 % (p < 0,001) – 1-Jahres Lokale Kontrolle: 89,2 % vs. 67,8 % (p = 0,09). Der vielleicht interessanteste Endpunkt der Metaanalyse war die regionale Kontrolle im ZNS außerhalb des Bestrahlungsfeldes. Sie lag bei der konkomitanten Applikation von Radiochirurgie und Immuntherapie bei 38,1 %, aber nur bei 12,3 %, wenn eine Immuntherapie ausschließlich vor der Radiochirurgie durchgeführt wurde [66].

Nicht nur bei ZNS-Metastasen, auch bei der Therapie des nicht-kleinzelligen Bronchialkarzinoms, gibt es Hinweise für funktionelle Synergien zwischen Bestrahlung und immunmodulatorischen Therapien. Eine retrospektive Analyse der KEYNOTE-01-Studie, die von Shaverdian et al. im Jahr 2017 publiziert wurde, fand, dass diejenigen Patienten, die vor Beginn einer Therapie mit dem Anti-PD-L1-Antikörper Pembrolizumab eine Bestrahlung einer thorakalen oder extrathorakalen Manifestation des Tumors erhalten hatten, sowohl ein längeres Progressions-freies Überleben (4,4 Monate vs. 2,1 Monate) (HR 0,56 [95 % CI 0,34–0,91], p = 0,019) als auch ein signifikant besseres Gesamtüberleben hatten (medianes GÜ 10,7 Monate vs. 5,3 Monate, p = 0,026;] [67]. Ähnliche Ergebnisse lieferte auch eine unlängst publizierte randomisierte Phase II Studie zur Kombination von Pembrolizumab ± SBRT (3 × 8 Gy) [68]. Es mag also durchaus sein, dass – weitere erfolgreiche klinische Studien zur Kombination von Radiochirurgie und Immuntherapie vorausgesetzt – solche kombinierten Konzepte in Zukunft das Indikationsspektrum der lokalen Radiochirurgie bei metastasierten Patienten noch erweitern könnten.

Das Risiko einer systemischen Disseminierung hängt also ganz wesentlich davon ab, wie streng die Kriterien für die „Oligometastasierung" definiert und welche Faktoren berücksichtigt werden. Außerdem mag eine Rolle spielen, welche systemischen Optionen zur Therapie der entsprechenden Erkrankung bestehen. Es ist offensichtlich, dass eine definitorische Eingrenzung auf dieser Basis rein pragmatischer Natur ist und keine reale biologische Grenze markiert. Ein erheblicher Teil der Patienten, die nach bisheriger Definition eine oligometastasierte Erkrankung haben, werden im weiteren Verlauf eine systemische Metastasierung erleiden und umgekehrt existieren möglicherweise auch Patienten jenseits dieser Grenzen, die durch eine definitive lokale Therapie aller Metastasen geheilt werden könnten.

3.1.6 Pitfalls

Gemessen an ihrer kurzen Tradition von kaum mehr als 20 Jahren hat sich die Radiochirurgie/SBRT von extrakraniellen Oligometastasen mittlerweile einen festen Platz in der Onkologie erobert. Bisher gibt es allerdings kaum randomisierte Studien zum Vergleich von Radiochirurgie/SBRT und alleiniger Systemtherapie oder zum Vergleich von Radiochirurgie/SBRT und anderen lokal kurativen Verfahren zur Behandlung von Metastasen. Daher sollte die Indikation zur Therapie immer interdisziplinär unter Beteiligung aller relevanten Disziplinen gestellt werden. Die Sinnhaftigkeit einer lokal-ablativen Therapie von Metastasen steht und fällt mit der Sorgfalt, mit der das Staging zur Definition des oligometastasischen Status durchgeführt wurde. Mindestanforderung ist ein kontrastangehobenes Ganzkörper-CT, was aber in manchen Situationen durch ein PET-CT mit geeignetem Tracer ergänzt werden sollte.

Auch wenn der Status „Oligometastasierung" momentan nur durch die Anzahl der Metastasen und die Zahl der betroffenen Organsysteme definiert ist, hängt das Risiko des systemischen Progresses von einer ganzer Reihe weiterer wichtiger Parameter ab, die bei der Indikationsstellung berücksichtigt werden sollten.

3.1.7 Take home message: Radiochirurgie von Oligometastasen – Wann und wozu?

Welche Patienten sollten einer lokal-ablativen Therapie ihrer Metastase(n) zugeführt werden? Seltsamerweise gibt es Autoren, die aus der fehlenden Trennschärfe zischen oligometastasierter und polymetastasierter Erkrankung eine grundsätzliche Skepsis gegenüber der Praxis der lokalen Therapie und insbesondere der Radiochirurgie von Oligometastasen ableiten. Seltsam deswegen, weil sich das Problem der Patentenselektion quer durch die Onkologie zieht und insbesondere im Kontext Indikation zu adjuvanter Chemotherapie weit gravierender ist als bei der Indikation zur ablativen Bestrahlung von Oligometastasen. Eine adjuvante Chemotherapie wird nach Leitlinien in der Regel empfohlen, auch in Situationen, in denen der Benefit für das Patientenkollektiv *quo ad vitam* unter 10 % liegt, im Umkehrschluss also 90 % der Patienten keinen Nutzen von der Behandlung haben [69]. Im Vergleich dazu ist das Nutzen-Risiken-Verhältnis der Radiochirurgie/SBRT von Oligometastasen bei sorgfältiger Indikationsstellung vergleichsweise günstig. Die Indikation sollte also großzügig, aber interdisziplinär im Tumorboard gestellt werden, um im Einzelfall Alternativen zur Radiochirurgie prüfen und um individuelle prognostische Faktoren wie Lage und Größe der Metastasen, die Art der Primärerkrankung, den Allgemeinzustand des Patienten und auch die Dauer der krankheitsfreien Intervalls berücksichtigen zu können. In diesem Zusammenhang können auch Nomogramme wie das in Abb. 3.2 angeführte Beispiel hilfreich sein. Sie werden eine differenzierte Betrachtung des Einzelfalls auf absehbare Zeit kaum ersetzen können.

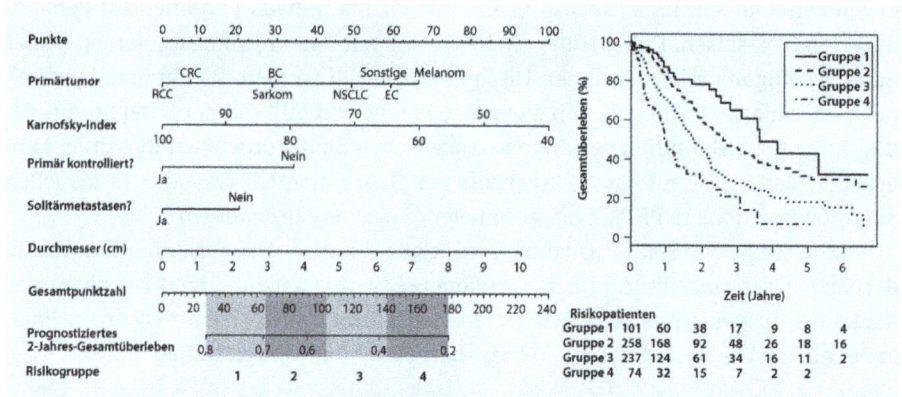

Abb. 3.2: Nomogramm zum Abschätzen des Gesamtüberlebens nach körperstereotaktischer Bestrahlung von Lungenmetastasen im oligometastasierten Stadium (nach Tanadini-Lang et al., 2017 [70]; Abbildung aus Guckenberger M; 2017 [71]).

Ausblick – Ein 5-Punkte-Plan

Die Praxis der ablativen Radiotherapie/SBRT ist Teil eines sich dynamisch entwickelnden onkologischen Umfeldes. Im Rahmen künftiger Studien sollten vor allem Fragen zu den folgenden Problemfeldern adressiert werden:

– weitere Standardisierung von Dosierungs-, Verschreibungs- und Fraktionierungskonzepten

– Entwicklung und Evaluierungen multiparametrischer klinischer Selektionskriterien für die Radiochirurgie oligometastasierter Patienten

– Definition und Evaluierung weiterer für die Radiochirurgie oligometastasierter Patienten möglicherweise relevanter Endpunkte wie Systemtherapie-freie Zeit und Lebensqualität

– Suche nach molekularen Markern, die eine bessere individuelle Prognose des Risikos einer systemischen Progression erlauben

– Entwicklung von kombinierten Konzepten von Radiochirurgie und „quasi-adjuvanter" Systemtherapie, insbesondere unter Berücksichtigung immunmodulatorischer Strategien

Referenzen

[1] Reyes DK, Pienta KJ. The biology and treatment of oligometastatic cancer. Oncotarget. 2015;6 (9):8491–8524.

[2] Weichselbaum RR, Hellman S. Oligometastases revisited. Nat. Rev. Clin. Oncol. 2011;8:378–382.

[3] Paget S. The distribution of secondary growths in cancer of the breast. Lancet. 1989;1:571–573.

[4] Hanahan D, Weinberg RA. Hallmarks of cancer. Cell. 2000;100: 67–70.

[5] Weinmann M, Jendrossek V, Güner D, Goecke B, Belka C. Cyclic exposure to hypoxia and reoxygenation selects for tumor cells with defects in mitochondrial apoptotic pathways. FASEB J. 2004;18:1906–1908.

[6] Hanahan D, Weinberg RA. Hallmarks of cancer: The next generation. Cell. 2011;144: 646–674.

[7] Hahn WC, Weinberg RA. Creation of human cells with defined genetic elements. Nature. 1999;400:464–468.

[8] Vogelstein B, Kinzler K. Cancer genes and the pathways they control. Nature Medicine. 2004;10:789–799.

[9] Hellman S, Weichselbaum RR. Oligometastases. J Clin Oncol. 1995;13:8–10.

[10] Gupta GP, Massagué J. Cancer metastasis: building a framework. Cell. 2006;127:679–695.

[11] Minn A J, et al. Genes that mediate breast cancer metastasis to lung. Nature. 2005;436:518–524.

[12] Minn A J, et al. Lung metastasis genes couple breast tumor size and metastatic spread. Proc. Natl Acad. Sci. USA. 2007;104:6740–6745.

[13] Fidler IJ. The pathogenesis of cancer metastasis : the 'seed and soil' hypothesis revisited. Nature reviews Cancer. 2003;3:453–458.

[14] Khodarev NN, Roach P, Pitroda SP, et al. STAT1 pathway mediates amplification of metastatic potential and resistance to therapy. PLoS One. 2009;4(6):e5821.

[15] Wuttig D, Baier B, Fuessel S, et al. Gene signatures of pulmonary metastases of renal cell carcinoma reflect the disease-free interval and the number of metastases per patient. International journal of cancer Journal international du cancer. 2009;125:474–482.

[16] Joice GA, Rowe SP, Pienta KJ, Gorin MA. Oligometastatic prostate cancer: shaping the definition with molecular imaging and an improved understanding of tumor biology. Curr Opin Urol. 2017;27:533–541.

[17] Uppal A, Wightman SC, Mallon S, et al. 14q32-Encoded microRNAs mediate an oligometastatic phenotype. Oncotarget. 2015;6:3540–3552.

[18] Wong AC, Watson SP, Pitroda SP, et al. Clinical and molecular markers of long-term survival after oligometastasis-directed stereotactic body radiotherapy (SBRT). Cancer. 2016;122:2242–2450

[19] Quigley DA, Dang HX, Zhao SG, et al. Genomic hallmarks and structural variation in metastatic prostate cancer. Cell. 2018;174:758–769.

[20] Wu YM, Cieslik M, Lonigro RJ, et al. Inactivation of CDK12 delineates a distinct immunogenic class of advanced prostate cancer. Cell. 2018;173:1770–1782.

[21] Pitroda SP, Khodarev NN, Huang L, et al. Integrated molecular subtyping defines a curable oligometastatic state in colorectal liver metastasis [serial online]. Nat Commun. 2018;9:1793.

[22] Hughes KS, et al. Resection of the liver for colorectal carcinoma metastases: a multi-institutional study of patterns of recurrence. Surgery. 1986;100:278–284.

[23] Nordlinger B, et al. Surgical resection of colorectal carcinoma metastases to the liver. A prognostic scoring system to improve case selection, based on 1568 patients. Association Française de Chirurgie. Cancer. 1996;77:1254–1262.

[24] Fong Y, Fortner J, Sun RL, Brennan MF, Blumgart LH. Clinical score for predicting recurrence after hepatic resection for metastatic colorectal cancer: analysis of 1001 consecutive cases. Ann. Surg. 1999;230:309–318.

[25] Pawlik TM, et al. Effect of surgical margin status on survival and site of recurrence after hepatic resection for colorectal metastases. Ann. Surg. 2005;241:715–722.

[26] Pastorino U, et al. Long-term results of lung metastasectomy: prognostic analyses based on 5206 cases. The International Registry of Lung Metastases. J. Thorac. Cardiovasc. Surg.1997;113:37–49.

[27] Lo SS, Moff att-Bruce SD, Dawson LA, et al. The role of local therapy in the management of lung and liver oligometastases. Nat Rev Clin Oncol. 2011;8:405–16.

[28] Blomgren H, Lax I, Naslund I, et al. Stereotactic high dose fraction radiation therapy of extracranial tumors using an accelerator.Clinical experience of the first thirty-one patients. ActaOncol. 1995;34(6):861–870.

[29] Dahele M, et al. Stereotactic body radiotherapy: a survey of contemporary practice in six selected European countries. Acta Oncol. 2015;54(8):1237–1241.

[30] Siva S, Slotman BJ. Stereotactic Ablative Body Radiotherapy for Lung Metastases: Where is the Evidence and What are We Doing With It? Semin Radiat Oncol. 2017;27:229–239.

[31] Chang JY, Senan S, Paul MA, et al. Stereotactic ablative radiotherapy versus lobectomy for operable stage I non-small-cell lung cancer: a pooled analysis of two randomised trials. Lancet Oncol. 2015;16:630–7.

[32] Palma D, Lagerwaard F, Rodrigues G, Haasbeek C, Senan S. Curative treatment of Stage I non-small-cell lung cancer in patients with severe COPD: stereotactic radiotherapy outcomes and systematic review. Int J Radiat Oncol Biol Phys. 2012;82:1149–56.

[33] Widder J, Klinkenberg TJ, Ubbels JF, et al: Pulmonary oligometastases: Metastasectomy or stereotactic ablative radiotherapy? Radiother Oncol. 2013;107(3):409–413.

[34] Stinzing S, Grothe G , Hendrich S , et al. Percutaneous radiofrequency ablation (RFA) or robotic radiosurgery (RRS) for salvage treatment of colorectal liver metastases. Acta Oncologica. 2013;52:971–977.

[35] Klement RJ, et al. Support vector machine based prediction of local tumor control after stereotacticbody radiation therapy for early-stage non-small cell lung cancer. Int J Radiat Oncol Biol Phys. 2014;88(3):732–7.

[36] Guckenberger M, et al. Applicability of the linear-quadratic formalism for modeling local tumor control probability in high dose per fraction stereotactic body radiotherapy for early stage non-small cell lung cancer. Radiother Oncol. 2013;109(1):13–20.

[37] Guckenberger M, Klement RJ, Allgäuer M, et al. Local tumor control probability modeling of primary and secondary lung tumors in stereotactic body radiotherapy. Radiother Oncol. 2016;118 (3):485–91.

[38] Høyer M, Swaminath A, Bydder S, et al. Radiotherapy for liver metastases: a review of evidence. Int J Radiat Oncol Biol Phys. 2012;82:1047–57.

[39] Guckenberger M, Klement RJ, Allgäuer M, et al. Local tumor control probability modeling of primary and secondary lung tumors in stereotactic body radiotherapy. Radiother Oncol. 2015;0:485–91.

[40] Baumann R, Chan MKH, Pyschny F, et al. Clinical Results of Mean GTV Dose Optimized Robotic-Guided Stereotactic Body Radiation Therapy for Lung Tumors. Front. Oncol. 2018;8:171.

[41] Myriam Khadige , Julia Salleron , Vincent Marchesi , et al. Cyberknife stereotactic radiation therapy for stage I lung cancer and pulmonary metastases: evaluation of local control at 24 months. J Thorac Dis. 2018;10(8):4976–4984.

[42] Schefter TE, Kavanagh BD. Radiation therapy for liver metastases. Semin Radiat Oncol. 2011;21:264–70.

[43] Sylvain Dewas, Jean-Emmanuel Bibault, Xavier Mirabel, et al. Prognostic factors affecting local control of hepatic tumors treated by stereotactic body radiation therapy. Radiation Oncology. 2012;7:166–175.

[44] Zelefsky MJ, Greco C, Motzer R, et al. Tumor control outcomes after hypofractionated and single-dose stereotactic image-guided intensity-modulated radiotherapy for extracranial metastases from renal cell carcinoma. Int J Radiat Oncol Biol Phys. 2011;82:1744–78.

[45] Guckenberger M, et al. Safety and efficacy of stereotactic body radiotherapy for stage i nonsmall-cell lung cancer in routine clinical practice: a patterns-of-care and outcome analysis. J Thorac Oncol. 2013;8(8):1050–1058.

[46] Rieber J, et al. Stereotactic body radiotherapy (SBRT) for medically inoperable lung metastases – A pooled analysis of the Germanworking group „stereotactic radiotherapy". Lung Cancer. 2016;97:51–58.

[47] Andratschke N, Alheid H, Allgäuer M, et al. The SBRT database initiative of the GermanSociety for Radiation Oncology (DEGRO): patterns of care and outcome analysis of stereotactic body radiotherapy (SBRT) for liver oligometastases in 474 patients with 623 metastases. 2018.

[48] Milano MT, Katz AW, Zhang H, Okunieff P. Oligometastases treated with stereotactic body radiotherapy: long-term follow-up of prospective study. Int J Radiat Oncol Biol Phys. 2012;83:878–86.

[49] Sikora M, Muzik J, Söhn M, Bleif M, Alber M. Monte Carlo vs. Pencil based optimization for stereotactic lung IMRT. Radiat Oncol. 2009;4:64.

[50] Feras Oskan , Gerd Becker, Martin Bleif. Specific toxicity after stereotactic body radiation therapy to the central chest. A comprehensive review. Strahlenther Onkol. 2017;193:173–184.

[51] Wowra B, Zausinger S, Muacevic A, Tonn J-C. Radiosurgery for Spinal Malignant Tumors. Dtsch Arztebl Int. 2009;106(7):106–12.

[52] Woody NM, Stephans KL, Marwaha G, et al. Videtic. Stereotactic Body Radiation Therapy for Non-Small Cell Lung Cancer Tumors Greater Than 5 cm: Safety and Efficacy. Int J Radiation Oncol Biol Phys. 2015;92(2):325–331.

[53] Bleif M, Becker G. Radiochirurgicum/Cyberknife Südwest; unpublizierte Daten.

[54] Kress M-AS, Collins BT, Collins SP, et al. Scoring system predictive of survival for patients undergoing stereotactic body radiation therapy tumors. Rad Oncol. 2017;5(7):148.

[55] Inoue T, Katoh N, Aoyama H, et al. Clinical outcomes of stereotactic brain and/or body radiotherapy for patients with oligometastatic lesions. Jpn J Clin Oncol. 2010;40:788–94.

[56] Zhang Y, Xiao JP, Zhang HZ, et al. Stereotactic body radiation therapy favors long-term overall survival in patients with lung metastases: fi ve-year experience of a single-institution. Chin Med J (Engl). 2011;124:4132–37.

[57] Ashworth AB, Senan S, Palma DA, et al. An individual patient data metaanalysis of outcomes and prognostic factors after treatment of oligometastatic non-small-cell lung cancer. Clin Lung Cancer. 2014;15(5):346–55.

[58] Milano MT, Katz AW, Okunieff P. Patterns of recurrence after curative-intent radiation for oligometastases confi ned to one organ. Am J Clin Oncol. 2010;33:157–63.

[59] Milano MT, Katz AW, Muhs AG, et al. A prospective pilot study of curative-intent stereotactic body radiation therapy in patients with 5 or fewer oligometastatic lesions. Cancer. 2008;112:650–58.

[60] Holy R, Piroth M, Pinkawa M, Eble MJ. Stereotactic body radiation therapy (SBRT) for treatment of adrenal gland metastases from non-small cell lung cancer. Strahlenther Onkol. 2011;187:245–51.

[61] Scorsetti M, Mancosu P, Navarria P, et al. Stereotactic body radiation therapy (SBRT) for adrenal metastases: a feasibility study of advanced techniques with modulated photons and protons. Strahlenther Onkol. 2011;187:238–44.

[62] Demaria S, Ng B, Devitt ML, et al. Ionizing radiation inhibition of distant untreated tumors (abscopal effect) is immune mediated. Int J Radiat Oncol Biol Phys. 2004;58:862–870.

[63] Siva S, MacManus MP, Martin RF, Martin OA. Abscopal effects of radiation therapy: a clinical review for the radiobiologist. Cancer Lett. 2015;356:82–90.

[64] Sharabi AB, Lim M, DeWeese TL, Drake CG. Radiation and checkpoint blockade immunotherapy: radiosensitisation and potential mechanisms of synergy. Lancet Oncol. 2015;16:498–509.

[65] Kiess AP, Wolchok JD, Barker CA, et al. Stereotactic Radiosurgery for Melanoma Brain Metastases in Patients Receiving Ipilimumab: Safety Profile and Efficacy of Combined Treatment. Int J Radiation Oncol Biol Phys. 2015;92(2):368–375.

[66] Lehrer EJ, Peterson J, Brown PD, et al. Trifiletti. Treatment of brain metastases with stereotactic radiosurgery and immune checkpoint inhibitors: An international meta-analysis of individual patient data. Radiotherapy and Oncology. 2019;130:104–112.

[67] Shaverdian N, Lisberg AE, Bornazyan K, et al. Previous radiotherapy and the clinical activity and toxicity of pembrolizumab in the treatment of non-small-cell lung cancer: a secondary analysis of the KEYNOTE-001 phase 1 trial. Lancet Oncol. 2017;18(7): 895–903.

[68] Theelen WSME, Peulen HMU, Lalezari F, et al. Effect of Pembrolizumab After Stereotactic Body Radiotherapy vs Pembrolizumab Alone on Tumor Response in Patients With Advanced Non-Small Cell Lung Cancer: Results of the PEMBRO-RT Phase 2 Randomized Clinical Trial. JAMA Oncol. 2019 Jul 11.

[69] vgl. z. B. aktuelle S-3 Leitlinien zum Mamma-Karzinom.

[70] Tanadini-Lang S, et al. Nomogram based overall survival prediction in stereotactic body radiotherapy for oligo-metastatic lung disease. Radiother Oncol. 2017;123(2):182–188.

[71] Guckenberger M. Versorgungsforschung in der Radioonkologie am Beispiel der Körperstereotaxie. Der Onkologe. 2017;11.

3.2 Oligometastasierung: Zerebrale Metastasen

Martin Kocher, Maximilian Ruge

3.2.1 Klinische Einführung

Bei einer Reihe von soliden Tumoren kommt es im fortgeschrittenen Stadium zu einer hämatogenen Metastasierung in das Gehirn. Hierzu zählen insbesondere das Bronchialkarzinom, das maligne Melanom, das Mammakarzinom, das Nierenzellkarzinom und die kolorektalen Karzinome. Da mit der zunehmenden Lebenserwartung der Bewohner der westlichen Länder auch die Inzidenz von Tumorerkrankungen zunimmt und zudem durch moderne systemische Therapien auch metastasierte Stadien erfolgreich behandelt werden können, nimmt die Häufigkeit von Hirnmetastasen zu. Diese stellen mit einer jährlichen Inzidenz von 10–15/100.000 den häufigsten malignen Hirntumor dar [1]. Das Risiko, zu einem späteren Zeitpunkt im Krankheitsverlauf eine Hirnmetastasierung zu erleiden, unterscheidet sich für die benannten Tumorentitäten und ist in Tab. 3.2 dargestellt [2,3].

Davon zu unterscheiden ist die relative Häufigkeit, mit der eine bestimmte Tumorentität vorliegt, falls bei einem Patienten eine Hirnmetastasierung diagnostiziert wurde, siehe Tab. 3.3. Es ist allerdings zu bedenken, dass sich diese Zahlen durch Fortschritte in der Primärdiagnostik und in der Diagnostik der Hirnmetastasierung deutlich ändern können.

Tab. 3.2: Kumulatives Risiko für die Entwicklung von Hirnmetastasen bei verschiedenen Tumorentitäten.

Tumorentität	kumulatives Risiko
Bronchialkarzinom	16–20 %
Malignes Melanom	7 %
Nierenzellkarzinom	7–10 %
Mammakarzinom	5 %
Kolorektales Karzinom	1–2 %

Tab. 3.3: Relative Häufigkeit der zugrunde liegenden Tumorerkrankung bei diagnostizierten Hirnmetastasen [1].

Tumorentität	relative Häufigkeit
Bronchialkarzinom	40–50 %
Mammakarzinom	15–20 %
Malignes Melanom	ca. 10 %
Nierenzellkarzinom	ca. 5 %
Kolorektales Karzinom	ca. 5 %
CUP (kein Primärtumor)	5–10 %

Prognose-Scores

Die Prognose von Patienten mit Hirnmetastasen wird durch die intra- und extrakranielle Tumoraktivität bestimmt. Für die Abschätzung der Überlebenszeit wurden verschiedene Scoring-Systeme entwickelt. Am besten etabliert ist ein System, in dem die Prognosefaktoren separat für die am häufigsten vorkommenden Primärtumoren ermittelt und zu einem einheitlichen Punkte-Score zusammengefasst werden, s. Abb. 3.3.

Die mediane Überlebenszeit beträgt hiernach wie in dem Schema aufgeführt je nach Score zwischen 3 und 14 Monaten. Diese Prognoseabschätzung ist bei der Therapieplanung zu berücksichtigen.

Non–small-cell and small-cell lung cancer

Prognostic Factor	GPA Scoring Criteria			Patient
	0	0.5	1.0	Score
Age, years	> 60	50-60	< 50	___
KPS	< 70	70-80	90-100	___
ECM	Present	—	Absent	___
No. of BM	> 3	2-3	1	___
Sum total				___

Median survival (months) by GPA: 0-1.0 = 3.0; 1.5-2.0 = 5.5; 2.5-3.0 = 9.4; 3.5-4.0 = 14.8

Melanoma

Prognostic Factor	GPA Scoring Criteria			Patient
	0	1.0	2.0	Score
KPS	< 70	70-80	90-100	___
No. of BM	> 3	2-3	1	___
Sum total				___

Median survival (months) by GPA: 0-1.0 = 3.4; 1.5-2.0 = 4.7; 2.5-3.0 = 8.8; 3.5-4.0 = 13.2

Breast cancer

Prognostic Factor	GPA Scoring Criteria					Patient
	0	0.5	1.0	1.5	2.0	Score
KPS	≤ 50	60	70-80	90-100	n/a	___
Subtype	Basal	n/a	LumA	HER2	LumB	___
Age, years	≥ 60	< 60	n/a	n/a	n/a	___
Sum total						___

Median survival (months) by GPA: 0-1.0 = 3.4; 1.5-2.0 = 7.7; 2.5-3.0 = 15.1; 3.5-4.0 = 25.3

Renal cell carcinoma

Prognostic Factor	GPA Scoring Criteria			Patient
	0	1.0	2.0	Score
KPS	< 70	70-80	90-100	___
No. of BM	> 3	2-3	1	___
Sum total				___

Median survival (months) by GPA: 0-1.0 = 3.3; 1.5-2.0 = 7.3; 2.5-3.0 = 11.3; 3.5-4.0 = 14.8

GI cancers

Prognostic Factor	GPA Scoring Criteria					Patient
	0	1	2	3	4	Score
KPS	< 70	70	80	90	100	___

Median survival (months) by GPA: 0-1.0 = 3.1; 2.0 = 4.4; 3.0 = 6.9; 4.0 = 13.5

Abb. 3.3: Schema zur Ermittlung des *Diagnosis-Specific Graded Prognostic Assessment*-Scores (übernommen aus Sperduto et al. 2012 [4]).

3.2.2 Anatomische Hinweise

Hirnmetastasen kommen in allen Hirnregionen vor und sind meistens supratentoriell gelegen. Die größeren Metastasen befallen hauptsächlich die weiße Hirnsubstanz und die Marklagergrenzen zur grauen Hirnsubstanz. Für die Radiochirurgie sind einige Lokalisationen von spezieller Bedeutung:

- kleine Metastasen liegen oft in den Sulci an der Hirnoberfläche und können leicht übersehen bzw. mit Gefäßen verwechselt werden
- sehr oberflächennah bzw. kortikal gelegene Läsionen lassen sich oft gut und ohne neurologische Ausfälle resezieren
- bei der Bestrahlung von Metastasen in eloquenten kortikalen Hirnregionen (somatomotorischer Kortex, motorisches Sprachzentrum) ist das Risiko für Nebenwirkungen erhöht

- in der hinteren Schädelgrube kann eine raumfordernde Wirkung nur schlecht kompensiert werden, so dass hier nur kleinere Metastasen mit geringem perifokalem Ödem mittels Radiochirurgie behandelt werden sollten
- bei Hirnstamm-Metastasen ist besonders darauf zu achten, die Belastung im umliegenden Hirngewebe möglichst niedrig zu halten, da sich meist in der unmittelbaren Nähe Hirnnervenkerne sowie motorische und sensorische Bahnen befinden

3.2.3 Pathologie

Obwohl Hirnmetastasen ihren Ursprung in soliden Tumoren der unterschiedlichsten Organe haben und somit wahrscheinlich auch eine unterschiedliche Strahlenempfindlichkeit aufweisen, hat sich bisher für die stereotaktische Radiochirurgie kein Dosierungskonzept durchgesetzt, welches die Histologie des Primärtumors berücksichtigt. Insbesondere gibt es bisher keinen Hinweis darauf, dass die als eher strahlenresistent angesehenen Metastasen von Malignen Melanomen und Nierenzellkarzinomen eine höhere Strahlendosis benötigen. Bezüglich des lokalen Wachstumsmusters sind folgende Punkte zu beachten:
- Allgemein wird angenommen, dass Hirnmetastasen lokal verdrängend wachsen und nur ein geringes infiltratives Potenzial haben. Es mehren sich jedoch die Hinweise, dass die Infiltrationszone bis zu 1 mm breit sein kann [5–8].
- Größere Metastasen weisen häufig eine zentrale Nekrose auf. Grundsätzlich ist hierbei wegen des Sauerstoffeffekts mit einer verminderten Strahlensensibilität zu rechnen, so dass auf eine ausreichend hohe zentrale Dosis zu achten ist, z. B. durch Wahl einer niedrigen Verschreibungs-Isodose.
- Hirnmetastasen von Melanomen haben eine deutlich vermehrte Blutungsneigung, welche ggf. bei der Bestrahlungsplanung Probleme bereiten kann. Im Zweifelsfall sollte das imbibierte Gewebe mit in das klinische Zielvolumen (CTV) eingeschlossen werden.

3.2.4 Klinische Symptomatik

Hirnmetastasen äußern sich durch allgemeine Symptome wie Übelkeit, Schwindel, Gleichgewichtstörungen, Erbrechen und Verwirrtheit sowie durch fokale neurologische Symptome wie Paresen, Sensibilitätsstörungen, Sprachstörungen, Gesichtsfeldausfälle, Hirnnervenausfälle und ataktische Gangstörungen und Krampfanfälle. Nach der Leitlinie der Deutschen Gesellschaft für Neurologie (DGN) [9] sind die häufigsten Symptome Kopfschmerz (50 %), Hemiparese (50 %), Organisches Psychosyndrom (30 %), Epileptische Anfälle (15–20 %) und Hirnnervenparesen oder Hirndruckzeichen.

Eine besondere Gruppe stellen Patienten dar, bei denen während des bildgebenden Follow-ups im kraniellen MRT *asymptomatische* Hirnmetastasen diagnostiziert werden. Diese Patienten haben häufig eine begrenzte Anzahl kleinerer Hirnmetastasen und können meist gut mit der Radiochirurgie behandelt werden.

3.2.5 Management von Patienten mit Hirnmetastasen

Für die Behandlung von Patienten mit Hirnmetastasen kommen folgende Therapieformen in Betracht:
–   alleinige supportive Therapie
–   Operation
–   Fraktionierte Strahlentherapie (Ganzhirnbestrahlung und/oder lokale Bestrahlung)
–   Radiochirurgie
–   systemische Therapie

Mit Ausnahme der alleinigen supportiven Therapie werden diese Verfahren im Krankheitsverlauf oft in voraus geplanter, sequenzieller Kombination und im Falle eines Rezidivs auch oft wiederholt eingesetzt. Für die Behandlung von Hirnmetastasen existieren mehrere nationale und internationale Leitlinien, auf die im Folgenden bei Bedarf Bezug genommen wird.

3.2.5.1 Alleinige supportive Therapie
Eine alleinige medikamentöse, supportive Therapie [10] kommt nur unter rein palliativer Intention in Betracht. Diese ist in folgenden Situationen meist gegeben:
–   Stark reduzierter Allgemeinzustand (WHO Performance Score 3–4) aufgrund der extrakraniellen Tumoraktivität mit einer Lebenserwartung < 3 Monate und keine oder nur geringe neurologische Ausfälle durch die Hirnmetastasierung
–   multiple größere (> 2,5 cm) und große (> 4 cm), inoperable Hirnmetastasen, die einen erheblichen Volumenanteil des Gehirns einnehmen
–   Bewusstseinstrübung bis zum Koma aufgrund der Hirnmetastasierung

In diesen Fällen kommt am ehesten eine alleinige Therapie mit Steroiden, Antikonvulsiva, Analgetika, Antiemetika und Neuroleptika in Betracht. Für die Robotische Radiochirurgie ist zu bedenken, dass eine einmalige Strahlenbehandlung ohne invasive Fixierung mit einer überschaubaren Bestrahlungszeit auch von vielen Patienten in reduziertem Allgemeinzustand noch gut toleriert wird. Im Vergleich zur Ganzhirnbestrahlung ist die wachstumshemmende Wirkung der Radiochirurgie auf die einzelnen Metastasenlokalisationen vermutlich erhöht, so dass bei drohenden oder manifesten neurologischen Ausfällen auch die Bestrahlung nur einzelner Metastasen in Erwägung gezogen werden sollte.

3.2.5.2 Operation

Für Patienten mit einer singulären, größeren Hirnmetastase und allgemeiner und lokaler Operabilität ist die neurochirurgische Metastasenresektion die Therapie der Wahl. Durch die Operation werden 80–90 % der Erkrankten rasch symptomfrei. Gegen eine Operation können allgemein-internistische Gründe oder das Vorliegen irresektabler Läsionen sprechen. Bei singulären Metastasen ist letzteres meist dann der Fall, wenn Metastasen in eloquenten oder tiefen Hirnregionen liegen. Beim Vorliegen multipler Hirnmetastasen ist eine Resektion nur in Ausnahmefällen sinnvoll, insbesondere wenn hierfür mehrere getrennte Schädeltrepanationen erforderlich sind. Ist eine Metastase wegen ihrer Größe oder Lage klinisch führend, kann es sinnvoll sein, nur diese zu resezieren und die weiteren Läsionen mittels Radiochirurgie zu behandeln. Nach der derzeit aktuellsten Leitlinie der DGN (Deutsche Gesellschaft für Neurologie) ist eine Operation in folgenden Konstellationen indiziert [9]:

- guter Allgemeinzustand
- geringe neurologische Defizite
- keine oder stabile (> 3 Monate) extrakranielle Tumormanifestationen
- Metastasen strahlenresistenter Tumoren
- unbekannter Primärtumor
- neuroradiologisch nicht sicher als Metastase einzuordnende Läsion
- operativ gut zugängliche Läsion
- raumfordernde (Durchmesser > 3 cm) oder symptomatische Metastase, v. a. bei Hirndrucksymptomatik
- kein hohes Risiko schwerer neurologischer Defizite durch die Operation
- infratentorielle Metastasen mit drohendem Verschlusshydrozephalus oder
- Hirnstammkompression

3.2.5.3 Fraktionierte Strahlentherapie
Alleinige Ganzhirnbestrahlung

Die alleinige Ganzhirnbestrahlung war über lange Jahre die häufigste Form der Strahlenbehandlung von multiplen Hirnmetastasen. Durch die zunehmende Verfügbarkeit der Radiochirurgie und die Berichte über neurokognitive Beeinträchtigungen insbesondere bei längerer Überlebenszeit wird die Ganzhirnbestrahlung zunehmend in Frage gestellt. Außerdem ist davon auszugehen, dass die Strahlendosen, die relativ gefahrlos im Bereich des gesamten Gehirns appliziert werden können (30–40 Gy), allenfalls für ein Ansprechen von kleinen Metastasen ausreichen. In den aktuellen Leitlinien herrscht daher Konsens darüber, dass bei Vorliegen von 1–4 Hirnmetastasen von einer Größe von maximal 2,5–3 cm, bei denen keine Indikation für eine Resektion besteht, die Radiochirurgie und nicht die Ganzhirnbestrahlung die primäre Therapie sein sollte [9,11–13]. Es mehren sich aber auch die Studienergebnisse, nach denen bis zu 10 Hirnmetastasen mit einem Gesamtvolumen von maximal 15 ml ohne wesentliche Nebenwirkungen und mit gutem Erfolg bestrahlt werden können, s. u. [14,15].

Neuere Bestrahlungstechniken erlauben möglicherweise einen differenzierteren Einsatz der Ganzhirnbestrahlung. Hierbei wird bei jeder Fraktion eine Dosiserhöhung im Bereich der makroskopischen Metastasen durch einen simultanen, integrierten boost (SIB) und gleichzeitig eine Schonung des beidseitigen Hippocampus (hippocampal sparing) angestrebt [16,17]. Ob alleinig der Hippocampus für die nachgewiesenen kognitiven Defizite nach Ganzhirnbestrahlung verantwortlich ist, ist allerdings bisher nicht eindeutig geklärt.

Die alleinige Ganzhirnbestrahlung kommt nach der DGN-Leitlinie in Betracht für:

- multiple Hirnmetastasen, insbesondere bei weniger Chemotherapie-sensitiven Tumoren
- 1–4 Hirnmetastasen, die nicht für Operation oder Radiochirurgie oder deren Kombination in Frage kommen
- solitäre und singuläre Metastasen bei inoperabler Lokalisation oder allgemeiner Inoperabilität oder progredienten extrazerebralen Metastasen, ggf. in Kombination mit der Radiochirurgie
- Lebenserwartung > 3 Monate
- Ggf. in Kombination mit Chemotherapie bei kleinzelligem Bronchialkarzinom oder Keimzelltumoren

In jedem Fall sollte eine Dosiserhöhung im Bereich der größeren Metastasen sowie eine Hippocampus-Schonung angestrebt werden.

Adjuvante Strahlenbehandlung

Für die primär radiochirurgisch behandelten Patienten stellt sich zusätzlich die Frage, ob eine zusätzliche adjuvante Ganzhirnbestrahlung sinnvoll ist. Diese zielt auf die Erhöhung der zerebralen Tumorkontrolle durch Sterilisierung evtl. noch vorhandener, bildgebend nicht sichtbarer Mikrometastasen und sonstiger aktiver Tumorreste ab. Mehrere randomisierte Studien haben gezeigt, dass die adjuvante Ganzhirnbestrahlung die Rate neu auftretender Hirnmetastasen vermindert und die Lokale Kontrolle im Bereich der radiochirurgisch behandelten Metastasen erhöht [18–24]. Es konnte aber bisher keine Subgruppe von Patienten identifiziert werden, für die hieraus ein klarer Überlebensvorteil resultiert. Dies hängt mutmaßlich mit der hohen Verfügbarkeit von Salvage-Therapieverfahren zusammen, wobei insbesondere die erneute Radiochirurgie häufig zum Einsatz kommt. In mehreren Studien wurde aber ein erhöhtes Risiko für neurokognitive Defizite nach der adjuvanten Ganzhirnbestrahlung festgestellt [21,25]. Damit steht der adjuvanten Ganzhirnbestrahlung eine Strategie mit engmaschiger MR-Verlaufskontrolle und wiederholter Radiochirurgie gegenüber, die bei vielen Patienten die Ganzhirnbestrahlung verzögern oder überflüssig machen kann.

Ähnliche Erwägungen treffen für die resezierten Metastasen zu. Ohne adjuvante Bestrahlung beträgt die Lokalrezidivrate ca. 50–60 %. Durch eine Ganzhirnbestrahlung wird die Lokale Kontrolle im Bereich der Resektionshöhle eindeutig erhöht und die Rate an neu auftretenden, distanten Metastasen verringert [23,26]. Auch hier gilt, dass für die Beseitigung der Tumorreste in der Resektionshöhle möglicherweise höhere Dosen erforderlich sind als für bereits bestehende Mikrometastasen, die zudem bei Größenzunahme gut mittels Radiochirurgie behandelt werden können. Diese Erwägungen führten zur Entwicklung des Konzepts der postoperativen stereotaktischen Bestrahlung der Resektionshöhle (s. u.). Prinzipiell ist aber auch eine normofraktionierte, postoperative Bestrahlung möglich, die dann mit höheren Dosen von 45–50 Gy und etwas größeren Sicherheitssäumen durchgeführt werden kann [27–29].

3.2.5.4 Radiochirurgie (allgemein)

Primärtherapie

Zerebrale Metastasen waren eine der ersten Indikationen, die mittels Radiochirurgie behandelt wurden. Wegen ihrer meist sphärischen Gestalt und des überwiegend verdrängenden Wachstums sind sie ideal für die stereotaktische Bestrahlung geeignet. Diese Technik kann somit gut für nicht resektable, singuläre Metastasen (Durchmesser max. 3,5–4 cm) und auch für multiple Metastasen einer begrenzten Größe (max. 2,5–3 cm) und Anzahl (3–4) eingesetzt werden. Die optimale Einzeldosis liegt hierbei bei ca. 20–24 Gy mit einer Dosisreduktion für größere Läsionen. Die größenabhängigen Remissionsraten liegen mit 60–80 % deutlich höher als bei der Ganzhirnbestrahlung, und bei ca. 75 % der Patienten bleiben die radiochirurgisch behandelten Metastasen für die verbleibende Lebenszeit lokal kontrolliert [18,21,23]. Die Überlebensraten der derart ausgewählten Patienten erreichen diejenigen neurochirurgisch behandelter Patienten.

Mit der zunehmenden Verfügbarkeit der Methode ließen sich Indikation, Dosiskonzepte und Therapieergebnisse auch in großen und randomisierten Studien überprüfen und in Leilinien fassen. Nach der DGN-Leitlinie [9][9] ist eine Radiochirurgie in folgenden Konstellationen indiziert:

– singuläre oder solitäre zerebrale Metastase
– Oligometastasierung (2–4 Hirnmetastasen < 2,5 cm), auch z. B. nach Resektion einer raumfordernden Metastase
– keine oder stabile (> 3 Monate) extrakranielle Tumormanifestationen
– kleine, tief gelegene Läsionen
– operativ nicht gut zugängliche Läsionen, z. B. Hirnstamm
– geringer raumfordernder Effekt der Metastase (Durchmesser < 3 cm)
– Rezidivmetastase nach Ganzhirnbestrahlung oder nach Operation
– guter Allgemeinzustand
– internistische Komorbidität

In der NCCN-Leitlinie wird eine Begrenzung der Indikation für die Radiochirurgie auf 1–4 Hirnmetastasen als nicht mehr zeitgemäß angesehen [12]. Empfohlen wird die Verwendung einer Kategorie „Limited Brain Metastases", in die neben der Anzahl der Hirnmetastasen auch deren Gesamtvolumen sowie die klinische Gesamtsituation eingehen. Diese Einschätzung geht auf Studien zurück, in denen bis zu 10 Hirnmetastasen mit einem Gesamtvolumen von maximal 15 ml ohne wesentliche Nebenwirkungen und mit gutem Erfolg bestrahlt werden konnten [14,15].

Somit wäre als Indikation für die Radiochirurgie zu ergänzen:

- limitierte Hirnmetastasierung (z. B. < 10 Metastasen, Gesamtvolumen < 15 ml, geringe neurologische Ausfälle, guter Allgemeinzustand, gute Prognose von Seiten des extrakraniellen Tumors)

Eine Übersicht über die Ergebnisse der alleinigen Radiochirurgie von Hirnmetastasen in randomisierten Studien gibt Tab. 3.4.

Tab. 3.4: Therapieergebnisse bei alleiniger Radiochirurgie von Hirnmetastasen in randomisierten Studien.

Phase-III Studie	n	Anzahl/ max. Größe	Dosis	Lokale Kontrolle	Neue Hirnmets.	Medianes Überleben (Monate)	Radio- Nekrosen
JROSG [18,20] 99–1	67	1–4 Mets: 3 cm	≥ 2 cm: 22–25 Gy > 2 cm: 18–20 Gy	73 %/1 J.	64 %/1 J.	8,0	1/67
EORTC [23] 22952	100	1 Met: 3,5 cm 1–3 Mets: 2,5 cm	20 Gy (14–25 Gy)	69 %/2 J.	48 %/2 J.	10,9	1/100
N0574 [21]	105	1–3 Mets: 3 cm	< 2 cm: 24 Gy ≤ 2 cm: 20 Gy	73 %/1 J.	30 %/1 J.	10,4	5/105

Rezidivtherapie

Neue Metastasen, die außerhalb des Zielvolumens der bereits radiochirurgisch behandelten Metastasen auftreten, können in der Regel problemlos nach den gleichen Dosiskonzepten wie die primär behandelten Metastasen bestrahlt werden. Dies gilt auch, wenn zwischenzeitlich eine Ganzhirnbestrahlung durchgeführt wurde [30]. Für Metastasen, die in dem alten Zielvolumen nachwachsen, besteht bei erneuter Radiochirurgie ein deutlich erhöhtes Risiko für Radionekrosen [30–34] (s. u.).

3.2.6 Robotische Radiochirurgie

3.2.6.1 Indikation

Die Indikation für eine Bestrahlung von Hirnmetastasen folgen den allgemeinen Leitlinien zur Radiochirurgie von Hirnmetastasen, s. Leitlinie der DGN.

3.2.6.2 Vorbereitung und Zielvolumendefinition

Für die Bestrahlungsplanung sind eine Planungs-Computertomographie (CT) mit Kontrastmittel sowie eine Kernspintomographie des Schädels mit Kontrastmittel (MRT) erforderlich. Für eine optimale Abgrenzung kleinerer Metastasen gegenüber Gefäßabschnitten in der CT kann zunächst eine kontinuierliche Kontrastmittelgabe erfolgen, auf die sich dann ein Kontrastmittelbolus kurz vor der Bildaufnahme anschließt. Für die MRT kann ebenfalls eine Erhöhung der Kontrastmitteldosis sinnvoll sein [35].

Die Planungs-CT dient als Grundlage für die Dosisberechnung und zur Erstellung der Referenz-DRR (*Digital Reconstructed Radiograph*) für die bildgeführte Therapie (*Image Guided Radiotherapy*, IGRT). Um größere Lagerungsabweichungen während der Bestrahlung zu vermeiden, werden die Bestrahlung und das Planungs-CT in einer Kopfmaske durchgeführt, die hierfür aber eine etwas größere Toleranz als speziell für die Radiochirurgie konstruierte Maskensysteme aufweisen kann. Da die Bestrahlungszeit in einzelnen Fällen auch mehr als 1 Stunde beträgt, kann die Kopfmaske beispielsweise im Gesichtsbereich ausgeschnitten werden. Die MRT sollte mit einer Auflösung von mindestens 1,0–1,5 mm in allen Raumrichtungen aufgenommen werden. Basis für die Zielvolumendefinition ist eine T1-gewichtete MRT-Sequenz nativ und mit Kontrastmittel [35]. Für die Detektion nicht kontrastmittel-aufnehmender Metastasen und zur Abgrenzung von anderen Prozessen ist zusätzlich eine T2-gewichtete MRT und eine MR-Sequenz mit Unterdrückung des freien Wassersignals (z. B. FLAIR-Sequenz, *Fluid Attenuated Inversion Recovery*) zu empfehlen. In besonderen Fällen kann eine fettunterdrückte MRT aufgenommen werden.

Für die Zielvolumendefinition wird jede Metastase einzeln konturiert. Das GTV (*Gross Target Volume*) beinhaltet das gesamte Kontrastmittel-aufnehmende Gewebe, d. h. die Kontur wird in dem Bereich eingezeichnet, in dem die Kontrastmittelaufnahme versiegt. Falls die Metastase kein Kontrastmittel aufnimmt, kann aus den anderen MR-Sequenzen eine Abgrenzung versucht werden. Da sich das metastatische Gewebe erheblich von gesundem Hirngewebe unterscheidet, ist eine abgrenzbare Signalveränderung meist relativ eindeutig zu entdecken. In Zweifelsfällen sollten alle MRT- und CT-Aufnahmen in allen Schnittebenen für die Konturierung hinzugezogen werden.

Für die Definition des CTV (*Clinical Target Volume*) wird in vielen Zentren angenommen: GTV = CTV. Aus neurochirurgischen Serien ist jedoch bekannt, dass auch Metastasen eine geringe, mikroskopische Infiltration in die Umgebung über die makroskopisch sichtbare Tumorgrenze hinaus aufweisen [5]. Diese Tatsache wird oft entweder implizit bei der Einzeichnung des GTV (die dann etwas großzügiger erfolgt), oder explizit durch Generierung eines Sicherheitssaums berücksichtigt. Letzteres Konzept sieht demnach vor: CTV = GTV + (1–2 mm). Da in der robotischen Radiochirurgie nur mit Positionsungenauigkeiten von ca. 0,1 mm zu rechnen ist, wird oft angenommen: PTV (*Planing Target Volume*) = CTV. Ob ein zusätzlicher Sicherheitssaum für das CTV erforderlich ist, hängt u. a. auch von dem gewählten Dosiskonzept (s. u.) ab. Bei Dosierung auf eine Isodose, die im Randbereich einen hohen Gradienten, also einen steilen Dosisabfall aufweist (typischerweise 50 %–65 % Isodose), ist die Gefahr einer Unterdosierung in dem Bereich einer mikroskopischen Infiltration höher als bei einer homogenen Bestrahlung.

3.2.6.3 Dosiskonzeption und Dosis-Grenzwerte
Verschreibungs-Isodose

Bei der konventionell fraktionierten Strahlentherapie wird üblicherweise eine homogene Bestrahlung des Zielvolumens angestrebt. Die Dosisgrenzen, die innerhalb des Zielvolumens nicht über- bzw. unterschritten werden sollten, werden von den ICRU-Reports 50 und 62 definiert und liegen üblicherweise bei 107 % bzw. 95 % der verschriebenen Dosis. Demgegenüber zielen die in der Radiochirurgie verwendeten Bestrahlungstechniken auf einen möglichst steilen Dosisabfall am Randbereich des PTV ab. Dies lässt sich am besten durch die Dosierung auf die Isodose mit dem steilsten Dosisgradienten erreichen, die wiederum vom Durchmesser des verwendeten Kollimators abhängt. Bei der Verwendung von isozentrischen Bestrahlungstechniken mit nur einem Kollimator liegt der steilste Dosisgradient meist im Bereich der 65 %–70 % Isodose [36], während bei Verwendung von Bestrahlungstechniken mit multiplen Isozentren (z. B. am Gamma-Knife) und bei nicht-isozentrischen Bestrahlungstechniken wie der robotischen Radiochirurgie die steilsten Dosisgradienten im Bereich der 50–60 % Isodose liegen können. Durch die Wahl der Verschreibungs-Isodose wird erheblich die Homogenität der Bestrahlung und somit die maximale und mittlere Dosis im Tumor mitbestimmt. Die Forderung nach einer homogenen Bestrahlungsdosis ist für Metastasen im Allgemeinen nicht sinnvoll, da innerhalb einer Hirnmetastase in der Regel kein Normalgewebe vorhanden ist. Daher haben sich Dosierungskonzepte durchgesetzt, die sich auf die Randdosis beziehen und meist die 50–65 % Isodose zur Dosisverschreibung verwenden.

Dosierung

Als typische Nebenwirkung einer Radiochirurgie treten Strahlennekrosen (Radionekrosen) im Randbereich der behandelten Metastasen auf [37]. Diese werden häufig zunächst nur bildgebend mittels MRT diagnostiziert, können aber insbesondere bei Lage in eloquenten Hirnregionen oder bei ausgeprägten perifokalen Ödemen auch zu neurologischen Ausfällen führen. Aus geometrischen und strahlenphysikalischen Gründen nimmt das Volumen des bestrahlten Hirngewebes und damit das Risiko für

Strahlennekrosen mit dem Durchmesser der bestrahlten Läsion zu. Empfehlungen zur Dosierung nehmen daher meist Bezug auf die maximal tolerable Dosis und den Durchmesser der Läsion.

Die am meisten verbreitete Dosierungsempfehlung für die stereotaktische, einzeitige Bestrahlung von Hirntumoren stammt aus den Ergebnissen einer Studie der RTOG (*Radiation Therapy Oncology Group*) [38]. Hiernach werden folgende Werte für die maximale Randdosis empfohlen:

– Tumoren < 20 mm: 24 Gy
– Tumoren 21–30 mm: 18 Gy
– Tumoren 31–40 mm: 15 Gy

Diese Dosisgrenzen wurden allerdings bei vorbestrahlten Patienten und mit Verschreibungs-Isodosen von 50–90 % bestimmt und führten in etwa 10 % zu Strahlennekrosen. Diese Dosisempfehlung der RTOG wird aktuell auch von der NCCN (*National Comprehensive Cancer Network*) Leitlinie in leicht modifizierter Form angegeben [12].

Die DEGRO (Deutsche Gesellschaft für Radio-Onkologie) hat in ihrer Leitlinie folgende Empfehlungen ausgesprochen, die auch für die Robotische Radiochirurgie gelten [11]:

– Metastasen < 10 mm: 22–25 Gy
– Metastasen 11–25 mm: 20 Gy
– Metastasen 26–30 mm: 18 Gy

Diese Dosisempfehlungen wurden in den meisten randomisierten Studien verwendet und führen nur in maximal 1–5 % zu Strahlennekrosen (s. Tab. 3.4). Mehrere retrospektive Studien legen aber nahe, dass es auch innerhalb dieser Dosisgrenzen noch eine Dosis-Wirkungs-Beziehung für die Lokale Kontrolle gibt [39–42], so dass zur Erhöhung der mittleren Dosis und der Maximaldosis innerhalb des Metastasenvolumens eine möglichst niedrige Verschreibungs-Isodose von 50–65 % am Tumorrand gewählt werden sollte.

Hypofraktionierte stereotaktische Radiochirurgie

Die Robotische Radiochirurgie ermöglicht eine sehr hohe räumliche Präzision der Bestrahlung auch bei Applikation mehrerer Fraktionen. Diese Eigenschaft hat dazu geführt, dass für die Behandlung von Tumoren im Bereich des Körperstamms meistens 3–8 Fraktionen im Abstand von 1–3 Tagen verwendet werden, um Erholungseffekte im Normalgewebe auszunutzen. Dieses Prinzip wurde für die kranielle Radiochirurgie übernommen und führte zur Entwicklung von hypofraktionierten Bestrahlungsschemata für große Hirnmetastasen und für Hirnmetastasen in kritischen Regionen. Die aktuellen Empfehlungen der NCCN hierzu lauten [12]:

– Metastasen > 30 mm:
  – 27 Gy/3 Fraktionen
  – 30 Gy/5 Fraktionen

Postoperative Radiochirurgie

Nach Resektion einer Hirnmetastase liegt die Lokalrezidivrate ohne adjuvante Therapie im Bereich von 50 %. Da eine postoperative Ganzhirnbestrahlung mit einem deutlich erhöhten Risiko für neurokognitive Defizite verbunden ist, wurden auch für diese Situation lokale Bestrahlungskonzepte entwickelt und Konturierungsanleitungen veröffentlicht [43]. Die NCCN empfiehlt für die postoperative stereotaktische Radiochirurgie [12]:

- kleinere Resektionshöhlen: 16–20 Gy/1 Fraktion
- größere Resektionshöhlen:
  - 27 Gy / 3 Fraktionen
  - 30 Gy / 5 Fraktionen

Dosis-Grenzwerte

Für das die Metastase umgebende Hirngewebe werden mit der oben beschriebenen Dosisverschreibung die Toleranzdosen im Allgemeinen eingehalten. Eine aktuelle Konsensus-Empfehlung aus England empfiehlt für das gesunde Hirngewebe und für Hirnnerven und andere intrakranielle Organe oder Organabschnitte folgende Dosisgrenzen einzuhalten [44], s. Tab. 3.5.

Tab. 3.5: Konsensus-Empfehlung einer Arbeitsgruppe aus England zu Dosisgrenzen bei der stereotaktischen Strahlentherapie.

Organ	Dosisgrenzwert 1 Fraktion	Dosisgrenzwert 3 Fraktionen	Dosisgrenzwert 5 Fraktionen
Hirngewebe (periläsional)	$D_{10ml} < 12$ Gy	–	–
Hirnstamm	$D_{max} < 15$ Gy ($D_{max} < 10$ Gy)*	$D_{max} < 23$ Gy ($D_{max} < 18$ Gy)*	$D_{max} < 31$ Gy ($D_{max} < 23$ Gy)*
Sehnerven, Chiasma optikum	$D_{max} < 8$ Gy	$D_{max} < 15$ Gy	$D_{max} < 22.5$ Gy
Augenlinse	$D_{max} < 1.5$ Gy	–	–
Orbita (Bulbus)	$D_{max} < 8$ Gy	–	–
Cochlea	$D_{max} < 9$ Gy ($D_{max} < 4$ Gy)*	D_{max} 17 Gy	D_{max} 25 Gy

*optimale Dosis.

Bestrahlungsplanung

Die Bestrahlungsplanung erfolgt in der Robotischen Radiochirurgie in der Regel mittels inverser Optimierung, bei der die minimale Dosis im Zielvolumen und die maximale Dosis im Normalgewebe vorgegeben werden und der Optimierer die zu verwendenden Einstrahlrichtungen und die über jede Einstrahlrichtung abzugebende Dosis berechnet. Als Besonderheit der Robotischen Radiochirurgie gilt die nicht-isozentrische Bestrahlungstechnik, die für die Metastasen anzustreben ist. Für nahezu exakt sphärische Metastasen kann auch eine isozentrische Technik verwendet werden. Falls das Bestrahlungsgerät über einen motorisch verstellbaren Kollimator in Form einer Irisblende verfügt, kann diese gut für Metastasen ab einem Durchmesser von 25 mm eingesetzt werden. Für kleinere Läsionen muss ein Satz von Rundkollimatoren manuell ausgewählt werden. Hierbei hat es sich als günstig erwiesen, den größeren Kollimator mit einem Durchmesser etwas unterhalb des Metastasendurchmessers zu wählen und zusätzlich einen deutlich kleineren Kollimator zu verwenden, s. Tab. 3.6.

Tab. 3.6: Kombinationen von Rundkollimatoren, die sich als geeignet für die Bestrahlung von Metastasen unterschiedlicher Größe erwiesen haben.

Durchmesser der Metastase	Kollimator 1	Kollimator 2
10 mm	7,5 mm	5 mm
15 mm	12,5 mm	5 mm
20 mm	15 mm	5 mm/7,5 mm
25 mm	20 mm	5 mm/7,5 mm

Bei komplexer geformten Metastasen sollte mindestens ein Kollimator kleiner als der minimale Durchmesser sein. Bei Verwendung eines Multileaf-Kollimators ist naturgemäß keine manuelle Kollimatorauswahl notwendig.

3.2.6.4 Ergebnisse

Ein typischer Bestrahlungsplan einer Robotischen Radiochirurgie und der initiale bildgebende Verlauf des Patienten sind in Abb. 3.4 dargestellt.

Die Therapieergebnisse größerer, repräsentativer Serien mit Robotischer Radiochirurgie für die Behandlung von Hirnmetastasen sind in Tab. 3.7 dargestellt. Aus klinischer Sicht unterscheiden sie sich nicht von denen einer Radiochirurgie mit modifizierten LINAC-Systemen oder dem Gamma-Knife.

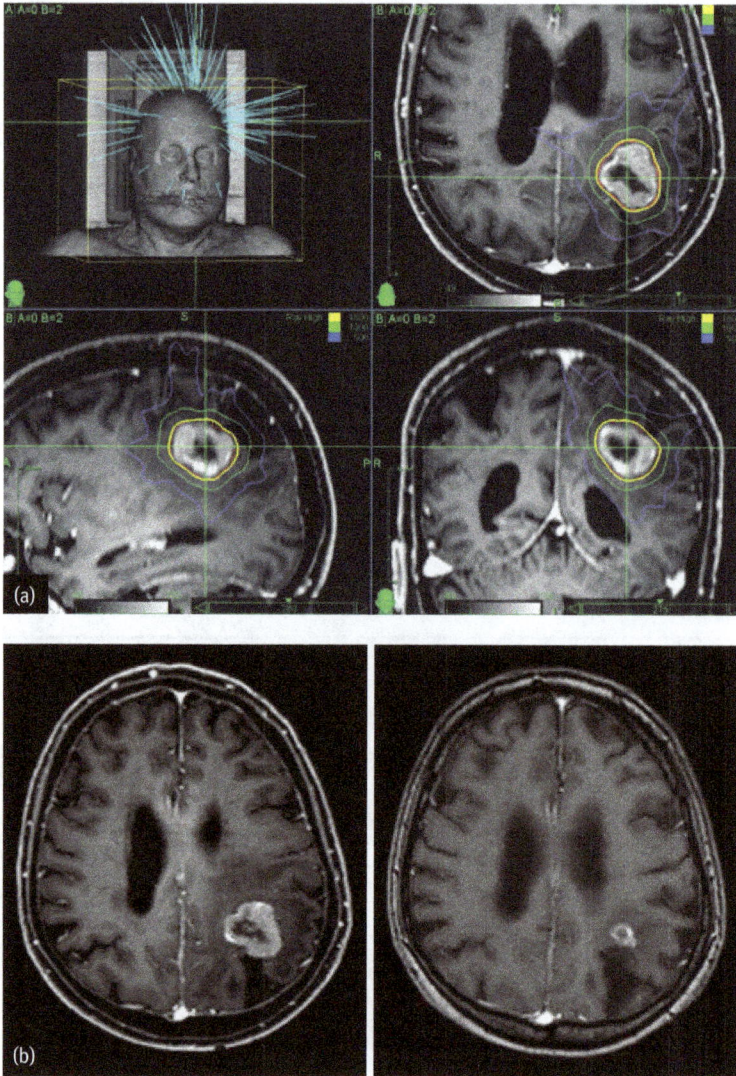

Abb. 3.4: (a): Bestrahlungsplan einer Robotischen Radiochirurgie für eine links parietal gelegene Hirnmetastase eines nicht-kleinzelligen Bronchialkarzinoms. Dargestellt sind die Einstrahlrichtungen (oben links) und die Isodosen in axialer, sagittaler und koronarer Schnittführung auf dem fusionierten MRT. Die Strahlendosis betrug 1 × 18Gy auf die 65 %-Isodose (rot: Tumorkontur, gelb: 18Gy-Isodose, grün: 10Gy-Isodose, blau: 5Gy-Isodose). (b): Initiale MRT-Bildgebung (T1-Wichtung mit Kontrastmittel) vor Robotischer Radiochirurgie und MRT-Verlaufskontrolle nach 4 Monaten des Patienten aus Abb. 3.4a.

Tab. 3.7: Therapieergebnisse größerer Serien von Patienten mit Hirnmetastasen, die mittels Robotischer Radiochirurgie behandelt wurden.

Autor	n	Anzahl Metastasen	Dosis	Lokale Kontrolle (1 Jahr)	Medianes Überleben (Monate)	Radio-Nekrosen
Muacevic (2010)	333	1(–9) 45 % singulär	18 Gy (15–24 Gy)	95 %	12,2	1 %
Pontoriero (2016)	223	1-(≤ 4) 62 % singulär	19–20 Gy (10–24 Gy)	85 %	11,0	4 %
Amsbough (2017)	111	2 (1–13)	15–24 Gy	82 %	9,7	4 %

Für die fraktionierte stereotaktische Bestrahlung von größeren oder in kritischen Regionen (eloquente Hirnareale) gelegenen Hirnmetastasen wurden ebenfalls eine Reihe von Ergebnissen berichtet (Tab. 3.8).

Tab. 3.8: Ergebnisse der hypofraktionierten Bestrahlung von großen und/oder in kritischen Regionen gelegenen Metastasen mittels Robotischer Radiochirurgie.

Autor	n	Indikation	Dosis	Lokale Kontrolle (1 Jahr)	Medianes Überleben (Monate)	Radio-Nekrosen
Inoue [45,46] (2013/4)	145 88	> 10cm³ in krit. Region	27–30 Gy/3fx 31–35 Gy/5fx	96 % 90-%	N. a. 9	2 % 0 %
Inoue [47] (2014)	78	> 4 cm in krit. Region	31 Gy /5fx (25–40 Gy)	93 %	10	3 %
Jeong [48] (2015)	37	> 3 cm	35 Gy /5fx (30–41 Gy)	87 %	16,0	16 %
Murai [49] (2014)	54	≤ 2,5 cm ≤ 4 cm	18–30 Gy/3fx 21–35 Gy/5fx	69 %	6	0 %

Diese Ergebnisse zeigen, dass mit der hypofraktionierten robotischen Radiochirurgie auch für größere oder kritisch gelegene Metastasen gute lokale Kontrollraten bei geringer Toxizität erreicht werden können.

Bei der postoperativen Bestrahlung wurden mit der Robotischen Radiochirurgie in retrospektiven Serien die in der Tab. 3.9 dargestellten Ergebnisse erzielt. Für größere Resektionshöhlen wurde eine Dosis-Wirkungs-Beziehung gefunden (Kumar et al. 2018 [50]), so dass bei Applikation von 3 Fraktionen eine Gesamtdosis von mindestens 27 Gy und bei Applikation von 5 Fraktionen eine Gesamtdosis von mindestens 30 Gy empfohlen wurden. Diese Empfehlungen haben, wie oben beschrieben, bereits Eingang in die NCCN-Leitlinien gefunden [12].

In einer randomisierten Studie wurde die postoperative, einzeitige Radiochirurgie mit einer postoperativen fraktionierten Ganzhirnbestrahlung verglichen [26]. Die Dosierung auf die Resektionshöhle erfolgte volumenabhängig nach einem festen Schema. Wie Tab. 3.10 zeigt, lag die Lokale Kontrolle in der Resektionshöhle nach einem Jahr nur bei 61 %, während die Ganzhirnbestrahlung eine Lokale Kontrolle von über 80 % erreichte. Diese Daten deuten darauf hin, dass insbesondere für die größeren Resektionshöhlen die einzeitige stereotaktische Bestrahlung nicht ausreichend dosiert werden kann. Daher sollten größere Resektionshöhlen fraktioniert oder hypofraktioniert bestrahlt werden.

Tab. 3.9: Ergebnisse der hypofraktionierten robotischen Radiochirurgie zur postoperativen Bestrahlung von Resektionshöhlen.

Autor	n	Größe der Re-sektionshöhle	Dosis	Lokale Kontrolle	Medianes Überleben (Monate)	Radio-Nekrosen
Wang [51] (2012)	37	> 3 cm	24 Gy/3fx	80 % (6 Mon.)	5,5	1/37
Vogel [52] (2015)	30	> 2 cm	30 Gy/5fx (25–35 Gy)	76 % (abs.)	10,1	3/30
Kumar [50] (2018)	39	> 3 cm	30 Gy/5fx 25 Gy/5fx 27 Gy/3fx 24 Gy/3fx	93 % 70 % 100 % 71 %	N. a.	0 %

Tab. 3.10: Ergebnisse einer randomisierten Studie zur postoperativen Strahlentherapie von resezierten Hirnmetastasen [26].

Arm	Dosiskonzept	Lokale Kontrolle in der Resektionshöhle
Postoperative stereo-taktische Radiochirurgie	< 4,2 ml: 20 Gy 4,2–7,9 ml: 18 Gy 8,0–14,3 ml: 17 Gy 14,4–19,9 ml: 15 Gy 20,0–29,9 ml: 14 Gy > 30 ml: 12 Gy	61 %/1 Jahr
Postoperative Ganzhirnbestrahlung	30 Gy/10 Fraktionen 37,5 Gy/15 Fraktionen	81 %/1 Jahr

3.2.6.5 Pitfalls
Hirnstamm-Metastasen

Die Radiochirurgie von Hirnstamm-Metastasen wird im Vergleich zu der stereotaktischen Bestrahlung von supratentoriellen Metastasen als kritischer angesehen, da im Hirnstamm eine Reihe von Hirnnervenkernen und langen Bahnen auf engstem Raum lokalisiert sind. Dennoch wird die Radiochirurgie auch hier mit gutem Erfolg eingesetzt [53]. In einer aktuellen Metaanalyse von über 1200 Patienten mit einer (medianen) Dosis zwischen 13 und 18 Gy lag die mittlere Rate von Grad-3 Toxizitäten bei 3 %, erreichte aber in einzelnen Serien 8–10 %. Die medianen Überlebenszeiten variierten stark, lagen aber meist unter 10 Monaten [54]. In einer gepoolten Analyse von über 500 Patienten, die mittels Gamma-Knife-Radiochirurgie und Randdosen von 16–20 Gy behandelt wurden, betrug die Häufigkeit von Grad-3/4-Nebenwirkungen 7 % und wurde von dem Metastasenvolumen, der verordneten Dosis und einer zusätzlichen Ganzhirnbestrahlung beeinflusst. Die lokale Kontrolle war bei Dosen von < 16 Gy deutlich vermindert [55]. Die robotische Radiochirurgie wurde für Hirnstamm-Metastasen sowohl mit Einzeldosen von 18 Gy [56] als auch fraktioniert mit 24–27 Gy/3 Fraktionen oder 25–30 Gy/5 Fraktionen mit vergleichbaren Ergebnissen eingesetzt [57].

Re-Bestrahlung nach vorangegangener Radiochirurgie

Da es bei 15–20 % der Patienten zu einem lokalen Metastasen-Rezidiv innerhalb oder am Rand des PTV einer zuvor radiochirurgischen behandelten Hirnmetastase kommen kann, stellt sich häufig die Frage einer erneuten Radiochirurgie im Bereich des bereits vorbestrahlten Hirngewebes. In mehreren kleineren, retrospektive Studien mit 20–30 Patienten traten nach der erneuten Radiochirurgie mit Dosen von 16–20 Gy Radionekrosen mit einer Häufigkeit von 9–30 % auf, in zwei Serien lag die Rate bei 16 % [31–34]. In einer multizentrischen retrospektiven Studie betrug die Rate von Strahlennekrosen bezogen auf die einzelnen Metastasen nach primärer Radiochirurgie 5 % und nach erneuter Radiochirurgie 28 % [30]. Es muss also mit einer gegenüber der primären Radiochirurgie deutlich erhöhten, aber insgesamt meist noch vertretbaren Toxizität gerechnet werden.

Differenzierung zwischen Radionekrosen und Tumorrezidiv

Radionekrosen treten nach Radiochirurgie typischerweise nach 12–18 Monaten auf [30]. Bei einer medianen Überlebenszeit von 10–12 Monaten besteht das Risiko für eine Strahlennekrose damit nur für einen Teil der Patienten. Im Standard-MRT (T1-gewichtete Sequenz mit Kontrastmittel, T2-gewichtete Sequenz, FLAIR-Sequenz) ähneln sich lokale Rezidive und Radionekrosen oft. Meist zeigt sich eine zentral gelegene, eigentliche Nekrose umgeben von einer kontrastmittel-anreichernden Zone (Störung der Bluthirn-Schranke) und einem perifokalen Ödem. Meist kann nur der Verlauf ein Metastasen-Rezidiv ausschließen. Ist eine sofortige Diagnose notwendig, empfiehlt sich die Durchführung eines Aminosäure-PET [58] oder einer stereotaktischen Biopsie [59].

Pseudoprogression

Wird die Radiochirurgie von Hirnmetastasen simultan oder sequentiell innerhalb von 6 Wochen vor oder nach einer Immuntherapie (anti-PD oder anti-PDL-Antikörper) oder einer zielgerichteten Therapie mit Rezeptor-Antikörpern oder Kinasehemmern durchgeführt, kann bei ca. 20 % der Patienten nach 3–6 Monaten eine bildgebend nachweisbare Größenzunahme auftreten, die einem Progress ähnelt, aber ohne Therapie reversibel ist [60–62]. Diese auch von den Gliomen als Pseudoprogression bekannte Reaktion ist wahrscheinlich auf temporäre immunologische und inflammatorische Prozesse zurückzuführen, die spontan sistieren und auch bei alleiniger Immuntherapie auftreten können. Die Standard-MR-Bildgebung ist in diesen Fällen schwierig zu interpretieren, im Zweifelsfall sind Verlaufskontrollen in verkürzten Abständen erforderlich.

3.2.6.6 Take home message

– Inoperable, singuläre (Durchmesser max. 3,5 cm) oder multiple Hirnmetastasen (2–4 Metastasen, Durchmesser max. 2,5 cm) lassen sich sehr gut mittels Robotischer Radiochirurgie behandeln, etwa 85 % der bestrahlten Metastasen bleiben lokal kontrolliert.
– Die Radiochirurgie wird zunehmend auch bei Patienten mit mehr als 4 Hirnmetastasen, aber insgesamt limitierter zerebraler Metastasierung eingesetzt.
– Die applizierten Randdosen sollten zwischen 18 und 25 Gy liegen und auf die 50–65 %-Isodose bezogen werden.
– Die Dosisgrenzen in umliegendem Hirngewebe und in den Hirnnerven sind zu beachten.
– Für größere (> 3,5 cm), singuläre Hirnmetastasen oder in kritischen Regionen gelegene Metastasen ist alternativ eine hypofraktionierte stereotaktische Bestrahlung mit 27 Gy/3 Fraktionen oder 30 Gy/5 Fraktionen sinnvoll.
– Durch eine vorangegangene oder geplante Ganzhirnbestrahlung erhöht sich das Risiko für Nebenwirkungen und Strahlennekrosen bei supratentoriellen Metastasen nur unwesentlich.
– Hirnstamm-Metastasen haben bei gleicher Dosierung ein etwas erhöhtes Risiko für Nebenwirkungen. Dieses Risiko erhöht sich durch eine zusätzliche Ganzhirnbestrahlung möglicherweise noch weiter.
– Die erneute Radiochirurgie von Hirnmetastasen in dem vormaligen Bestrahlungsvolumen ist mit einem Risiko für Radionekrosen von bis zu 30 % behaftet.
– Im Follow-up müssen Radionekrosen und Pseudoprogression von einem echten Metastasen-Rezidiv unterschieden werden.

Referenzen

[1] Nayak L, Lee EQ, Wen PY. Epidemiology of brain metastases. Curr Oncol Rep. 2012;14(1):48–54.

[2] Barnholtz-Sloan JS, Sloan AE, Davis FG, et al. Incidence proportions of brain metastases in patients diagnosed (1973 to 2001) in the Metropolitan Detroit Cancer Surveillance System. J Clin Oncol. 2004;22(14):2865–2872.

[3] Schouten LJ, Rutten J, Huveneers HA, Twijnstra A. Incidence of brain metastases in a cohort of patients with carcinoma of the breast, colon, kidney, and lung and melanoma. Cancer. 2002;94(10):2698–2705.

[4] Sperduto PW, Kased N, Roberge D, et al. Summary report on the graded prognostic assessment: an accurate and facile diagnosis-specific tool to estimate survival for patients with brain metastases. J Clin Oncol. 2012;30(4):419–425.

[5] Baumert BG, Rutten I, Dehing-Oberije C, et al. A pathology-based substrate for target definition in radiosurgery of brain metastases. Int J Radiat Oncol Biol Phys. 2006;66(1):187–194.

[6] Berghoff AS, Rajky O, Winkler F, et al. Invasion patterns in brain metastases of solid cancers. Neuro Oncol. 2013;15(12):1664–1672.

[7] Raore B, Schniederjan M, Prabhu R, et al. Metastasis infiltration: an investigation of the postoperative brain-tumor interface. Int J Radiat Oncol Biol Phys. 2011;81(4):1075–1080.

[8] Siam L, Bleckmann A, Chaung HN, et al. The metastatic infiltration at the metastasis/brain parenchyma-interface is very heterogeneous and has a significant impact on survival in a prospective study. Oncotarget. 2015;6(30):29254–29267.

[9] Weller M, Neurologie DGf. Hirnmetastasen und Meningeosis neoplastica. Leitlinien für Diagnostik und Therapie in der Neurologie. 2015.

[10] Mulvenna P, Nankivell M, Barton R, et al. Dexamethasone and supportive care with or without whole brain radiotherapy in treating patients with non-small cell lung cancer with brain metastases unsuitable for resection or stereotactic radiotherapy (QUARTZ): results from a phase 3, non-inferiority, randomised trial. Lancet. 2016;388(10055):2004–2014.

[11] Kocher M, Wittig A, Piroth MD, et al. Stereotactic radiosurgery for treatment of brain metastases. A report of the DEGRO Working Group on Stereotactic Radiotherapy. Strahlenther Onkol. 2014;190(6):521–532.

[12] Network NCC. Central Nervous System Cancers – Version 1.2019. NCCN Clinical Practice Guidelines in Oncology. 2019.

[13] Soffietti R, Abacioglu U, Baumert B, et al. Diagnosis and treatment of brain metastases from solid tumors: guidelines from the European Association of Neuro-Oncology (EANO). Neuro Oncol. 2017;19(2):162–174.

[14] Yamamoto M, Serizawa T, Higuchi Y, et al. A Multi-institutional Prospective Observational Study of Stereotactic Radiosurgery for Patients With Multiple Brain Metastases (JLGK0901 Study Update): Irradiation-related Complications and Long-term Maintenance of Mini-Mental State Examination Scores. Int J Radiat Oncol Biol Phys. 2017;99(1):31–40.

[15] Yamamoto M, Serizawa T, Shuto T, et al. Stereotactic radiosurgery for patients with multiple brain metastases (JLGK0901): a multi-institutional prospective observational study. Lancet Oncol. 2014;15(4):387–395.

[16] Gondi V, Pugh SL, Tome WA, et al. Preservation of memory with conformal avoidance of the hippocampal neural stem-cell compartment during whole-brain radiotherapy for brain metastases (RTOG 0933): a phase II multi-institutional trial. J Clin Oncol. 2014;32(34):3810–3816.

[17] Oehlke O, Wucherpfennig D, Fels F, et al. Whole brain irradiation with hippocampal sparing and dose escalation on multiple brain metastases: Local tumour control and survival. Strahlenther Onkol. 2015;191(6):461–469.

[18] Aoyama H, Shirato H, Tago M, et al. Stereotactic radiosurgery plus whole-brain radiation therapy vs stereotactic radiosurgery alone for treatment of brain metastases: a randomized controlled trial. JAMA. 2006;295(21):2483–2491.

[19] Aoyama H, Tago M, Kato N, et al. Neurocognitive function of patients with brain metastasis who received either whole brain radiotherapy plus stereotactic radiosurgery or radiosurgery alone. Int J Radiat Oncol Biol Phys. 2007;68(5):1388–1395.

[20] Aoyama H, Tago M, Shirato H, Japanese Radiation Oncology Study Group I. Stereotactic Radiosurgery With or Without Whole-Brain Radiotherapy for Brain Metastases: Secondary Analysis of the JROSG 99–1 Randomized Clinical Trial. JAMA Oncol. 2015;1(4):457–464.

[21] Brown PD, Jaeckle K, Ballman KV, et al. Effect of Radiosurgery Alone vs Radiosurgery With Whole Brain Radiation Therapy on Cognitive Function in Patients With 1 to 3 Brain Metastases: A Randomized Clinical Trial. JAMA. 2016;316(4):401–409.

[22] Churilla TM, Handorf E, Collette S, et al. Whole brain radiotherapy after stereotactic radiosurgery or surgical resection among patients with one to three brain metastases and favorable prognoses: a secondary analysis of EORTC 22952–26001. Ann Oncol. 2017;28(10):2588–2594.

[23] Kocher M, Soffietti R, Abacioglu U, et al. Adjuvant whole-brain radiotherapy versus observation after radiosurgery or surgical resection of one to three cerebral metastases: results of the EORTC 22952–26001 study. J Clin Oncol. 2011;29(2):134–141.

[24] Sahgal A, Aoyama H, Kocher M, et al. Phase 3 trials of stereotactic radiosurgery with or without whole-brain radiation therapy for 1 to 4 brain metastases: individual patient data meta-analysis. Int J Radiat Oncol Biol Phys. 2015;91(4):710–717.

[25] Chang EL, Wefel JS, Hess KR, et al. Neurocognition in patients with brain metastases treated with radiosurgery or radiosurgery plus whole-brain irradiation: a randomised controlled trial. Lancet Oncol. 2009;10(11):1037–1044.

[26] Brown PD, Ballman KV, Cerhan JH, et al. Postoperative stereotactic radiosurgery compared with whole brain radiotherapy for resected metastatic brain disease (NCCTG N107C/CEC.3): a multicentre, randomised, controlled, phase 3 trial. Lancet Oncol. 2017;18(8):1049–1060.

[27] Hashimoto K, Narita Y, Miyakita Y, et al. Comparison of clinical outcomes of surgery followed by local brain radiotherapy and surgery followed by whole brain radiotherapy in patients with single brain metastasis: single-center retrospective analysis. Int J Radiat Oncol Biol Phys. 2011;81 (4):e475-480.

[28] Igaki H, Harada K, Umezawa R, et al. Outcomes of surgery followed by local brain radiotherapy compared with surgery followed by whole brain radiotherapy for single brain metastasis. Tumori. 2017;103(4):367–373.

[29] Shin SM, Vatner RE, Tam M, et al. Resection Followed by Involved-Field Fractionated Radiotherapy in the Management of Single Brain Metastasis. Front Oncol. 2015;5:206.

[30] Sneed PK, Mendez J, Vemer-van den Hoek JG, et al. Adverse radiation effect after stereotactic radiosurgery for brain metastases: incidence, time course, and risk factors. J Neurosurg. 2015;123(2):373–386.

[31] Balermpas P, Stera S, Muller von der Grun J, et al. Repeated in-field radiosurgery for locally recurrent brain metastases: Feasibility, results and survival in a heavily treated patient cohort. PLoS One. 2018;13(6):e0198692.

[32] Koffer P, Chan J, Rava P, et al. Repeat Stereotactic Radiosurgery for Locally Recurrent Brain Metastases. World Neurosurg. 2017;104:589–593.

[33] McKay WH, McTyre ER, Okoukoni C, et al. Repeat stereotactic radiosurgery as salvage therapy for locally recurrent brain metastases previously treated with radiosurgery. J Neurosurg. 2017;127(1):148–156.

[34] Terakedis BE, Jensen RL, Boucher K, Shrieve DC. Tumor control and incidence of radiation necrosis after reirradiation with stereotactic radiosurgery for brain metastases. J Radiosurg SBRT. 2014;3(1):21–28.

[35] Anzalone N, Essig M, Lee SK, et al. Optimizing contrast-enhanced magnetic resonance imaging characterization of brain metastases: relevance to stereotactic radiosurgery. Neurosurgery. 2013;72(5):691–701.

[36] Hellerbach A, Luyken K, Hoevels M, et al. Radiotoxicity in robotic radiosurgery: proposing a new quality index for optimizing the treatment planning of brain metastases. Radiat Oncol. 2017;12 (1):136.

[37] Kohutek ZA, Yamada Y, Chan TA, et al. Long-term risk of radionecrosis and imaging changes after stereotactic radiosurgery for brain metastases. J Neurooncol. 2015;125(1):149–156.

[38] Shaw E, Scott C, Souhami L, et al. Single dose radiosurgical treatment of recurrent previously irradiated primary brain tumors and brain metastases: final report of RTOG protocol 90–05. Int J Radiat Oncol Biol Phys. 2000;47(2):291–298.

[39] Amsbaugh MJ, Yusuf MB, Gaskins J, et al. A Dose-Volume Response Model for Brain Metastases Treated With Frameless Single-Fraction Robotic Radiosurgery: Seeking to Better Predict Response to Treatment. Technol Cancer Res Treat. 2017;16(3):344–351.

[40] Lucia F, Key S, Dissaux G, et al. Inhomogeneous tumor dose distribution provides better local control than homogeneous distribution in stereotactic radiotherapy for brain metastases. Radiother Oncol. 2019;130:132–138.

[41] Mohammadi AM, Schroeder JL, Angelov L, et al. Impact of the radiosurgery prescription dose on the local control of small (2 cm or smaller) brain metastases. J Neurosurg. 2017;126(3):735–743.

[42] Moraes FY, Winter J, Atenafu EG, et al. Outcomes following stereotactic radiosurgery for small to medium-sized brain metastases are exceptionally dependent upon tumor size and prescribed dose. Neuro Oncol. 2019;21(2):242–251.

[43] Soliman H, Ruschin M, Angelov L, et al. Consensus Contouring Guidelines for Postoperative Completely Resected Cavity Stereotactic Radiosurgery for Brain Metastases. Int J Radiat Oncol Biol Phys. 2018;100(2):436–442.

[44] Hanna GG, Murray L, Patel R, et al. UK Consensus on Normal Tissue Dose Constraints for Stereotactic Radiotherapy. Clin Oncol (R Coll Radiol). 2018;30(1):5–14.

[45] Inoue HK, Sato H, Suzuki Y, et al. Optimal hypofractionated conformal radiotherapy for large brain metastases in patients with high risk factors: a single-institutional prospective study. Radiat Oncol. 2014;9:231.

[46] Inoue HK, Seto K, Nozaki A, et al. Three-fraction CyberKnife radiotherapy for brain metastases in critical areas: referring to the risk evaluating radiation necrosis and the surrounding brain volumes circumscribed with a single dose equivalence of 14 Gy (V14). J Radiat Res. 2013;54 (4):727–735.

[47] Inoue HK, Sato H, Seto K, et al. Five-fraction CyberKnife radiotherapy for large brain metastases in critical areas: impact on the surrounding brain volumes circumscribed with a single dose equivalent of 14 Gy (V14) to avoid radiation necrosis. J Radiat Res. 2014;55(2):334–342.

[48] Jeong WJ, Park JH, Lee EJ, Kim JH, Kim CJ, Cho YH. Efficacy and Safety of Fractionated Stereotactic Radiosurgery for Large Brain Metastases. J Korean Neurosurg Soc. 2015;58(3):217–224.

[49] Murai T, Ogino H, Manabe Y, et al. Fractionated stereotactic radiotherapy using CyberKnife for the treatment of large brain metastases: a dose escalation study. Clin Oncol (R Coll Radiol). 2014;26(3):151–158.

[50] Kumar AMS, Miller J, Hoffer SA, et al. Postoperative hypofractionated stereotactic brain radiation (HSRT) for resected brain metastases: improved local control with higher BED10. J Neurooncol. 2018;139(2):449–454.

[51] Wang CC, Floyd SR, Chang CH, et al. Cyberknife hypofractionated stereotactic radiosurgery (HSRS) of resection cavity after excision of large cerebral metastasis: efficacy and safety of an 800 cGy × 3 daily fractions regimen. J Neurooncol. 2012;106(3):601–610.

[52] Vogel J, Ojerholm E, Hollander A, et al. Intracranial control after Cyberknife radiosurgery to the resection bed for large brain metastases. Radiat Oncol. 2015;10:221.

[53] Lamm AF, Elaimy AL, Lamoreaux WT, et al. A review of the clinical outcomes for patients diagnosed with brainstem metastasis and treated with stereotactic radiosurgery. ISRN Surg. 2013;2013:652895.

[54] Patel A, Dong T, Ansari S, et al. Toxicity of Radiosurgery for Brainstem Metastases. World Neurosurg. 2018;119:e757-e764.

[55] Trifiletti DM, Lee CC, Kano H, et al. Stereotactic Radiosurgery for Brainstem Metastases: An International Cooperative Study to Define Response and Toxicity. Int J Radiat Oncol Biol Phys. 2016;96(2):280–288.

[56] Liu SH, Murovic J, Wallach J, et al. CyberKnife radiosurgery for brainstem metastases: Management and outcomes and a review of the literature. J Clin Neurosci. 2016;25:105–110.

[57] Nakamura M, Nishimura H, Mayahara H, et al. Investigation of the efficacy and safety of CyberKnife hypofractionated stereotactic radiotherapy for brainstem metastases using a new evaluation criterion: 'symptomatic control'. J Radiat Res. 2017;58(6):834–839.

[58] Ceccon G, Lohmann P, Stoffels G, et al. Dynamic O-(2-18F-fluoroethyl)-L-tyrosine positron emission tomography differentiates brain metastasis recurrence from radiation injury after radiotherapy. Neuro Oncol. 2017;19(2):281–288.

[59] Kickingereder P, Dorn F, Blau T, et al. Differentiation of local tumor recurrence from radiation-induced changes after stereotactic radiosurgery for treatment of brain metastasis: case report and review of the literature. Radiat Oncol. 2013;8:52.

[60] Galldiks N, Kocher M, Ceccon G, et al. Imaging challenges of immunotherapy and targeted therapy in patients with brain metastases: Response, Progression, and Pseudoprogression. Neuro Oncol. 2019.

[61] Trommer-Nestler M, Marnitz S, Kocher M, et al. Robotic Stereotactic Radiosurgery in Melanoma Patients with Brain Metastases under Simultaneous Anti-PD-1 Treatment. Int J Mol Sci. 2018;19(9).

[62] Wolchok JD, Hoos A, O'Day S, et al. Guidelines for the evaluation of immune therapy activity in solid tumors: immune-related response criteria. Clin Cancer Res. 2009;15(23):7412–7420.

3.3 Oligometastasierung: Lymphknotenmetastasen

Martin Bleif

3.3.1 Hintergrund (Historie, Inzidenz, Klinik, DD, Histologie, Therapieoptionen)

Die hohe lokale Effizienz der Radiochirurgie/SBRT ist unbestritten. Im Verlauf der letzten zwei Jahrzehnte mehren sich die Belege, dass ein Teil der Patienten mit oligometastatischen Erkrankungen durch zielgerichtete Lokaltherapie und insbesondere auch durch lokal-apparative Radiochirurgie geheilt werden können. Das konnte insbesondere im Kontext von Lungen- und Lebermetastasen gezeigt werden. Das kurative Potenzial der Radiochirurgie bei oligometastatischem Lymphknotenbefall ist weniger gut dokumentiert. Aufgrund des unter Umständen hohen Risikos eines subklinischen Befalls in den benachbarten Lymphkonten der klinisch manifesten Metastase, ist die Frage offen, in welchen Situationen die Behandlung des Lymphknoten lokal tatsächlich auf die klinisch manifeste Metastase begrenzt werden kann [1].

In diesem Zusammenhang ist neben der Art des Primärtumors auch der Zeitpunkt der Diagnosestellung von herausragender Bedeutung. Während eine klinisch manifeste Lymphknotenmetastase im lokoregionären Lymphabfluss, die synchron zur Primärerkrankung auftritt, in der Regel als Ausdruck einer lokoregionären Erkrankung gesehen und entsprechend innerhalb des Primärkonzepts behandelt wird, sinkt die Gefahr von regionärem subklinischem Befall bei metachronen Lymphknotenmetastasen vermutlich mit der Dauer des Zeitintervall zwischen Diagnosestellung der Primärerkrankung und der Lymphknotenmetastase, auch wenn systematische klinische Studien zu diesem Zusammenhang rar sind. Da das krankheitsfreie Überleben weniger durch die lokale Kontrolle der befallenen Lymphknoten, sondern durch distante Rückfälle im lymphatischen System oder in Form von Organmetastasen bestimmt wird, hängt das kurative Potenzial der Radiochirurgie/SBRT von Lymphknotenmetastasen neben der Dauer des krankheitsfreien Intervalls von weiteren klinischen Parametern ab. Dazu gehören die Art des Primarius, die Topographie der Lymphknotenmetastasen, sowie Zahl und Größe der befallenen Lymphknoten.

3.3.2 Indikationen (Klinik, prätherapeutisches Work-up, CAVE)

Das Konzept der Oligometastasierung impliziert, dass sich die lokale Kontrolle der Metastase/n für einen Teil der Patienten in ein langfristiges krankheitsfreies Überleben übersetzen kann. Trotzdem sollte die Indikation zur lokal-ablativen Radiochirurgie nicht ausschließlich unter dem Aspekt kurativen Potenzials diskutiert und gestellt werden. Weitere relevante Endpunkte sind die Vermeidung einer Systemtherapie oder die Verlängerung des Systemtherapie-freien Intervalls oder auch die Lebensqualität aufgrund der definitiven lokalen Kontrolle der Metastase. Gerade was die letztgenannten Aspekte angeht, sind wir momentan allerdings noch weit entfernt von einem evidenzbasierten differenzialtherapeutischen Algorithmus, so dass die Indikation unter diesen Gesichtspunkten meist als Einzelfallentscheidung unter Berücksichtigung der klinischen Situation getroffen werden muss. Relevante Kriterien sind neben der Krankheitslast, der Natur der Primärerkrankung auch das Alter, Allgemeinzustand und Komorbiditäten, sowie die des Patienten und die im konkreten Fall vorhandenen therapeutischen Alternativen.

Genauso vielschichtig wie das Patientenkollektiv mit oligometastatischen Lymphknotenmetastasen, ist auch das klinische Erscheinungsbild. Insbesondere Patienten mit oligometastatischen Lymphknotenmetastasen von Prostatakarzinomen sind meistens asymptomatisch, da hier die Diagnose inzwischen oft frühzeitig bei PSA-Anstieg auf der Basis von Cholin- oder PSMA-PET-CT gestellt wird. Das gilt auch für die Mehrzahl der Patienten mit oligometastatischem Lymphknotenbefall bei anderen soliden Tumoren, vorausgesetzt die Größe der einzelnen Lymphknotenmetastasen ist begrenzt. Oberflächliche Lymphknotenmetastasen können tastbar sein, oder – je nach Lage – Symptome durch lokale Kompression und Schmerzen hervorrufen. Thorakale oder abdominelle Lymphknotenmetastasen sind in der Regel lange asymptomatisch. Im Einzelfall können sie aber durch Kompression von Ureteren zum Harnstau oder zu Schmerzen führen. In der Regel handelt es sich aber um Zufallsbefunde im Rahmen des primären Staging oder der Nachsorge.

Die korrekte Diagnose des Status einer oligometastatischen Lymphknotenmetastasierung steht und fällt mit der Sorgfalt beim Ausschluss weiterer Krankheitsmanifestation. Weitere Manifestationen sollten durch ein Kontrastmittel-angehobenes Ganzkörper-CT ausgeschlossen werden. Bei bestimmten Krankheitsentitäten wie den Bronchialkarzinomen sollte die Diagnose „Oligometastasierung" aber idealerweise auf der Basis eines FDG-PET-CT und insbesondere bei Patienten mit Prostatakarzinomen mit PSA-Rezidiv auf der Basis eines Cholin- oder PSMA-PET gestellt werden.

3.3.3 Praxis der Radiochirurgie/SBRT von Oligometastasen im Lymphknoten (Zielvolumen-Konzepte, Konturierung, Dosis und Fraktionierung, Tracking, Dosisverschreibung und Bildgebung zur Bestrahlungsplanung)

Im Kontext der robotergeführten Radiochirurgie/SBRT hat sich eine begrenzte Zahl von Fraktionierungskonzepten etabliert. In der Regel werden eine, drei oder fünf Fraktionen appliziert. Diese Begrenzung hat den Vorteil, dass für diese Fraktionierungskonzepte die entsprechenden Dosis-Grenzwerte für die kritischen Normalgewebe mittlerweile auch klinisch einigermaßen gut validiert sind [2]. Wir würden daher dafür plädieren, nur in Ausnahmen von diesen Fraktionierungs-Schemata abzuweichen, da mit zunehmender Heterogenität der Fraktionierung die Vergleichbarkeit der klinischen Ergebnisse leidet und da eine Umrechnung der biologisch äquivalenten Dosen anhand von entsprechenden Modellen zur Kalkulation von BED oder EQD immer mit einer gewissen Unsicherheit behaftet ist.

Bei der Behandlung von Lymphknotenmetastasen sind diese drei Fraktionierungskonzepte in der Regel ausreichend, um das Spektrum der Behandlungssituationen abzudecken. Kleinere Lymphknotenmetastasen bis 20 mm Durchmesser werden in der Regel in als Einzeit- Radiochirurgie mit Dosen zwischen 24 und 26 Gy ($\sim$ 82–94 Gy BED_{10Gy}) behandelt, wenn die Dosisgrenzwerte für die Einzeit-Bestrahlung eingehalten werden können. Alternativ oder bei größeren Lymphknotenmetastasen zwischen 25 und 50 mm verwenden wir drei Fraktionen mit Dosen von 13 bis 15 Gy ($\sim$ 83–112 Gy BED_{10Gy}). Bei sehr großen Metastasen > 5 cm und/oder einer Überschreitung der Dosisgrenzwerte für eine bzw. drei Fraktionen, kommen im Einzelfall auch Schemata mit fünf Fraktionen mit 5 $\times$ 8 bis 5 $\times$ 10 Gy ($\sim$ 72–100 Gy BED_{10Gy}) zum Einsatz. Die Dosisverschreibung erfolgt auf die 65–75 % Isodose des Planungszielvolumens. Entscheidend für die Definition des Zielvolumens ist die Wahl geeigneter Schnittbildgebung im Rahmen der Bestrahlungsplanung. Mindestvoraussetzung ist ein Planungs-CT in 1–

1,5 mm Schichtdicke, was im Einzelfall bei Lymphknoten, die sich gut vom umgebenden Fettgewebe abgrenzen lassen, ausreichen kann. In der Regel sollte das GTV aber auf der Basis von Planungs-CT nach Bildfusion mit einem geeigneten MRT (T1-post-KM) in einer Schichtdicke von maximal 2 mm und/oder PET-CT erfolgen. GTV und CTV sind bei der Zielvolumendefinition identisch. Die Definition der PTV und die Größe der Sicherheitssäume richtet sind nach Lage und Verschieblichkeit des Lymphknotens, denn je nach Lokalisation des befallenen Lymphknotens kann die Beweglichkeit des Zielvolumens relativ zu knöchernen Referenzstrukturen sehr unterschiedlich sein. Bei thorakalen oder Zwerchfell-nahen abdominellen Lymphknotenmetastasen empfiehlt es sich, im Rahmen der Bestrahlungsplanung entweder ein 3-Phasen-CT in Exspiration/Inspiration und Atemmittellage oder ein 4-dimensionales-CT durchzuführen, um abzuklären, ob das Zielvolumen atemverschieblich ist. Bei atemverschieblichen Lymphknoten sollte das Tracking nach Fiducial-Markierung mit Hilfe des Synchrony®-Algorithmus erfolgen. In den Fällen von deutlicher Atemverschieblichkeit wird dann dem GTV – ähnlich wie bei atemverschieblichen Zielvolumina in Lunge, Leber oder Nieren in der Regel ein konzentrischer Sicherheitssaum von 5 mm zugeschlagen, um das PTV zu definieren. Bei nicht-atemverschieblichen Wirbelsäulen-nahen Lymphknoten ist unter Umständen ein Tracking der Wirbelsäule als Surrogat des Zielvolumens mit Hilfe des X-sight-spine-Algorithmus möglich. Hier sind Sicherheitssäume von 2 mm zwischen GTV und PTV meist ausreichend. Bei pelvinen oder inguinalen Lymphknoten oder Lymphknoten in der Axilla ist ein Fiducial-basiertes Tracking nötig. Bei zervikalen Lymphknoten sollte außer der Fiducial-Markierung auch eine Fixierung mit Hilfe einer Maske erfolgen. Bei den seltenen Fällen von Bestrahlungen von Lymphknoten an Extremitäten kommen in der Regel geeignete Lagerungshilfen zum Einsatz.

3.3.4 Ergebnisse (LC, OAS, DFS, Toxizität)

Die Zahl der Patienten und Studien zur Radiochirurgie/SBRT von Lymphknotenmetastasen ist deutlich kleiner als die Zahl der Arbeiten zu Lungen- oder Lebermetastasen. Außer den Studien zur Bestrahlung oligometastatischer Lymphknoten, existieren allerdings weitere Arbeiten, die Oligometastasen in verschiedenen Zielorganen gepoolt, Lymphknotenmetastasen eingeschlossen, und diese gemeinsam ausgewertet haben. Solche Studien wurden hier allerdings nicht systematisch berücksichtigt.

Der frühesten Studien zum Thema sind kaum älter als 10 Jahre. Choi et al. berichteten im Jahr 2009 über die Ergebnisse robotergeführter SBRT bei 30 Patienten mit Zervix- oder Corpus-Karzinomen und isolierten paraaortalen Lymphknoten-Metastasen [3]. Seither wurden – Prostatakarzinome ausgenommen [1] – rund ein Dutzend weiterer Arbeiten zur SBRT von LK-Metastasen publiziert, die insgesamt etwas mehr als 500 Patienten eingeschlossen haben (vgl. Tab. 3.11). Die vorliegenden Publikationen sind klein und heterogen, sowohl hinsichtlich des Patientenkollektivs als auch hinsichtlich der Primärtumorerkrankung, der Lokalisation der Lymphknoten und der ver-

Tab. 3.11: Studien zur Radiochirurgie/SBRT von Lymphknotenmetastasen (außer Prostata-CA).

Autor	Jahr	Zahl (Pat.)	Dosis + Fx	Primarius	Lokalisation	Lokale Kontrolle	PFÜ	GÜ	Toxizität ≥ Grad 3
Choi 2009 [3]	2009	30	33–45 Gy/3 Fx N = 24 N = 4 Fx RT + RC Boost	Cervix (28) + Corpus (2)	paraaortal	93 % (1 J) 67 % (4 J.)	45 % (4 J.)	50 % (4 J.)	3 % (N = 1)
Kim 2009 [5]	2009	7	45–51 Gy 3Fx	Magen	paraaortal	100 % (median FU 29 Mo.)	29 % (3 J.)	43 % (3 J.)	0 %
Kim 2009 [6]	2009	7	36–51 Gy 3Fx	kolo-rektal	paraaortal	75 % (4.)	NB	100 % (1 J.) 71 % (3 J.)	4 % (N = 1)
Bignardi 2011 [7]	2011	19	45 Gy /6 Fx	gemischt	abdominell	78 % (1/2 J.)	30 % (1 J) 20 % (2 J.)	93 % (2 J)	5 % (N = 1)
Jereczek-Fossa 2014 [8]	2014	69	24 Gy/3Fx (median)	gemischt	abdominell	64 % (3 J.)	12 % (3 J.)	50 % (3 J.)	1.5 % (N = 1)
Bonomo 2013 [9]	2013	26	24–36 Gy 1-5Fx	gemischt	gemischt	66 % CR 27 % PR Mean FU 5mo	NB	NB	0 %
Park 2015 [10]	2015	85	39 Gy/3 Fx (median)	Cervix	gemischt (3 LR; 8 viszerale M., 89 LK)	83 % (2 J.) 79 % (5 J.) LC~ BED	NB	58 % (2 J.) 33 % (5 J.)	5 %
Wang 2016 [15]	2016	85	46 Gy (21–56) 5.5 (3–11) Fx	gemischt	mediastinal	97 % (1 J.) 77 % (5 J.)	58 % /9,6 Mo (median)	27,2 Mo median an	7 % (N = 6) (N = 3 Grad 5- LK Station 7)

Tab. 3.11: (fortgesetzt)

Autor	Jahr	Zahl (Pat.)	Dosis + Fx	Primarius	Lokalisation	Lokale Kontrolle	PFÜ	GÜ	Toxizität ≥ Grad 3
Francheschini 2016 [11]	2016	29	45 Gy(30–60) 3-5Fx	gemischt	mediastinal	25/29 (median FU 12 Mo.)	28 % (1 J) 17 % (2 J)	79 % (1 J) 46 % (2 J)	3 % Grad 4 (N = 1, MCI)
Wang 2016 [15]	2016	22	39 Gy ((21–52) 5 Fx (3–8)	gemischt	iliakal	90 % (1 J/2 J.)	NB	78 % (1 J) 48 % (3 J.)	0 %
Franzese 2017 [46]	2017	35	45 Gy 6 Fx	Colon	v. a. abdomi-nell	85 % (1 J.) 75 % (2 J.) 75 % (3 J.)	19 % (3 J.)	75 % (3 J.)	0 %
Leonetti 2018	2018	14	32 Gy (25–40) 3-5Fx	Blase	gemischt	100 %	2,9 Mo. (mean)	15 Mo (mean)	0 %
Jereczek-Fos-sa 2018 [12]	2018	42	???	gemischt	mediastinal	66,3 % (16 Mo) LC~ BED	36 % mean FU 8 Mo.	88 % (19 Mo.)	0 % (12 % G2 Lunge)
Loi 2018 [13]	2018	91	46 Gy (40–48) 5-6Fx	gemischt	gemischt	79 % (5 J.)	44 % (4 J.)	43 % (4 J.)	1,5 % (N = 1)

wendeten Dosis- und Fraktionierungskonzepte. Es verwundert daher nicht, dass die meisten Leitlinien zur SBRT von Oligometastasen nicht gesondert auf das Thema Lymphknotenmetastasen eingehen. Eine Ausnahme bildet die Leitlinie der *Spanish Society of Radiation Oncology* (SEOR), die im Jahr 2015 veröffentlicht wurde [4].

Auf der Basis der Datenlage können zumindest zwei Schlussfolgerungen gezogen werden. Erstens: Die lokale Effizienz der Radiochirurgie/SBRT von Lymphknotenmetastasen ist hoch, vorausgesetzt die Behandlung wurde adäquat dosiert. Die Lokale Kontrolle der behandelten Läsionen lag bei den vorliegenden Studien zwischen 64 und 100 %, bei adäquater Dosierung fast immer über 80 %. Es ist naheliegend, dass auch hier Dosis-Wirkungs-Beziehungen für die Lokale Kontrolle bestehen, auch wenn der Punkt, an dem die Dosis-Wirkungskurve vom steilen Anstieg in eine flache Asymptote übergeht, empirisch weniger gut definiert ist, als zum Beispiel bei den Lungenmetastasen. Es kann aber davon ausgegangen werden, dass die oben vorgeschlagenen Dosierungen (1 × 26 Gy – 3 × 15 Gy – 5 × 10 Gy) sich bereits im flachen Bereich der Kurve befinden und hohe lokale Effektivität erzielen. Darauf weisen Dosis-Eskalationsstudien bei Oligometastasen gemischter Lokalisationen hin, wie z. B. die Studie von Salama et al. Bei der ersten Gruppe von Patienten, die mit Dosen von nur 3 × 8 Gy behandelt wurden, lag die Lokale Kontrolle (LC) nur bei 45 %, in der Gruppe mit der höchsten Dosisstufe (3 × 16 Gy) dagegen bei 100 % [149]. Auch Wang et al. berichten über ein besseres Überleben in der Subgruppe der Patienten, deren Lymphknotenmetastasen mit einer $BED_{10Gy} > 60$ Gy behandelt wurden [15]. Weitere Prognosekriterien für die lokale Kontrolle können aus den vorliegenden Studien zur SBRT von Lymphknotenmetastasen kaum abgeleitet werden, da die Arbeiten zu klein und zu heterogen sind. Es scheint naheliegend, dass hier dieselben Faktoren eine Rolle spielen wie bei anderen Oligometastasen auch und sowohl die Größe der Metastasen wie auch die Histologie von Bedeutung sein kann. Ob jedoch die Dosierung zum Beispiel an die Histologie angepasst werden sollte, ist momentan unklar.

Das zweite eindeutige Fazit betrifft die gute Verträglichkeit der Radiochirurgie/ SBRT von Lymphknotenmetastasen. Es handelt sich um ein effizientes und ein sicheres, nebenwirkungsarmes Verfahren, wenn die Qualitätsstandards und die Dosisgrenzwerte kritischer Normalgewebe berücksichtig werden. Eine Ausnahme von dieser Regel bildet unter Umständen die Bestrahlung von Lymphknotenmetastasen im Mediastinum in unmittelbarer Näher zu Ösophagus, Trachea oder großen Gefäßen mit hohen Einzeldosen, eine Situation, die vor allem im Kontext von metachronen Lymphknotenmetastasen nach der Behandlung von NSCLC oder Ösophaguskarzinomen auftreten kann. Isolierte metachronen mediastinale Lymphknotenmetastasen sind bei diesen Erkrankungen nicht nur ein seltenes Ereignis, viele Patienten wurden im betroffenen Bereich im Rahmen der Primärtherapie auch mit konventioneller Radiotherapie vorbehandelt. Gerade bei diesen vorbehandelten Patienten mit Zielvolumina in unmittelbarer Nähe zu großen Gefäßen, Trachea, Stammbronchus oder und Ösophagus sollte die Indikation zur SBRT nur mit großer Vorsicht gestellt werden.

Insbesondere bei der Bestrahlung von Lymphknoten in der subkarinalen Region 7 wurde über Grad 5 Nebenwirkungen berichtet [15].

Wenig Erfahrung gibt es zur Radiochirurgie/SBRT von zervikalen und supraklavikulären Lymphknotenmetastasen. Hier sind die Primärtumore oft im HNO-Bereich lokalisiert, so dass Lymphknotenmetastasen in dieser Region oft als lokoregionäre Erkrankung und nicht als Oligometastasierung im eigentlichen Sinn angesehen und im entsprechenden Kontexten behandelt werden, die den kompletten lokoregionären Lymphabfluss integrieren.

3.3.5 Take home message: Radiochirurgie von Oligometastasen in Lymphknoten

Grundsätzlich sollten für die Indikationsstellung zur Radiochirurgie/SBRT metachroner Oligo-Lymphknotenmetastasen ähnliche Kriterien gelten wie für die Indikation zur Radiochirurgie/SBRT bei Oligometastasen im Allgemeinen. Auch wenn aufgrund der schmalen Datenbasis weitere Prognosekriterien bisher nicht expliziert definiert sind, sollten auch hier Faktoren wie die Größe, Zahl und die Lokalisation der Lymphknotenmetastase, die Histologie des Primarius, die Dauer der krankheitsfreien Intervalls und die applizierbaren Bestrahlungsdosen im Einzelfall berücksichtig werden, ohne dass jedoch ein einziger Faktor die Entscheidung für oder gegen eine SBRT dominieren sollte.

Zur Illustration soll am Ende der Fall einer Patientin mit solitärer Lymphknotenmetastase vorgestellt werden, weil hier eine Konstellation vorliegt, die in gewisser Hinsicht als „idealtypisch" angesehen werden kann. Hier sind alle möglichen relevanten Faktoren, die die Entscheidung zur Therapie positiv beeinflussen könnten, in einer einzelnen Patientin realisiert (Tab. 3.12, Abb. 3.5).

Tab. 3.12: Indikation zur SBRT bei einer Patientin mit solitärer Lymphknotenmetastase eines Endometrium-CA.

Alter der Patientin	78 J.
Karnofsky-Index	90 %
Primärtumor	kontrolliert (Endometrium-CA FIGO Ic)
Zeit zwischen Primärtherapie und Metastase	6 Jahre
Lokalisation des ZV	paraaortal; Höhe Nierenstiel
Durchmesser der Metastase	56 mm
Metastase histol. gesichert?	ja
Ausschluss weiterer Filiae?	FDG-PET-CT
Therapie	Cyberknife® 3 × 13 Gy (70 % ID)
Ergebnis	Komplettremisson (FDG-PET-CT) 60 Monate nach Therapie krankheitsfrei

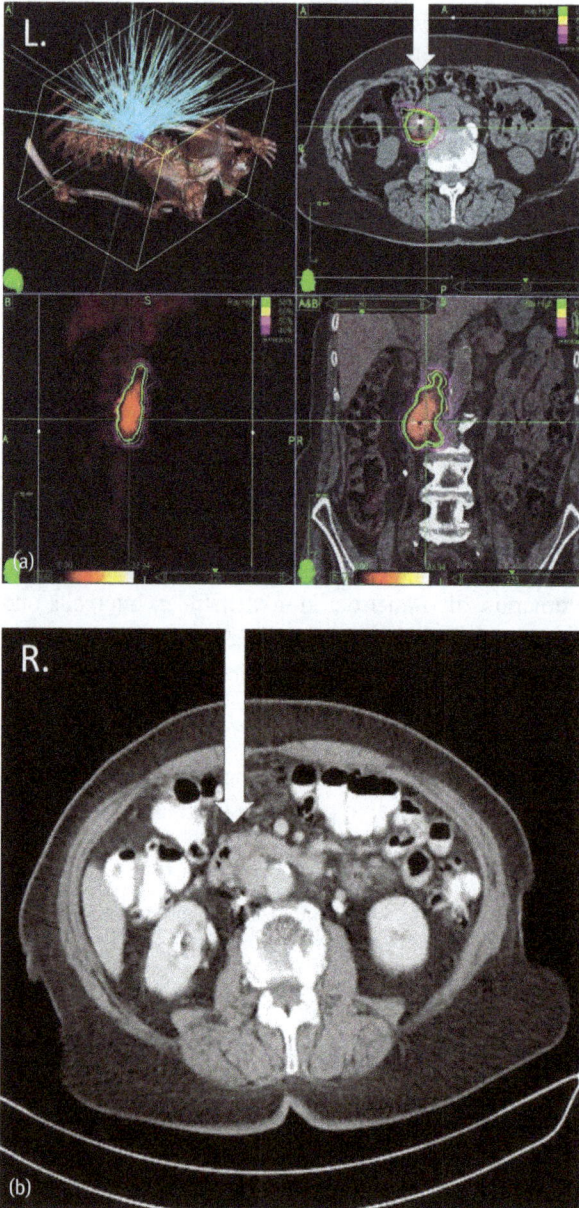

Abb. 3.5: (L.) Plan zur SBRT einer singulären Lymphknotenmetastase eines Corpus-CA (3 × 13 Gy); (R.) Komplettremission (vgl. Fiducial) nach 18 Monaten.

3.3.6 Sondersituation lymphogen oligometasiertes Prostatakarzinom?

Wie erwähnt, zeigen viele Studien zur ablativen Therapie von Oligo-Metastasen, dass sich die lokale Kontrolle für einen signifikanten Teil der behandelten Patienten in ein nachhaltiges und langfristiges Rezidiv-freies Überleben übersetzt. Aufgrund der Wachstumsdynamik der meisten Karzinome ist ein Endpunkt wie das krankheits- oder rückfall-freie Überleben nach 5 Jahren oft gleichbedeutend mit einer definitiven Heilung. Die Indikation zur SBRT ist daher in viele Fällen – trotzt fehlender Level 1-Evidenz – gängige Praxis [16].

Beim Prostata-Karzinom, insbesondere bei Oligo-Lymphknotenmetastasen, ist die Situation unübersichtlicher. Unter vielen Faktoren, die bei anderen Tumoren als Indizien für den Status einer „echten Oligometastasierung" sprechen, findet sich die Länge der Latenzzeit zwischen Behandlung der Primarius und der Diagnose der Metastase einerseits und eine hohe Wachstumsrate in den Zellen der Metastase im Vergleich zum Primarius andererseits. Zwischen beiden Faktoren besteht ein wechselseitiger Zusammenhang, den Withers und Lee folgendermaßen erklären:

> Je mehr mikrometastatische Verdopplungszeiten zwischen der Entfernung des Primarius und der klinischen Manifestation der „Leader"-Metastase liegen, desto höher ist die Wahrscheinlichkeit für ein echte oligometastatische Konstellation [17].

Da Prostatakarzinome oft vergleichsweise langsam proliferieren, ist unklar, ob längere Latenzzeiten in diesen Fällen in ähnlicher Weise anzeigen, dass nur der manifeste Lymphknoten von Tumorzellen befallen ist. Aufgrund des oft langsamen und protrahierten Verlaufs der Krankheit, ist es bei Prostatakarzinomen grundsätzlich nicht einfach, zwischen Therapieerfolg und natürlichem Verlauf zu differenzieren. Genau wie beim Vergleich der verschiedenen Modalitäten zur Primärtherapie, fällt auch bei der Metastasen-gerichteten Therapie der Nachweis nicht leicht, dass sich die lokale Kontrolle in eine definitive Heilung der Erkrankung übersetzen kann. Während bei synchroner pelviner Lymphknotenmetastasierung, cN+ oder pN+ nach radikaler Prostatektomie und pelviner Lymphnodektomie, momentan, wenn auch nur auf dem Evidenz-Level 2, die Bestrahlung des kompletten pelvinen Lymphabflusses plus Boost auf die makroskopisch befallen Lymphknoten als die Therapie der Wahl angesehen wird, ist die Situation bei metachronen solitären oder Oligo-Lymphknotenmetastasen komplizierter.

Vor der Einführung des Cholin- oder PSMA-PET-CTs war das metachrone, lymphogen -oligometastasierte Prostatakarzinom eine seltene Erkrankung, so dass sich das Problem der Indikation zur Lokaltherapie kaum stellte. Das hat sich mit der Verfügbarkeit einer sensitiven Bildgebung wie dem PSMA-PET-CT geändert, die oft schon ab PSA-Werten von 0,5 ng/ml Lymphknotenmetastasen nachweisen kann. Trotzdem wurden und werden die Mehrzahl der Patienten entweder schon bei biochemisch definiertem Rezidiv oder erst bei manifesten polymetastatischen Erkrankungen zunächst einer systemischen, antihormonellen Therapie (AHT) zugeführt. Eine lokale Bestrahlung war in diesem Kontext lange Situationen vorbehalten, in denen ein unmittelbares lokales Palliationsziel vorlag. Sie wurde dann meist konventionell fraktioniert in palliativer Dosierung und Intention durchgeführt.

Die lokal, Metastasen-gerichtete Therapie von Oligometastasen beim Prostatakarzinom ist momentan in den meisten Leitlinien nicht als Standardempfehlung integriert, da große randomisierte Studien zum Thema fehlen, obwohl seit Einführung des Cholin- oder PSMA-PET-CT die Zahl der bildgebend identifizierten Patienten mit Oligometastasen rapide wächst [18].

Es mehren sich die Hinweise, dass Patienten mit metastasierten Prostatakarzinomen und geringer Krankheitslast von einer Metastasen-gerichteten Therapie profitieren: Eine unlängst publizierte große Fallkontrollstudie hat 1018 Patienten mit oligometastasiertem Prostatakarzinom, die eine Standardbehandlung erhalten haben, mit 263 Patienten verglichen, die in dieser Konstellation eine Metastasen-gerichtete Therapie, entweder in Form einer Lymphadenektomie (N = 166) oder einer stereotaktische Bestrahlung des pathologischen Lymphknotens (N = 97) erhalten haben. In der Gesamtgruppe und in einer Subgruppe, in der eine Matched-pair-Analyse durchgeführt wurde, wurde geprüft, ob Patienten von einer Metastasen-gerichteten Therapie profitieren. Nach 10 Jahren zeigt sich sowohl in der Gesamtgruppe (p = 0,029) als auch in der Subgruppe der Matched-pair-Analyse ein Vorteil im karzinomspezifischen Überleben von 95,6 % versus 84,8 % (p = 0,005) für die Patienten mit Metastasen-gerichteter Therapie. Daher wird seit 2018 zumindest von Expertenkommissionen in entsprechenden Consensus-Meetings die lokale Therapie in dieser Situation als vielversprechende Option angesehen [19].

Tab. 3.13: Studien zur SBRT bei Patienten mit Prostatakarzinom und oligometastatischen Lymphknotenmetastasen (modifiziert nach Foster et al. 2019 [20]).

Quelle	Studiendesign	Definition der OM	Intervention	Ergebnisse
Ost 2018 [21]	pros. rand. Phase II N = 62	≤ 3 (Cholin-PET) nur oligorek. (LK + os)	2/3 SBRT oder OP 1/3 vs. surveillance	medianes AHT freies-Ü: 21 Mo (vs. 13 Mo. (surveillance))
Ingrosso 2019 [22]	retrospektiv N = 86	≤ 5 nur oligoprogr. unter AHT (LK + os) choline PET/CT oder CT + GK	SBRT (min. 5 Gy/ Fx + > 80 Gy BED$_{3Gy}$) (N = 26 Re-SBRT)	medianes PFÜ: 12,3 Mo. PFÜ 2 J. 33.7 %, AHT-PFÜ 1: 71 % (22 Mo. + Re-SBRT)
Nicosia 2019 [23]	retrospektiv N = 109	≤ 5 LK-Metastasen	SBRT 25–48 Gy/ 4-7Fx (ohne AHT)	bPFÜ 1 J.: 59 % bPFÜ 3 J.: 29 % LK 1 J.: 93 % LK 3 J.: 86 %
Franzese 2018 [24]	retrospektiv N = 64	≤ 3 metachrone Metas. in 1–2 Systemen	SBRT ± AHT	LK 1 J.: 88 %

Tab. 3.13: (fortgesetzt)

Quelle	Studiendesign	Definition der OM	Intervention	Ergebnisse
Cysow 2018 [25]	retrospektiv N = 40 Pat.	≤ 4 metachrone Metas. In 1–2 Systemen (Cholin-PET)	SBRT	median. PFS-Ü: 11,5 Mo.
Kneebone 2018 [26]	prospektiv N = 57 Pat (37 LK) (18 os) (3 mix)	≤ 3 metachrone Metas. in Knochen oder LK (Cholin-PET)	SBRT ohne AHT (LK:3 0 Gy/3Fx 50 Gy /5Fx (Os:20 Gy(1 Fx/ 24 Gy (2 Fx)	median. bPFÜ: 11 Mo. bPFÜ nach 15 mo.: 32 %
Franzese 2017 [27]	retrospektiv N = 28	≤ 4 LK Metas. (Cholin-PET)	SBRT	metabol. CR:45 % metabol. PR: 38 %
Bouwman-Wammes 2017 [28]	retrospektiv N = 43	≤ 5 (Cholin-PET) nur oligorek. (LK + os)	SBRT ohne AHT (N = 7 + Re-SBRT)	medianes AHT freies-Ü: 15,6 Mo. (32 Mo. + Re-SBRT)
Triggiani 2017 [29]	retrospektiv N = 100 (oli-gorek.) N = 41 (oligo-progr. Unter AHT)	≤ 3 LK (Cholin-PET)	SBRT BED$_{3Gy}$: 116 (90–173,33) Gy	A.PFÜ 2 J. 43 % LK: 93 % B. PFÜ 2 J. 21,6 % LK: 90 %
Ingrosso 2017 [30]	retrospektiv N = 40	nur oligorek. (LK)	SBRT ohne AHT 5 × 7 Gy (48,9 %) 5 × 8 Gy (27,7 %)	bPFÜ (2 J.) 44 % LK 98 % (Mean FU 30 Mo.)
Ost 2016 [31]	retrospektiv N = 66	≤ 3 LK (Cholin-PET)	SBRT ohne AHT ≥ 5 Gy/ Fx ≥ BED$_{3Gy}$ 80 Gy	medianes DMFS: 21Mo medianes AHT-FÜ 44 Mo.
Muldermans 2016 [32]	retrospektiv N = 66	≤ 5 ; meist oligorekurren-te Metastasen in Os + LK (nur 6/81 LK) (Cholin-PET)	SBRT os 1 × 16 Gy LK 3 × 10 Gy/ 5 × 10 Gy	2 J. bPFS: 54 % 2-J. distant MFÜ, 45 %; 2-J. GÜ 83 % 2-J. LK: 83 %
Pasqualetti 2016 [33]	retrospektiv N = 29	≤ 3 Metastasen (Cholin-PET) (Os + LK)	SBRT 1 × 24 Gy/ 3 × 9 Gy Re-SBRT bei Re-zidiv ≤ 3 Herden	AHT-freies Ü: 39,7 Mo. (median)
Ost 2016 [34]	retrospektiv N = 119	≤ 3 Metastasen, nur oli-gorecurrent (LK + Os)	SBRT	3-J. LK: (p = 0,01) 79 % (BED < 100 Gy) 99 % (BED > 100 Gy)

Tab. 3.13: (fortgesetzt)

Quelle	Studiendesign	Definition der OM	Intervention	Ergebnisse
Napieralska 2016 [35]	retrospektiv N = 18	16/18 oligorek. (11/18 Cholin-PET)	SBRT + AHT 24–45/3-5Fx (median 31 Gy)	bPFÜ: 44 % (2 J) LK 88 % (3 J.)
Assam 2015 [36]	retrospektiv N = 24	≤ 4 Metastasen (LK)	SBRT 24 Gy median (18–50) 3-5Fx	biochem. Response 60 % median GÜ > 3 J
Ponti 2015 [37]	retrospektiv N = 16	1–2 Metastasen (LK) (Cholin-PET)	SBRT 12–35 Gy (1-5Fx) (10/16 + AHT)	biochem. Resonse 94 % 2-J. bPFÜ: 44 % LK (median FU 29 Mo.) 94 %
Detti 2015 [38]	prospektiv N = 30	≤ 3 (Cholin-PET) nur oligorek. (LK + Os)	SBRT ohne AHT 30–36 Gy/3 Fx 24 Gy/1Fx	25/30 biochem. Response 1-J. LK 100 %
Decaestecker 2014 [39]	retrospektiv N = 50	≤ 3 Metastasen, nur oligorecurrent (LK 54 % + Os 44 %) (Cholin-PET)	SBRT ohne AHT 10 × 5 Gy Gy/ 3 × 10 Gy Re-SBRT bei Rezidiv ≤ 3 Herden	LK 100 % (med. FU 24 Mo.) PFÜ: 19 Mo. (75 % der Rez. ≤ 3 Metas.) AHT-freies Ü.: 25 Mo. (median) (incl. Re-SBRT N = 19 RE-RE SBRT N = 6)
Berkovic 2013 [40]	retrospektiv N = 24	≤ 3 Metastasen (Cholin-PET) (Os + LK)	SBRT ohne AHT 10 × 5 Gy 11/24: Re-SBRT 3/24 Re-Re-SBRT	AHT-freies Ü. 25 Mo. (median) 2-J. LK: 100 % 2-J. PFÜ 42 %
Casa-massima 2012 [41]	retrospektiv N = 25	≤ 3 (Cholin-PET)	SBRT meist 30 Gy/3Fx	LK 3 J. 90 %

Zur Radiochirurgie/SBRT von Lymphknotenmetastasen bei Patienten mit Prostata-karzinomen liegen ein Reihe retrospektiver Studie vor (vgl. Tab. 3.13). Eine größere Übersichtsarbeit, die Ende 2017 publiziert wurde, fasst die Ergebnisse der *bis dato* publizierten Arbeiten zusammen [42] Die Übersicht berücksichtigte alle Studien, die Informationen zu progressionsfreiem Überleben und zur Toxizität der SBRT liefern konnten. Basierend auf der (eher zu hoch) angesetzten Annahme eines „alpha/beta-Werts" von 3 Gy [43] für die Prostatakrebszellen wurden in fast allen Studien bei fast allen Patienten biologisch effektive Dosen (BED) von mehr als 100 Gy appliziert (BED zwischen 88–216 Gy). Die Lokale Kontrolle, über alle Studien gemittelt, lag nach einem medianen Nachsorgeintervall von 19,2 Monaten bei 98,1 %. Eine BED von weniger als 100 Gy scheint mit einer höheren Lokalrezidivrate assoziiert zu sein [44]. Das mediane progressionsfreie Überleben, definiert als biochemische und/oder radiologische Kontrolle, lag bei 22,5 Monaten (11–30 Mo.) und das mediane antihormonelle Therapie(AHT)-freie Überleben bei 32,8 Monaten (25–44 Mo). Bei 281 von 363 Patienten lagen Informationen zur AHT während der Bestrahlung vor: 114 dieser 281 Patienten (40,5 %) erhielten eine AHT parallel zur Bestrahlung, wobei die Dauer der AHT danach zwischen 1 und 17,5 Monaten variierte. Alle Studien berichten übereinstimmend über eine sehr gute Verträglichkeit der Radiochirurgie. Akut- und/oder Spätnebenwirkung ≥ CTC (*Common Toxicity Criteria*) Grad 2 traten nur bei 5,6 % der Patienten auf, wobei keine CTC ≥ Grad 4 Nebenwirkungen berichtet wurden. Drei jüngere Studien aus den Jahren 2018 und 2019, mit insgesamt 230 Patienten, zeigen ähnliche Ergebnisse [45–47]. Die hohe lokale Effizienz und die gute Verträglichkeit der Radiochirurgie oligometastatischer Lymphknotenmetastasen ist also hinlänglich gut dokumentiert.

Im Jahr 2019 wurden darüber hinaus zwei randomisierte Phase-II-Studien zur Radiochirurgie oligometastasierter Prostatakarzinome publiziert, die darauf hinweisen, dass die Metastasen-gerichtete Therapie auch das AHT-freie Intervall und das Progressionsfreie-Überleben verbessern kann. Ost et al. haben eine randomisierte multizentrische Phase II-Studie durchgeführt [48]. Eingeschlossen wurden 61 Patienten mit biochemischem Rezidiv nach Lokaltherapie und ≤ 3 Cholin-PET positiven Lymphknoten- oder Knochenmetastasen mit Serum-Testosteronwerten > 50 ng/mL. Die Patienten wurden in eine Gruppe mit aktiver „Surveillance" oder in eine Gruppe randomisiert, bei der alle Metastasen lokal entweder chirurgisch oder radiochirurgisch behandelt wurden. Die Nachkontrolle in beiden Gruppen umfasste eine PSA-Kontrolle alle 3 Monate inklusive erneutem PET-Staging bei PSA-Anstieg oder Verdacht auf klinischen Progress. Der primäre Endpunkt der Studie war das AHT-freie Überleben. Eine Hormontherapie wurde eingeleitet bei symptomatischem Progress, lokalem Progress nach OP oder Radiochirurgie oder Progress in mehr als drei Lokalisationen:

Die Ergebnisse waren eindeutig: In der Gruppe, die lediglich überwacht wurde, lag das mediane ADT-freie Überleben bei 13 Monaten (80 % CI, 12–17 Mo.), in der Therapie-Gruppe dagegen bei 21 Monaten (80 % CI, 14–29 Mo.) (Hazard Ratio, 0,60 [80 % CI, 0,40–0,90]; log-rank P = ,11).

Die unlängst als Abstract publiziert ORIOLE-Studie ist ähnlich konzipiert und untersuchte, ob eine ablative Radiotherapie das Outcome oligometastasierter PC (OMPC) verbessern kann und ob geeignete Biomarker in der Lage sind das Ansprechen auf die Therapie voraussagen [49]. In der ORIOLE-Studie wurden 54 Patienten mit rezidiviertem, hormonsensiblen OMPC 2:1 randomisiert und erhielten entweder eine Bestrahlung oder nicht (Observationsgruppe). Die Rate der Progression der Erkrankung in der Therapiegruppe nach 6 Monaten bei nur 19 %, in der Observationsgruppe dagegen bei 61 %. Bei Patienten mit PET-bestätigter, vollständiger Tumorfreiheit nach SBRT war das Fernmetastasen-freie Überleben fast 5-mal größer als bei nachgewiesenen Tumorresten (29 versus 6 Monate). Nebenwirkungen > CTC Grad 2 traten nicht auf. Ein interessanter Aspekt der ORIOLE-Studie ist das begleitende molekulargenetisch-immunbiologische Untersuchungsprogramm. Es wurde initiiert, um potenzielle Marker für das Ansprechen auf Radiochirurgie zu identifizieren. Die SBRT führte bei den bestrahlten Patienten zu signifikanten systemischen Veränderungen der T-Zell-spezifischen Immunantwort gegen Krebszellen, die bei den Observations-Patienten nicht beobachtet werden konnten. Die Radiochirurgie scheint also auch beim Prostata-CA, ähnlich wie z. B. bei NSCLC, eine systemische antitumorale Immunantwort zu induzieren. Im Rahmen der ORIOLE-Studie wurde außerdem das Muster von DNA-Mutationen in zirkulierenden Tumorzellen analysiert und mit dem Ansprechen auf RC korreliert. Die Patienten mit High-Risk-Mutationen scheinen dabei interessanterweise überdurchschnittlich gut auf die Radiochirurgie anzusprechen.

Zusammenfassend kann festgestellt werden, dass es auch bei lymphogen (und ossär) oligometastasierten PC schon heute gute Argumente für lokale Therapie der manifesten Metastasen gibt. Eine Radiochirurgie/SBRT der Lymphknotenmetastasen ist nicht nur lokal hoch effizient, sie wird ausgezeichnet toleriert, wenn die entsprechen Dosisconstraints berücksichtigt werden. Die beiden letztgenannten Studien weisen außerdem darauf hin, dass die Radiochirurgie im Vergleich zur „active Surveillance" die Lebensqualität nicht negativ beeinflusst und in der Lage ist, die mediane AHT-freie Zeit signifikant zu verlängern.

Darüber hinaus gibt es aber gerade bei metachron lymphogen oligometastasierten Prostatakarzinomen eine Reihe wichtiger, noch offener Fragen. Die vielleicht wichtigste, ist die Frage nach der optimalen strahlentherapeutischen Strategie, denn neben der Metastasen-gerichtete SBRT/Radiochirurgie der manifesten Lymphknotenmetastasen kommt auch die elektive Bestrahlung der gesamten Lymphknotenregion ± Boost der befallenen Lymphknoten zum Einsatz. Randomisierte Studien, die beide Strategien vergleichen, liegen bisher nicht vor. Außer einer sehr kleinen, kaum aussagekräftigen französischen Arbeit mit jeweils nur 30 Patienten pro Gruppe [51] existiert nur eine größere, nicht randomisierte Studie, die beide Verfahren zumindest retrospektiv vergleicht. Diese multizentrische Studie, in die Patienten aus 15 Zentren eingeschlossen wurden, verglich die Ergebnisse einer SBRT der befallen Lymphknoten (N = 309) mit einer elektiven Bestrahlung der kompletten Lymphabflusses ± Boost der befallenen Lymphknoten (ENRT) (N = 197). Die Patienten waren im Rahmen der Primärtherapie entweder mit radikaler Prostatektomie, fraktionierter Bestrahlung der Prostata oder einer Kombination aus beidem behandelt worden. Eingeschlossen wurden hormonsensitive Patienten mit bis zu 5 befallenen Lymphknoten, sowohl pelviner (N1), als auch extrapelviner (M1a) Lokalisation. Primärer Endpunkt der Studie war das Metastasen-freie Überleben (MFS), definiert als Zeit zu einer bildgebend nachweisbaren neuen Metastase, unabhängig von der Lokalisation.

Insgesamt scheint die Metastasen-gerichtete Therapie in dieser Studie effizient gewesen zu sein. Nach einer medianen Nachbeobachtungszeit von 33 Monaten waren 352 (68 %) der 506 Patienten noch krankheitsfrei. Die überwiegende Mehrzahl der Rezidive (171 von 251) trat wieder in Lymphknoten auf, wobei der Großteil dieser „lokoregionären" Rezidive pelvin lokalisiert war. Es ist daher wenig überraschend, dass die Gruppe der Patienten mit Einschluss elektiver Lymphknotenregionen hinsichtlich des Endpunkts MFS signifikant überlegen war. Das 3-Jahres-Metastasenfreie Überleben lag in der SBRT-Gruppe bei 68 % (95 %CI 61–73) und in der Gruppe der Patienten mit elektiver Lymphknotenbestrahlung um 9 % höher bei insgesamt 77 % (95 %CI 69–82). Der Unterschied war mit p = 0,01 signifikant, auch wenn sich die Konfidenzintervalle zwischen beiden Gruppen leicht überlappen.

Betrachtet man nur die nicht-lymphogenen, viszeralen und ossären Metastasen, besteht zwischen beiden Gruppen kein Unterschied. Auch hinsichtlich des Überlebens gibt es bei einer medianen Nachbeobachtungszeit von 36 Monaten keine signifikanten Unterschiede zwischen beiden Gruppen. Im Gegenteil war die relative Sterblichkeit in der Gruppe der Patienten mit ENRT sogar etwas höher. In dieser Gruppe starben 19 von 197 Patienten, in der SBRT-Gruppe 16 von 309 Patienten, ohne dass diese Unterschiede statistische Signifikanz erreicht hätten. Gleich war auch die Rate des Kastrationsresistenten Prostatakrebs-freien Überlebens. (88 % [95 %CI 84–93] nach SBRT und 87 % [95 %CI 81–92] nach ENRT, p = 0,5).

Signifikant schlechter war die Gruppe der Patienten mit ENRT bezüglich der Spättoxizität mit 16 % Nebenwirkungen Grad 1 bis 3 versus 5 % in der SBRT-Gruppe – inklusive 8 % Grad-III- und 2 % Grad-IV-Nebenwirkungen gegenüber nur 1 % Grad-III-Nebenwirkungen in der SBRT-Gruppe (p < 0,01). Die Autoren ziehen aus diesen Ergebnissen den Schluss, dass die ENRT in dieser Konstellation der SBRT der befallenen Lymphknoten überlegen zu sein scheint, betonen aber gleichzeitig, dass diese Schlussfolgerung momentan nur zur Hypothesenbildung für künftige Studien taugt.

In der Tat ist eine grundsätzliche Empfehlung für die ENRT bei allen Patienten mit lymphogen oligometastasierten Prostatakarzinomen auf der Basis der geschilderten Daten problematisch. Denn nicht nur einige inhärente Schwächen der vorliegenden nicht-randomisierten Studie, sondern auch an einige grundsätzliche Überlegungen zur Behandlung von Oligo-Lymphknotenmetastasen beim Prostatakarzinom sprechen für eine differenzierterer Betrachtung.

Eine inhärente Schwäche der Studie ist die lange „Rekrutierungszeit" von immerhin 13 Jahren, bei einer vergleichsweise kurzen medianen Nachbeobachtungszeit von 36 Monaten. Das und die Tatsache, dass bei immerhin 15 beteiligten Zentren praktisch keine Vorgaben zur Bestrahlungstechnik gemacht wurden, führt dazu, dass die Bestrahlung in beiden Gruppen vermutlich sehr heterogen durchgeführt wurde. Leider werden in der Publikation keine detaillierten Angaben zu Dosis und Zielvolumenkonzepten in beiden „Armen" gemacht. Die Definition der SBRT war jedenfalls sehr weit gefasst und ließ Einzeldosen von 5 Gy und bis zu 10 Fraktionen zu. Informationen über die tatsächliche BED im Zielvolumen in den Gruppen gibt es keine. Es wird in der Publikation der Arbeit auch nicht differenziert zwischen einem echten „in field" Lokalrezidiv und einen lokoregionären Lymphknotenrezidiv ex field, so dass schwer zu beurteilen ist, ob die Ergebnisse der SBRT hinsichtlich Lokaler Kontrolle gleichwertig zu Ergebnissen modernerer SBRT-Studien sind.

Gleichzeitig überrascht die gute Lokale Kontrolle in der ENRT-Gruppe. Denn in der Regel ist die definitive lokale „in field"-Kontrolle bei üblichen Zielvolumen-Dosen zwischen 60 und 68 Gy in konventioneller Fraktionierung deutlich schlechter als bei adäquater SBRT-Dosis. Es mag also sein, dass bei längerer Nachbeobachtungszeit die Ergebnisse der ENRT durch weitere „in field-Rezidive" noch kompromittiert werden – auch vor dem Hintergrund der Tatsache, dass in dieser Gruppe immerhin fast ⅔ der Patienten nach ENRT noch eine AHT erhalten hatten. Diese Dysbalance ist eine zweite wesentliche Schwäche der Studie.

Auch wenn Angaben zum initialen Gleason-Score fehlen, sind beide Gruppen hinsichtlich vieler potentieller Risikofaktoren gut balanciert. Aber ausgerechnet bei einem so wichtigen Aspekt wie der zusätzlichen antihormonellen Therapie besteht ein deutliches Ungleichgewicht zwischen beiden Gruppen. Auch wenn die Dauer der Gabe auf ein Jahr begrenzt wurde, ist die Zahl der Patienten, die zusätzliche AHT erhielten, in der ENRT-Gruppe signifikant größer. In der Gruppe der Patienten mit SBRT erhielten nur 23 % der Patienten eine AHT, in der ENRT-Gruppe immerhin 60 %!

Neben diesen methodischen Problemen gibt es auch einige grundsätzliche Überlegungen, die für die Frage, welche Art der Bestrahlung die bessere Strategie darstellt, von Bedeutung sind. Die wichtigste Frage betrifft das Problem des geeigneten Endpunktes. Bei immerhin 78 % (n = 201) der Patienten dieser Studie manifestierte sich der Rückfall erneut in einem Befall von weniger als fünf Läsionen. Bei allen diesen Patienten wäre also eine Salvage-Therapie mittels SBRT (unter Umständen auch eine ENRT) selbst nach den initialen Einschlusskriterien der Studie möglich. Ob in dieser Konstellation das primäre MFS-Überleben wirklich einen für den Patienten relevanten Endpunkt und ein valides Surrogat für das Gesamtüberleben dargestellt, ist unklar. Möglicherweise wären andere Endpunkte, die lokale Salvage-Optionen inkludieren und die dabei die Systemtherapie-freie-Zeit berücksichtigen, klinisch bedeutsamer.

Die zweite grundsätzliche Überlegung betrifft das Problem der Patientenselektion. Es ist wahrscheinlich, dass sich in dem heterogenen Kollektiv der Studie Patienten verbergen, die mit ENRT besser bedient sind als mit der SBRT – und umgekehrt. Der Benefit für die ENRT speist sich in diesen Studien aus einer einzigen Subgruppe, nämlich aus den Patienten mit nur einem befallenen Lymphknoten. Vorrangig handelt es sich in dieser Gruppe um Patienten mit pelviner Lokalisation. Bei der Subgruppenanalyse der Patienten mit mehr als einem Zielvolumen waren beiden Verfahren – wie erwähnt – gleichwertig. Prinzipiell interessant wäre auch eine gesonderte Betrachtung der Gruppe der Patienten mit extrapelvinen (M1a) Lymphknotenmetastasen. Hier sind nicht nur die „adjuvanten" Zielvolumen weit schlechter definiert als im Becken, möglicherweise repräsentiert diese Subgruppe auch eher die „echten" metachronen Oligometastasen, während Lymphknotenmetastasen im Becken – zumindest bei kurzem Krankheits-freiem Intervall – so etwas wie eine „verzögerte Manifestation einer lokoregionären Erkrankung" darstellen könnten und analog zur Situation bei den Patienten mit cN+/pN+ behandelt werden sollten.

Interessant wäre auch die Frage, ob der Benefit für die ENRT bei solitären pelvinen Lymphknotenmetastasen auch bei den Patienten zu beobachten ist, bei denen aufgrund von Vorbestrahlung die sonst üblichen adjuvanten Bestrahlungsfelder im Becken verkleinert werden müssen.

Solange solche Fragen nicht geklärt sind, wäre es voreilig, die ENRT bei oligo-rekurrenten Lymphknotenmetastasen zum Standard zu erheben. Ohne breitere Datengrundlage sollte die Entscheidung momentan im Einzelfall unter Berücksichtigung aller genannter Aspekte getroffen werden. Die adäquate Patientenselektion für die SBRT oder ENRT ist ein Problem. Das zeigt auch eine entsprechende aktuelle Umfrage von Panje et al. [51]. Die Mehrzahl der in dieser Studie befragten Experten bezogen mehrere weitere Parameter, wie das PSA-Niveau, die PSA-Verdopplungszeit und die Dauer des Krankheits-freien Intervalls als Surrogat-Parameter, in ihre Entscheidungsfindung mit ein. Ein Drittel der befragten Zentren zog auch Kriterien wie das initiale T-Stadium, den initiale Gleason-Score und den initialen PSA-Wert mit in Betracht, Faktoren, die in der Studie von De Bleeser et al. nicht berücksichtigt worden waren. Dass die Höhe und Dynamik der PSA-Werte ein Rolle spielen, das zeigen unter anderem Studien wie die von Tran et al., die beobachtet haben, dass Patienten mit 5 oder weniger Lymphknotenmetastasen selbst mit ENRT und AHT einer deutlich schlechteres PFS haben (36,8 % vs. 63,6 %), wenn die PSA-Verdopplungszeit vor Therapie kürzer als 3 Monate war [52]. Viele Zentren, die im Rahmen der Arbeit von Panje befragt wurden, indizierten die erst ENRT erst, wenn mehrere Risikofaktoren bei einem Patienten zusammenkamen.

Eine Alternative zu dieser schwierigen Entscheidung wäre unter Umständen, z. B. bei Risikopatienten – auch eine Kombination aus beiden Verfahren, ein interessanter Aspekt, der in künftigen Studien untersucht werden sollte.

Genauso so unklar, wie die Frage nach der optimalen Bestrahlungsstrategie, ist die Frage ob und wenn ja wie lange, eine Metastasen-gerichtete Bestrahlung in dieser Konstellation mit einer adjuvanten AHT kombiniert werden sollte. Momentan ist die Rolle der AHT in dieser Situation nicht definiert. Die vorliegende Daten liefern bestenfalls indirekte Hinweise: Studien, wie der TOAD-Trial, kommen zu dem Schluss, dass Patienten mit biochemischem Rezidiv von einem möglichst frühen Beginn einer AHT profitieren [53]. In Leitlinien der EAU wird aber auch ein verzögerter Beginn einer AHT bei informierten Patienten mit biochemischen Rezidiv explizit als Option diskutiert [54]. Auf der anderen Seite gibt es Daten, zum Beispiel aus der GETUG-16-Studie, die zeigen, dass eine AHT zur Bestrahlung das PFS und MFS verbessern kann [55]. Inwieweit sich die Kombination in ein verbessertes Überleben übersetzt, ist aber unklar. In diesem Zusammenhang sollte allerdings darauf hingewiesen werden, dass eine nicht unwesentliche Motivation für die Bestrahlung bei vielen Patienten in dieser Situation darin besteht, den Beginn einer AHT – auch aus Gründen der Lebensqualität – so weit wie möglich hinauszuschieben. Die Umfrage von Panje et al. (2019) spiegelt auch diese indifferente Situation wider. Von den befragten Zentren empfehlen 57 % eine zusätzliche AHT für 6 Monate, 7 % für 9 Monate, 21 % nur beim Vorliegen von Risikofaktoren – dann zwischen 6 und 24 Monaten – und 29 % der Zentren empfehlen vor allem in Kombination mit der SBRT gar keine AHT.

Weitere Studien zur Kombination von Bestrahlung und AHT bei oligometasta-sierten Prostatakarzinom-Patienten sind also dringend notwendig. Künftige Studien sollten sich (auch) auf die Identifikation klinischer oder molekularer Marker fokus-sieren, die eine gezieltere Selektion der Patienten ermöglichen könnten. Ein weiterer interessanter Aspekt wäre auch hier eine Integration von systemischen immunmodu-latorischen Konzepten und der lokal ablativen Bestrahlung, wenn entsprechende Substanzen für die Behandlung von Prostata-Karzinomen zur Verfügung stehen. Eine ganze Reihe entsprechender Studien wurden bereist initiiert (eine aktuelle Übersicht dazu findet sich in Foster et al. 2019).

Referenzen

[1] Leong SP, Zuber M, Ferris RL, et al. Impact of nodal status and tumour burden in sentinel nodes on the clinical outcomes of cancer patients. J Surg Oncol. 2011;103:518–530.

[2] Benedict SH, et al. Stereotactic body radiation therapy: The report of TG101. Med Phys. 2010;37 (8):4078–4101.

[3] Choi CW, Cho CK, Yoo SY, et al. Kim Image-guided stereotactic body radiation therapy in pa-tients with isolated para-aortic lymph node metastases from uterine cervical and corpus cancer. Int J Radiat Oncol Biol Phys. 2009;74(1):147–53.

[4] Conde MAJ, Lopez GJR, Macias VA, et al. Spanish Society of Radiation Oncology clinical guideli-nes for stereotactic body radiation therapy in lymph node oligometastases. Clin Transl Oncol. 2016;18:342–351.

[5] Kim MS, Yoo SY, Cho CK, et al. Stereotactic body radiotherapy for isolated para-aortic lymph node recurrence after curative resection in gastric cancer. J Korean Med Sci. 2009; 24: 488–92.

[6] Kim MS, Choi C, Yoo S, et al. Stereotactic body radiation therapy in patients with pelvic recur-rence from rectal carcinoma. Jpn J Clin Oncol. 2008;38:695–700.

[7] Bignardi M, Navarria P, Mancosu P, et al. Clinical outcome of hypofractionated stereotactic radio-therapy for abdominal lymph node metastases. Int J Radiat Oncol Biol Phys. 2011;81(3):831–8.

[8] Jereczek-Fossa BA, Piperno G, Ronchi S, et al. Linac-based stereotactic body radiotherapy for oligometastatic patients with single abdominal lymph node recurrent cancer. Am J Clin Oncol. 2014;37(3):227–33.

[9] Bonomo P, Cipressi S, Saieva C, et al. Clinical outcome of stereotactic body radiotherapy for abdominal lymph node metastases. Tumori. 2013;99(5):611–6.

[10] Park HJ, Chang AR, Seo Y, et al. Stereotactic Body Radiotherapy for Recurrent or Oligometastatic Uterine Cervix Cancer: A Cooperative Study of the Korean Radiation Oncology Group (KROG 14–11). Anticancer Res. 2015;35(9):5103–10.

[11] Franceschini D, De Rose F, Fogliata A, et al. Volumetric modulated arc therapy for thoracic node metastases: a safe and effective treatment for a neglected disease. Oncotarget. 2016;7 (33):53321–53329.

[12] Jereczek-Fossa BA, Muto M, Durante S, et al. Stereotactic body radiation therapy for mediastinal lymph node metastases: how do we fly in a 'no-fly zone'? Acta Oncol. 2018;57(11):1532–1539.

[13] Loi M, Frelinghuysen M, Klass ND, et al. Locoregional control and survival after lymph node SBRT in oligometastatic disease. Clin Exp Metastasis. 2018;35(7):625–633.

[14] Salama JK, Hasselle MD, Chmura SJ, et al. Stereotactic body radiotherapy for multisite extracranial oligometastases: fi nal report of a dose escalation trial in patients with 1 to 5 sites of metastatic disease. Cancer. 2011;118:2962–70.

[15] Wang HH, Zaorsky NG, Meng MB, e al. Stereotactic radiation therapy for oligometastases or oligorecurrence within mediastinal lymph nodes. Oncotarget. 2016;7(14):18135–18145.

[16] De Bleser E, Tran PT, Ost P. Radiotherapy as metastasis-directed therapy for oligometastatic prostate cancer. Curr Opin Urol. 2017;27(6):587–595.

[17] Withers HR, Lee SP. Modeling growth kinetics and statistical distribution of oligometastases. Semin Radiat Oncol. 2006;16:111–19.

[18] Foster CC, Weichselbaum RR, Pitroda SP. Oligometastatic Prostate Cancer: Reality or Figment of Imagination? Cancer. 2019;125:340–352.

[19] Gillessen S, Attard G, Beer TM, et al. Management of Patients with Advanced Prostate Cancer: The Report of the Advanced Prostate Cancer Consensus Conference APCCC 2017. Eur Urol. 2018;73(2):178–211.

[20] Ost P, Reynders D, Decaestecker K, et al. Surveillance or metastasis- directed therapy for oligometastatic prostate cancer recurrence: a prospective, randomized, multicenter phase II trial. J Clin Oncol. 2018;36:446–453.

[21] Triggiani L, Mazzola R, Magrini SM, et al. Metastasis-directed stereotactic radiotherapy for oligoprogressive castration-resistant prostate cancer: a multicenter study. World J Urol. 2019;37 (12):2631–2637.

[22] Nicosia L, Franzese C, Mazzola R, et al. Recurrence pattern of stereotactic body radiotherapy in oligometastatic prostate cancer: a multi-institutional analysis. Strahlenther Onkol. 2020;196 (3):213–221.

[23] Franzese C, Zucali PA, Di Brina L, et al. The efficacy of stereotactic body radiation therapy and impact of systemic treatments in oligometastatic patients from prostate cancer. Cancer Med. 2018;7:4379–4386.

[24] Cysouw M, Bouman-Wammes E, Hoekstra O, et al. Prognostic value of [18 F]-fluoromethylcholine positron emission tomography/ computed tomography before stereotactic body radiation therapy for oligometastatic prostate cancer. Int J Radiat Biol Oncol Phys. 2018;101:406–410.

[25] Kneebone A, Hruby G, Ainsworth H, et al. Stereotactic Body Radiotherapy for Oligometastatic Prostate Cancer Detected via Prostate-specific Membrane Antigen Positron Emission Tomography Eur Urol Oncol. 2018;1(6):531–537.

[26] Franzese C, Zucali PA, Di Brina L, et al. The efficacy of stereotactic body radiation therapy and impact of systemic treatments in oligometastatic patients from prostate cancer. Cancer Med. 2018;7:4379–4386.

[27] Bouman-Wammes EW, van Dodewaard-De Jong JM, Dahele M, et al. Benefits of using stereotactic body radiotherapy in patients with metachronous oligometastases of hormone-sensitive prostate cancer detected by [18 F]fluoromethylcholine PET/CT. Clin Genitourin Cancer. 2017;15: e773-e782.

[28] Triggiani L, Alongi F, Buglion M, et al. Efficacy of stereotactic body radiotherapy in oligorecurrent and in oligoprogressive prostate cancer: new evidence from a multicentric study. Br J Cancer. 2017;116:1520–1525.

[29] Ingrosso G, Trippa F, Maranzano E, et al. Stereotactic body radiotherapy in oligometastatic prostate cancer patients with isolated lymph nodes involvement: a 2-institution experience. World J Urol. 2017;35:45–49.

[30] Ost P, Jereczek-Fossa BA, Van As N, et al. Pattern of progression after stereotactic body radiotherapy for oligometastatic prostate cancer nodal recurrences. Clin Oncol (R Coll Radiol). 2016;28: e115-e120.

[31] Muldermans JL, Romak LB, Kwon ED, Park SS, Olivier KR. Stereotactic body radiation therapy for oligometastatic prostate cancer. Int J Radiat Oncol Biol Phys. 2016;95:696–702.

[32] Pasqualetti F, Panichi M, Sainato A, et al. F[18]Choline PET/CT and stereotactic body radiotherapy on treatment decision making of oligometastatic prostate cancer patients: preliminary results serial online. Radiat Oncol. 2016;11:9.

[33] Ost P, Jereczek-Fossa BA, As NV, et al. Progression-free survival following stereotactic body radiotherapy for oligometastatic prostate cancer treatment-naive recurrence: a multi-institutional analysis. Eur Urol. 2016;69:9–12.

[34] Napieralska A, Miszczyk L, Stapor-Fudzinska M. CyberKnife Stereotactic Ablative Radiotherapy as an Option of Treatment for Patients With Prostate Cancer Having Oligometastatic Lymph Nodes: Single-Center Study Outcome Evaluation. Technology in Cancer Research & Treatment. 2016;15(5):661–673.

[35] Azzam G, Lanciano R, Arrigo S, et al. SBRT: an opportunity to improve quality of life for oligometastatic prostate cancer Front Oncol. 2015;5:101.

[36] Ponti E, Ingrosso G, Carosi A, et al. Salvage stereotactic body radiotherapy for patients with prostate cancer with isolated lymph node metastasis: a single-center experience. Clin Genitourin Cancer. 2015;13:e279-e284.

[37] Detti B , Bonomo P, Masi L, et al. Stereotactic radiotherapy for isolated nodal recurrence of prostate cancer. World J Urol. 2015;33(8):1197–203.

[38] Decaestecker K, De Meerleer G, Lambert B, et al. Repeated stereotactic body radiotherapy for oligometastatic prostate cancer recurrence Radiat Oncol. 2014;12:135.

[39] Berkovic P, De Meerleer G, Delrue L, et al. Salvage stereotactic body radiotherapy for patients with limited prostate cancer metastases: deferring androgen deprivation therapy. Clin Genitourin Cancer. 2013;11:27–32.

[40] Casamassima F, Masi L, Menichelli C, et al. Efficacy of eradicative radiotherapy for limited nodal metastases detected with choline PET scan in prostate cancer patients. Tumori. 2011;97:49–55.

[41] Corey C. Foster, Ralph R. Weichselbaum, Sean P. Pitroda. Oligometastatic Prostate Cancer: Reality or Figment of Imagination? Cancer. 2019;125:340–352.

[42] Ponti E, Lancia A, Ost P, et al. Exploring All Avenues for Radiotherapy in Oligorecurrent Prostate Cancer Disease Limited to Lymph Nodes: A Systematic Review of the Role of Stereotactic Body Radiotherapy. Eur Urol Focus. 2017;3(6):538–544.

[43] Cosset JM, Chargari C, Crehange G. Which (alpha/beta) ratio for prostate cancer in 2019? Cancer Radiother. 2019;23(4):342–345.

[44] Ost, P, et al. Progression-free Survival Following Stereotactic Body Radiotherapy for Oligometastatic Prostate Cancer Treatmentnaive Recurrence: A Multi-institutional Analysis. Eur Urol. 2016;69(1):9–12.

[45] Kneebone A, Hruby G, Ainsworth H,et al. Stereotactic Body Radiotherapy for Oligometastatic Prostate Cancer Detected via Prostate-specific Membrane Antigen Positron Emission Tomography. Eur Urol Oncol. 2018;1(6):531–537.

[46] Franzese C, Fogliata A, Comito T, et al. Stereotactic/ hypofractionated body radiation therapy as an effective treatment for lymph node metastases from colorectal cancer: an institutional retrospective Analysis. Br J Radiol. 2017;90(1079):20170422.

[47] Nicosia L, Franzese C, Mazzola R, et al. Recurrence pattern of stereotactic body radiotherapy in oligometastatic prostate cancer: a multi-institutional analysis. Strahlenther Onkol. 2020;196 (3):213–221.

[48] Ost P, Reynders D, Decaestecker K, et al. Surveillance or Metastasis-Directed Therapy for Oligometastatic Prostate Cancer Recurrence: A Prospective, Randomized, Multicenter Phase II Trial. J Clin Oncol. 2018;36(5):446–453.

[49] Phillips R, Lim SJ, Shi WY et al. Primary outcomes of a phase II randomized trial of Observation versus stereotactic ablative Radiation for OLigometastatic prostate CancEr (ORIOLE). CT 01 – Clinical Trials Session, LBA 2, ASTRO-Kongress 2019, Chicago

[50] Lépinoy A, Silva YE, Martin E, et al. Salvage extended field or involved field nodal irradiation in 18F-fluorocholine PET/CT oligorecurrent nodal failures from prostate cancer. Eur J Nucl Med Mol Imaging. 2019;46(1):40–48.

[51] Panje C, Zilli T, Dal Pra A, et al. Radiotherapy for pelvic nodal recurrences after radical prostatectomy: patient selection in clinical practice. Radiation Oncology. 2019;14:177.

[52] Tran S, Jorcano S, Falco T, et al. Oligorecurrent nodal prostate Cancer: long-term results of an elective nodal irradiation approach. Am J Clin Oncol. 2018;41:960–2.

[53] Duchesne GM, Woo HH, Bassett JK, et al. Timing of androgen-deprivation therapy in patients with prostate cancer with a rising PSA (TROG 03.06 and VCOG PR 01–03 [TOAD]): a randomised, multicentre, non-blinded, phase 3 trial. Lancet Oncol. 2016;17(6):727–737.

[54] Mottet N, Bellmunt J, Bolla M, et al. EAU-ESTRO-SIOG guidelines on prostate Cancer. Part 1: screening, diagnosis, and local treatment with curative intent. Eur Urol. 2017;71:618–29.

[55] Carrie C, Hasbini A, de Laroche G, et al. Salvage radiotherapy with or without short-term hormone therapy for rising prostate-specific antigen concentration after radical prostatectomy (GETUG-AFU 16): a randomised, multicentre, open-label phase 3 trial. Lancet Oncol. 2016 Jun;17(6):747–756.

3.4 Oligometastasierung: Lungenmetastasen

Eren Celik, Martin Kocher

3.4.1 Klinische Einführung

Die Lunge zählt zu den häufigsten Lokalisationen einer Fernmetastasierung durch extrapulmonale, solide Tumore. Schätzungsweise 30 % bis 50 % aller Tumorpatienten entwickeln im Verlauf ihrer Erkrankung Lungenmetastasen [1]. Überwiegend liegt ein hämatogenes Metastasierungsmuster vor, dabei befinden sich 80–90 % der Lungenmetastasen in peripher gelegenen Lungenbereichen und/oder subpleural und treten bevorzugt als multiple Lungenrundherde und, seltener auch als solitäre Rundherde auf.

Die Behandlung von Lungenmetastasen kann grundsätzlich systemisch, operativ oder strahlentherapeutisch erfolgen. Noch vor wenigen Jahrzehnten wurde eine Fernmetastasierung in die Lunge als fortgeschrittener palliativer Zustand aufgefasst, in dem die Anwendung von Lokaltherapien lediglich der Linderung von symptomatischen Beschwerden diente. In diesem Krankheitsstadium wurde die Durchführung einer Systemtherapie als einzige onkologische Behandlungsoption angesehen. Diese Vorgehensweise ist sicherlich auch heutzutage bei Vorliegen einer diffusen Fernmetastasierung (neben der palliativen Supportivbehandlung) in Erwägung zu ziehen.

Eine deutlich differenziertere Betrachtungsweise erfordert allerdings das Stadium der Oligometastasierung, das einen intermediären Zustand zwischen lokaler Erkrankung und diffuser Metastasierung beschreibt [2]. Im klinischen Alltag hat sich dabei als Kriterium das Vorhandensein von drei bis fünf Metastasen in ein bis zwei Organsystemen etabliert. Durch die Weiterentwicklung der onkologischen Therapiemöglichkeiten mit molekular gerichteten Systemtherapien, Immuntherapien, moderneren Bestrahlungstechniken und neuen Erkenntnissen zur Tumorbiologie, entstand ein tieferes Verständnis bezüglich der onkologischen Behandlung von Patienten mit Fernmetastasen. Zahlreiche, allerdings meist retrospektive Studien haben inzwischen aufgezeigt, dass Patienten mit einer limitierten Anzahl an Metastasen, die konsequent durch lokal ablative Verfahren wie Resektion oder Radiotherapie behandelt werden, eine deutlich bessere Gesamtprognose aufzeigen [3–5]. Bezüglich einer Lungenmetastasierung wurde hierüber zunächst in chirurgischen Fallserien berichtet [6,7].

In den letzten zwei Jahrzehnten entwickelte sich die SBRT als Behandlungsverfahren für primäre, lokal begrenzte Lungenkarzinome, die hinsichtlich des lokal ablativen Charakters inzwischen als gleichwertig zu betrachten ist (s. o.). Insbesondere bei funktionell inoperablen, älteren Patienten mit einem NSCLC im Frühstadium gilt die körperstereotaktische Bestrahlung inzwischen als erste Therapieoption [8]. Ausgehend von diesen Erkenntnissen wurde die SBRT in der Folge zunehmend auch bei Patienten im oligometastasierten Stadium angewandt.

Auch wenn es bisher keine prospektiven randomisierten Phase-III-Studien über die Wirksamkeit der SBRT im Vergleich zur Operation gibt, konnte bislang in retrospektiven Studien kein Nachteil bezüglich der lokalen Kontrolle oder des Gesamtüberlebens für die körperstereotaktische Bestrahlung aufgezeigt werden [9]. Die Entscheidung über die Art der ablativen Therapie bei der Behandlung von Lungenmetastasen sollte daher im Rahmen eines Tumorboards interdisziplinär getroffen werden und die vorliegende klinische Gesamtsituation berücksichtigen.

3.4.2 Anatomische Hinweise (Besonderheiten)

Die überwiegende Mehrheit der Lungenmetastasen ist in peripheren Lungenabschnitten und/oder subpleural lokalisiert. Die unkomplizierte Durchführbarkeit der SBRT gilt bei peripherer Metastasenlokalisation als gesichert.

Eine periphere Lokalisation liegt definitionsgemäß in einem Bereich außerhalb eines Radius von 2 cm bezogen auf den proximalen Bronchialbaum vor. Innerhalb dieses Radius spricht man von einer zentralen Lokalisation. Diese Einteilung bezog sich ursprünglich auf das inoperable NSCLC im UICC Stadium I. Ergänzt wurde diese Klassifikation um die Bezeichnung der ultrazentralen Lokalisation, insofern der Tumor unmittelbar der Trachea oder dem Hauptbronchus anliegt.

Aus strahlentherapeutischer Sicht ist bei mindestens als zentral eingestufter Lokalisation besondere Vorsicht geboten, da aufgrund der engen Lagebeziehung zum Hauptbronchus, zur Trachea, aber auch zum Herz und zum Ösophagus bei Anwendung von potenziell ablativen Strahlendosen ein erhöhtes Nebenwirkungsrisiko besteht. Eine Anpassung von Dosiskonzepten und Berücksichtigung spezifischer Dosis-constraints sollte beachtet werden (s. Kap. 1.6.3).

Auch bei geplantem operativem Vorgehen ist die Lage der pulmonalen Metasta-sen nicht unbedeutend. So können zentral gelegene Raumforderungen eventuell eine Lobektomie oder Pneumektomie erfordern. Dies muss bei der interdisziplinären The-rapieentscheidung berücksichtigt werden, wenn die Entscheidung für die Metastas-ektomie mit einem erheblichen Lungengewebsverlust verbunden sein könnte.

3.4.3 Pathologie

Lungenmetastasen treten bei Vorliegen einer malignen Tumorerkrankung häufig auf, (s. Tab. 3.14). Die Metastasenausbreitung in die Lunge entwickelt sich überwiegend hämatogen und deutlich seltener lymphogen. In ausgewählten Autopsiestudien vari-iert die Inzidenz von pulmonalen Metastasen in Abhängigkeit vom Primärtumor, zwi-schen 40 und 80 % [10,11]. Der Anteil eines solitären Befalls beträgt dabei circa 20 %.

Malignome der Brustdrüse, des Kolons und Rektums, sowie der Niere metastasie-ren sehr häufig in die Lunge. Weichteil- und Osteosarkome, aber auch Hodentumore metastasieren zudem oft ausschließlich in die Lunge [12].

Obwohl Größe und Verteilung der pulmonalen Metastasen selten Rückschlüsse auf die vorliegende Tumorentität zulassen, sind einige Muster als charakteristisch für gewisse Primärtumoren zu betrachten. So ist beispielsweise eine disseminierte, miliare Aussaat der Lunge am häufigsten beim medullären Karzinom der Schilddrüse zu beobachten. Größere, singuläre Metastasen treten oft bei Vorliegen eines Mali-gnen Melanoms oder Weichgewebssarkomen auf. Kalzifizierte Lungenmetastasen können bei Osteosarkomen und auch Adenokarzinommetastasen beobachtet wer-den. Kalzifikationen treten auch im Anschluss an eine Strahlen- oder Chemotherapie auf [13,14].

Radiologisch imponieren die pulmonalen Metastasen von primär extrapulmona-len Tumoren überwiegend als solide, meist peripher oder subpleural gelegene Nodu-li. Hiervon abzugrenzen ist die Lymphangiosis carcinomatosa, die eine diffuse Infil-tration des pulmonalen Lymphgefäßsystems durch maligne Zellen darstellt. Circa 6–8 % aller metastatischen Lungenabsiedlungen betreffen das lymphatische System [15]. Eine sinnvolle Lokaltherapie ist bei diesem Befallsmuster nicht mehr möglich. Trotz infauster Prognose mit einem Gesamtüberleben von 10–20 % nach 6 Monaten kann, je nach vorliegender Tumorentität, eine systemische Therapie in Kombination mit symptomorientierten Palliativmaßnahmen durchgeführt werden.

Tab. 3.14: Relative Häufigkeit von Lungenmetastasen modifiziert nach Colby et al. [10].

Primärtumor	Lungenmetastasen in den Autopsiebefunden (%)	Lungenmetastasen klinisch diagnostiziert (%)
Osteosarkom	75	15
Hodentumoren	80	12
Nierenzellkarzinom	75	30
Mammakarzinom	60	5
Kolorektales Karzinom	40	5

3.4.4 Klinische Symptomatik und Diagnostik

Die Mehrheit der Lungenmetastasen ist asymptomatisch. Die meisten Metastasen werden zufällig bei den initialen Staging-Untersuchungen einer Tumorerkrankung oder durch routinemäßige radiologische Untersuchungen und dann typischerweise in der Thorax-Computertomographie (CT) erkannt. Symptome wie Husten, Schmerzen oder Hämoptysen können bei Patienten mit hilärer Beteiligung auftreten, insbesondere wenn die Metastasen an die Bronchien angrenzen oder diese infiltrieren. In seltenen Fällen kommt es bei Patienten mit peripheren Metastasen zu einem spontanen Pneumothorax aufgrund einer Affektion der viszeralen Pleura. Zudem kann eine Belastungsdyspnoe bei hoher pulmonaler Tumorlast oder vorliegender Lymphangiosis carcinomatosa auftreten.

Bei Vorliegen einer Tumorerkrankung sind neu aufgetretene Lungenrundherde als suspekt einzustufen, die abgeklärt oder engmaschig verlaufskontrolliert werden sollten. Der Goldstandard für die diagnostische Abklärung ist die kontrastmittelverstärkte Spiral-Computertomographie mit einer Schichtdicke von 3–5 mm, um eine möglichst exakte Aussage bezüglich Anzahl und Größe der pulmonalen Raumforderungen treffen zu können. In Abhängigkeit von der zu stellenden Behandlungsindikation empfiehlt es sich, ein Staging mittels PET-CT durchführen zu lassen. Diese sollte insbesondere im Vorfeld von lokal ablativen Behandlungsansätzen mittels SBRT oder Resektion durchgeführt werden, um extrapulmonale Metastasen sowie einen lokoregionären Lymphknotenbefall auszuschließen und eine adäquate Patientenselektion sicherzustellen. Bei solitären, peripheren Rundherden kann zur histopathologischen Sicherung eine CT-gesteuerte Biopsie erfolgen. Bei endobronchial nicht zugänglichen Befunden besteht zudem alternativ die Möglichkeit zur Durchführung einer Video-assistierten Thoraxchirurgie (VATS).

3.4.5 (Management) Therapiealternativen

3.4.5.1 Wait and watch
Die Entscheidung über die lokal ablative Behandlung von Lungenmetastasen sollte stets in einem interdisziplinären Tumorboard erfolgen. Grundsätzlich kann ein abwartendes Beobachten in Frage kommen, insofern sich aus der vorgesehenen medikamentösen Therapie mindestens eine Kontrolle des Metastasierungsprozesses erwarten lässt oder der Patient keine lokal ablativen Behandlungsverfahren wünscht. Durch das inzwischen breite Spektrum an Optionen für die spezifische Systemtherapie, von der klassischen Chemotherapie bis hin zu neuen Immuntherapeutika, lässt sich hier keine allgemeingültige Aussage treffen. Die Entscheidung über die entsprechende Systemtherapie sollte vom behandelnden Onkologen abhängig vom zugrundeliegenden soliden Primärtumor und Metastasierungsmuster getroffen werden. Es sollte jedoch berücksichtigt werden, dass bei bereits kontrolliertem Primarius sowie Vorliegen einer solitären Lungenmetastase durch eine lokal ablative Therapie dem Patienten eine Systemtherapie temporär erspart werden kann. Unter Durchführung engmaschiger Kontrollen wäre diese dann erst bei einem erneuten Progress oder Rezidiv notwendig.

3.4.5.2 Operation
Die ersten größeren Serien zur chirurgischen Resektion von Lungenmetastasen sind bereits über 50 Jahre alt. Thomford definierte bereits 1965 Kriterien, die vor der operativen Indikationsstellung geprüft werden sollten und bis heute Gültigkeit behalten haben [16]:
– Kontrolle des Primärtumors
– Ausschluss einer disseminierten extrathorakalen Metastasierung
– funktionelle Operabilität unter Berücksichtigung des Operationsrisikos
– technische Resektabilität.

In Abwesenheit von randomisierten prospektiven Studien zum Stellenwert der pulmonalen Metastasektomie wurde 1991 *das International Registry of Lung Metastases* gegründet, um eine entsprechende Evaluation der bestehenden Daten zur Lungenmetastasenresektion vornehmen zu können. Im Jahr 1997 erfolgte die erste Publikation mit Langzeitergebnissen von über 5000 Patienten nach operativer Resektion von pulmonalen Filiae [17]. Dabei wurde die günstigste Prognose bezüglich des 5-Jahres-Gesamtüberlebens bei Patienten mit folgenden Kriterien nachgewiesen:
– radikale R0-Resektion
– Vorliegen einer solitären Lungenmetastase
– Krankheitsfreies Intervall von über 3 Jahren nach Resektion des Primärtumors.

Bei fehlendem randomisiertem Vergleich mit einem nicht-operativen Kollektiv wurde der statistisch signifikante Unterschied im Hinblick auf das 5-Jahres-Überleben zwischen R0- und R1-Resektion (36 % vs. 15 %) als Bestätigung für den positiven Effekt der radikalen Resektion auf das Gesamtüberleben gewertet. In dem gleichen Patientenkollektiv konnte auch aufgezeigt werden, dass die Histologie des Primärtumors einen prognostisch günstigen Einfluss auf die Gesamtprognose hat. Signifikante Unterschiede lagen zum Beispiel hinsichtlich des 5-Jahres-Überlebens zwischen Keimzelltumoren (68 %) und Melanomen vor (21 %).

Auch wenn insbesondere das Vorliegen von solitären Lungenmetastasen mit einer günstigeren Prognose einhergeht, liegt bei multiplen Metastasen nicht unweigerlich eine Kontraindikation für eine operative Therapie vor. Das operative Vorgehen bei der Metastasenchirurgie ist meistens parenchymsparender als die entsprechenden bei Bronchialkarzinomen angewandten Operationsverfahren. Im Gegensatz zu den primären Lungentumoren kommen standardmäßig überwiegend atypische Wedge- und Segmentresektionen zum Einsatz.

3.4.5.3 Fraktionierte Strahlentherapie

Die normofraktionierte Strahlentherapie hat bei der kurativen Behandlung von einzelnen Lungenmetastasen in der gängigen Praxis keinen Stellenwert. In Analogie zu den Ergebnissen mehrerer Studien, die eine Dosis-Wirkungs-Beziehung beim NSCLC ausgewertet haben, ist eine zufriedenstellende lokale Tumorkontrolle erst bei einer biologisch effektiven Dosis (BED) über 100 Gy, die das PTV umschließt, zu erwarten [18,19]. Eine moderate Hypofraktionierung mit Einzeldosen bis zu 4 Gy kann im Rahmen einer palliativen Strahlenbehandlung bei Vorliegen von Dyspnoe durch Obstruktion oder Bronchuskompression durchgeführt werden [20].

3.4.5.4 Stereotaktische Bestrahlung (allgemein)

Nachdem die SBRT von inoperablen Bronchialkarzinomen im Frühstadium inzwischen als etabliert gilt (s. o.), wurde in der Folge basierend auf diesen Erfahrungen die stereotaktische Bestrahlung auch bei der Behandlung von oligometastatischen Erkrankungen von unterschiedlichsten Primärtumoren und Metastasenlokalisationen eingeführt.

Die SBRT von Lungenmetastasen unterscheidet sich in im Prinzip nicht von der Behandlung von lokal begrenzten Bronchialkarzinomen. Dies betrifft sowohl die robotische als auch die SBRT im Allgemeinen und umfasst Vorbereitung, Zielvolumendefinition und Dosiskonzepte inkl. Dosisconstraints (s. Kap. 1.6.).

3.4.6 Robotergeführte Radiochirurgie

Siehe Kap. 2.3.6.

3.4.6.1 Indikation

Die Indikationsstellung zur stereotaktischen Bestrahlung von Lungenmetastasen ergibt sich im Wesentlichen aus den bisherigen Erfahrungen mit anderen oligometastatischen Erkrankungen [21–23].

Eine Indikation kann gestellt werden bei:

- einem kontrollierten Primärtumor
- Ausschluss einer disseminierten extrathorakalen Metastasierung und Vorliegen von maximal drei bis fünf Metastasen in ein bis zwei Organsystemen
- Tumordurchmesser von maximal 5 cm und optimalerweise nicht mehr als 3 Lungenmetastasen. Die stereotaktische Bestrahlung von größeren Metastasen oder Anzahl gilt jedoch nicht als strenge Kontraindikation. Zu beachten ist jedoch, dass beide Faktoren mit einer signifikant schlechteren Prognose einhergehen [3,24,25]

Bei Vorliegen von endobronchialen Metastasen oder unmittelbarer Nähe zum Hauptbronchus sollte bei der Wahl des Dosis- und Fraktionierungskonzeptes auf die Einhaltung der entsprechenden Dosisconstraints geachtet werden, da ansonsten ein erhöhtes Toxizitätsprofil zu erwarten ist [26].

3.4.6.2 Vorbereitung und Zielvolumendefinition

Siehe Kap. 2.3.6.2.

3.4.6.3 Dosiskonzeption und Dosisconstraints

Siehe Kap. 2.3.6.3.

Eine exzellente Lokalkontrolle bei einer BED über 100 Gy gilt für Bronchialkarzinome als gesichert und kann auch auf die stereotaktische Bestrahlung von Lungenmetastasen übertragen werden. In einer multi-institutionellen Datenbankanalyse mit fast 800 Patienten konnte kein statistisch signifikanter Unterschied zwischen der Dosis-Wirkungs-Beziehung von primären Lungentumoren und Lungenmetastasen festgestellt werden [27]. Die in Kap. 1.6.3 tabellarisch dargestellten Dosiskonzepte lassen sich somit auch bei der stereotaktischen Bestrahlung von pulmonalen Metastasen anwenden. Gleiches gilt für die entsprechenden Dosisconstraints. Laut der „UK Consensus on Normal Tissue Dose Constraints for Stereotactic Radiotherapy"-Leitlinie sollte bei der Bestrahlung von mehr als einer Lungenmetastase folgendes berücksichtigt werden [28]:

- die Bestrahlung sollte an unterschiedlichen Tagen und mit der gleichen Dosis und Fraktionierung erfolgen
- wenn sehr kleine Metastasen vorliegen, die in einem Zielvolumen zusammengefasst werden können und die V20 Gy für die Gesamtlunge nicht über 10 % liegt, kann die Bestrahlung auch am gleichen Tag durchgeführt werden

- als optimal wird eine V_{20Gy} für die Lunge von < 12,5 % betrachtet, als akzeptabel gilt ein Wert von V_{20Gy} < 15 % bei der Bestrahlung von zwei bis drei Metastasen
- in ausgewählten Fällen kann eine $V_{20\,Gy}$ < 20 % akzeptiert werden, insofern eine gute Lungenfunktion vorliegt

3.4.6.4 Ergebnisse

In Tab. 3.15 sind die verwendeten Dosierungsschemata und die Therapieergebnisse der robotischen stereotaktischen Bestrahlung von Patienten mit Lungenmetastasen dargestellt. Zudem wurden die Toxizitäten (soweit ausgewertet) angegeben. Für die Zusammenstellung wurden vor allem Serien berücksichtigt, in denen ausschließlich Lungenmetastasen behandelt wurden.

Tab. 3.15: Zusammenstellung von Therapieergebnissen der robotischen stereotaktischen Bestrahlung von Patienten mit Lungenmetastasen.

Autor	N	Dosis/ Fraktionen	Lokale Kontrolle	ÜL	Toxizität
Ricco [29] (2017)	447	48–54 Gy/3–5	80 % (1 J.) 59 % (3 J.)	74 % (1 J.)	nicht erhoben
Wang [30] (2015)	95	30–60 Gy/1–5	91 % (2 J.)	61 % (2 J.)	G1 Fatigue (29 %) asympt. Pneumonitis (25 %) G3 Strahlenpneumonie (3,2 %)
Davis [31] (2015)	66	16–60 Gy/1–5	69 % (2 J.)	49 % (2 J.)	keine Grad 3 akute o. späte Tox.
Baumann [32] (2016)	39	50 Gy/4–5	94 % (1 J.) 86 % (2 J.)	76 % (1 J.) 43 % (2 J.)	Grad 2 Rippenfraktur 1/39 thorakale Schmerzen 2/39 keine weiteren Grad 2 akute/ späte Tox.
Nuyttens [33] (2015)	30	60 Gy/3 60 Gy/5 56 Gy/7 30 Gy/1	79 % (1 J.) 75 % (2 J.)	63 % (2 J.) 38 % (4 J.)	5/30 G3 akute Tox. 3/30 G3 späte Tox. 3/30 Rippenfraktur

3.4.6.5 Take home message

Folgende Aspekte sollten bei Patienten mit Lungenmetastasen vor geplanter SBRT berücksichtigt werden:

– kontrollierter Primärtumor
– nicht mehr als 5 Metastasen in maximal 2 Organsystemen
– maximal 5 cm Durchmesser und nicht mehr als 3 Metastasen zur optimalen Lokalkontrolle
– größere Zielvolumina und Metastasenanzahl gehen mit einer signifikant schlechteren Gesamtprognose und lokalen Kontrolle einher
– bei mehreren Metastasen und bei zentral gelegenen Zielvolumina sind entsprechende Dosisconstraints zu berücksichtigen
– es scheint kein Unterschied zwischen der Dosis-Wirkungs-Beziehung von primären Lungentumoren und Lungenmetastasen vorzuliegen
– etablierte Dosiskonzepte für primäre Lungentumoren haben auch für Lungenmetastasen Gültigkeit

Referenzen

[1]   Xu L, Burke AP. Pulmonary oligometastases: histological features and difficulties in determining site of origin. Int J Surg Pathol. 2012;20(6):577–588.

[2]   Hellman S, Weichselbaum RR. Oligometastases. J Clin Oncol. 1995;13(1):8–10.

[3]   Milano MT, Katz AW, Zhang H, Okunieff P. Oligometastases treated with stereotactic body radiotherapy: long-term follow-up of prospective study. Int J Radiat Oncol Biol Phys. 2012;83(3):878–886.

[4]   Patel PR, Yoo DS, Niibe Y, Urbanic JJ, Salama JK. A call for the aggressive treatment of oligometastatic and oligo-recurrent non-small cell lung cancer. Pulm Med. 2012;2012:480961.

[5]   Rusthoven KE, Kavanagh BD, Burri SH, et al. Multi-institutional phase I/II trial of stereotactic body radiation therapy for lung metastases. J Clin Oncol. 2009;27(10):1579–1584.

[6]   Alexander J, Haight C. Pulmonary resection for solitary metastatic sarcomas and carcinomas. Surg Gynecol Obstet. 1947;85(2):129–146.

[7]   Casiraghi M, De Pas T, Maisonneuve P, et al. A 10-year single-center experience on 708 lung metastasectomies: the evidence of the "international registry of lung metastases". J Thorac Oncol. 2011;6(8):1373–1378.

[8]   Chang JY, Senan S, Paul MA, et al. Stereotactic ablative radiotherapy versus lobectomy for operable stage I non-small-cell lung cancer: a pooled analysis of two randomised trials. Lancet Oncol. 2015;16(6):630–637.

[9]   Yu W, Tang L, Lin F, et al. Stereotactic radiosurgery, a potential alternative treatment for pulmonary metastases from osteosarcoma. Int J Oncol. 2014;44(4):1091–1098.

[10] Colby TV, Koss KN, Travis WD. Tumors metastatic to the lung. Atlas of tumor pathology. Tumors of the lower respiratory tract. Vol Fasc 13: Armed Forces Institute of Pathology, Washington, DC; 1995:517–546.

[11] Willis RA. A review of 500 consecutive cancer necropsies. Med J Austr. 1941;28:258–265.

[12] Roth JA. Treatment of metastastic cancer to lung. In: DeVita H, Rosenberg, ed. Cancer principles and practice of oncology. Vol 2. 2nd ed: Lippincott, Philadelphia; 1985:2104–2117.

[13] Libshitz IL. Metastases to the thorax. In: Greene R MJ, ed. Syllabus: A Categorical Course in Diagnostic Chest Radiology: RSNA Publication, Oak Brook, IL; 1992:235–244.

[14] Maile CW, Rodan BA, Godwin JD, Chen JT, Ravin CE. Calcification in pulmonary metastases. Br J Radiol. 1982;55(650):108–113.

[15] Yang SP, Lin CC. Lymphangitic carcinomatosis of the lungs. The clinical significance of its roentgenologic classification. Chest. 1972;62(2):179–187.

[16] Thomford NR, Woolner LB, Clagett OT. The Surgical Treatment of Metastatic Tumors in the Lungs. J Thorac Cardiovasc Surg. 1965;49:357–363.

[17] Friedel G, Pastorino U, Buyse M, et al. [Resection of lung metastases: long-term results and prognostic analysis based on 5206 cases–the International Registry of Lung Metastases]. Zentralbl Chir. 1999;124(2):96–103.

[18] Guckenberger M. Stereotactic body radiotherapy for stage I NSCLC: the challenge of evidence-based medicine. J Thorac Oncol. 2014;9(2):e17-18.

[19] Onishi H, Shirato H, Nagata Y, et al. Hypofractionated stereotactic radiotherapy (HypoFXSRT) for stage I non-small cell lung cancer: updated results of 257 patients in a Japanese multi-institutional study. J Thorac Oncol. 2007;2(7 Suppl 3):S94-100.

[20] Rodrigues G, Macbeth F, Burmeister B, et al. Consensus statement on palliative lung radiotherapy: third international consensus workshop on palliative radiotherapy and symptom control. Clin Lung Cancer. 2012;13(1):1–5.

[21] Navarria P, Ascolese AM, Tomatis S, et al. Stereotactic body radiotherapy (sbrt) in lung oligometastatic patients: role of local treatments. Radiat Oncol. 2014;9(1):91.

[22] Singh D, Chen Y, Hare MZ, et al. Local control rates with five-fraction stereotactic body radiotherapy for oligometastatic cancer to the lung. J Thorac Dis. 2014;6(4):369–374.

[23] Siva S, MacManus M, Ball D. Stereotactic radiotherapy for pulmonary oligometastases: a systematic review. J Thorac Oncol. 2010;5(7):1091–1099.

[24] Pfannschmidt J, Dienemann H, Hoffmann H. Surgical resection of pulmonary metastases from colorectal cancer: a systematic review of published series. Ann Thorac Surg. 2007;84(1):324–338.

[25] Ricardi U, Filippi AR, Guarneri A, et al. Stereotactic body radiation therapy for lung metastases. Lung Cancer. 2012;75(1):77–81.

[26] Tekatli H, Haasbeek N, Dahele M, et al. Outcomes of Hypofractionated High-Dose Radiotherapy in Poor-Risk Patients with "Ultracentral" Non-Small Cell Lung Cancer. J Thorac Oncol. 2016;11(7):1081–1089.

[27] Guckenberger M, Klement RJ, Allgauer M, et al. Local tumor control probability modeling of primary and secondary lung tumors in stereotactic body radiotherapy. Radiother Oncol. 2016;118(3):485–491.

[28] Hanna GG, Murray L, Patel R, et al. UK Consensus on Normal Tissue Dose Constraints for Stereotactic Radiotherapy. Clin Oncol (R Coll Radiol). 2018;30(1):5–14.

[29] Ricco A, Davis J, Rate W, et al. Lung metastases treated with stereotactic body radiotherapy: the RSSearch(R) patient Registry's experience. Radiat Oncol. 2017;12(1):35.

[30] Wang Z, Kong QT, Li J, et al. Clinical outcomes of cyberknife stereotactic radiosurgery for lung metastases. J Thorac Dis. 2015;7(3):407–412.

[31] Davis JN, Medbery C, Sharma S, et al. Stereotactic body radiotherapy for centrally located early-stage non-small cell lung cancer or lung metastases from the RSSearch® patient registry. Radiat Oncol. 2015;10:113.

[32] Baumann BC, Nagda SN, Kolker JD, et al. Efficacy and safety of stereotactic body radiation therapy for the treatment of pulmonary metastases from sarcoma: A potential alternative to resection. J Surg Oncol. 2016;114(1):65–69.

[33] Nuyttens JJ, van der Voort van Zyp NC, Verhoef C, et al. Stereotactic body radiation therapy for oligometastases to the lung: a phase 2 study. Int J Radiat Oncol Biol Phys. 2015;91(2):337–343.

3.5 Oligometastasierung: Ossäre Metastasen

Markus Kufeld

3.5.1 Klinische Einführung

Metastasen der Wirbelsäule treten bei 10–20 % der Patienten mit Krebserkrankungen auf und die Wirbelsäule ist die am häufigsten von Knochenmetastasen befallene Skelettstruktur. 90 % der spinalen Tumore sind Metastasen. Sie können durch Schmerzen oder neurologische Störungen zur Beeinträchtigung der Lebensqualität führen. Bis zu 20 % der Patienten entwickeln funktionelle Einschränkungen und neurologische Defizite durch Myelon- oder Wurzelkompressionen [1]. Pathologische Frakturen oder Hyperkalziämie sind weitere Folgen einer spinalen Metastasierung. Neben der operativen Dekompression bei Kompressionssyndromen oder der Stabilisierungsoperation bei (drohender) Instabilität, bietet die Strahlentherapie eine Therpiealternative insbesondere bei schmerzhaften Wirbelsäuelenmetastasen [2,3].

Die technischen Weiterentwicklungen der Linearbeschleuniger in den letzten 20 Jahren haben es ermöglicht, mittels Positionskontrolle und präziser sowie modulierter Strahlführung die Strahlendosis in einer spinalen Metastase zu erhöhen, ohne die angrenzenden Risikostrukturen, insbesondere das Rückenmark und die Nervenwurzeln, stärker zu belasten. Dadurch kann mit weniger Fraktionen eine höhere, bestenfalls ablative Dosis eingestrahlt werden, was sowohl zu einer schnelleren als auch längerfristigen Schmerzreduktion führt und gleichzeitig die lokale Tumorkontrolle verbessert [4].

Bei der radiochirurgischen Einzeit-Bestrahlung als Extremform der spinalen Metastasenbestrahlung sind von der Indikationsstellung über die Bestrahlungsplanung und Durchführung bis zur Verlaufsbeurteilung spezifische Herausforderungen zu beachten, die über die Vorgaben der konventionellen Bestrahlung hinaus gehen.

Aufgrund der vielschichtigen Faktoren wie Schmerzsymptomatik, knöcherne Stabilität, Kompression von Nervenstrukturen, Strahlensensibilität, Operabilität, onkologisches Gesamtkonzept und daraus resultierender Prognose, sollte über das therapeutische Vorgehen stets interdisziplinär entschieden werden, um alle Aspekte individuell zu berücksichtigen.

3.5.2 Anatomie

Die Wirbelsäule setzt sich aus 33 Wirbeln zusammen und gliedert sich in den zervikalen, thorakalen, lumbalen und sakralen Bereich. Wenngleich ähnlich aufgebaut, unterscheiden sich alle Wirbel in ihrer komplexen Architektur aus Wirbelkörper, Pedikel, Lamina sowie Prozessus transversus und Prozessus spinosus. Der knöchern umschlossene Wirbelkanal schützt das Rückenmark sowie die Nervenwurzeln innerhalb des Duralschlauchs. An die knöcherne Wirbelsäule grenzen neben der autochthonen Rückenmuskulatur und Gefäßen weitere Organsysteme an, wie mediastinal der Ösophagus, thorakal die Lunge, peritoneal Leber und Darmstrukturen und retroperitoneal die Nieren. Die komplexe Anatomie der Wirbelsäule ist ein entscheidender Faktor bei der Indikationsstellung zur operativen oder radioonkologischen Therapie von spinalen Metastasen.

3.5.3 Diagnostik

Spinale Metastasen haben in der radiologischen Diagnostik kein einheitliches Erscheinungsbild und lassen sich nicht immer sicher von gutartigen Tumoren oder primären (Knochen-)tumoren unterscheiden. Ein Rückschluss auf den Primarius ist meistens nicht möglich, auch wenn typische Charakteristika auftreten können.

Konventionelles Röntgenbild in zwei Ebenen
Die konventionelle Röntgendiagnostik kann einen Überblick über die Stellung der Wirbelsäule geben und größere Läsionen aufzeigen. Bei kleinen Herden und insbesondere bei fraglicher Weichteilkomponente einer Läsion hat sie ihre Limitationen.

Skelett-Szintigraphie
Die Skelett-Szintigraphie allein eignet sich vor allem für das Staging oder zur Verlaufsbeurteilung der Tumoraktivität unter Therapie oder nach einer Bestrahlung.

Computertomographie
Im CT kommen Metastasen in Abhängigkeit ihrer Mineralisierung zur Darstellung. Die Mehrzahl der Metastasen sind osteolytische Herde, die mit Weichgewebsdichte und irregulärem Randsaum zur Darstellung kommen. Die Kortikalis kann durchbrochen sein, was insbesondere bei Wachstum in Richtung des Spinalkanals relevant ist. Die weniger häufigen sklerosierten Metastasen sind hyperdens und unregelmäßig konfiguriert. Diese entwickeln sich selten über den Wirbelkörper hinaus.

MRT
Die Kernspintomographie ist ein sehr sensitives Verfahren und kann neben der ossären Metastase auch Weichgewebsanteile und ggf. eine Myelonkompression sicher abbilden. Die Signalveränderung hängt ebenfalls vom Grad der Mineralisierung ab: Osteoblastische Läsionen sind hypointens in der T1- und T2-Sequenz. Gemischt sklerotische und lytische Herde sind hypointens in der T1-Sequenz, können aber hyper- oder hypointens in der T2-Sequenz erscheinen. Die osteolytischen Metastasen sind iso- bis

hypointens in der T1-Sequenz und hyper- bis isointens in der T2-Sequenz. Sie zeigen typischerweise eine Kontrastmittelaufnahme in der Gadolineum-unterstützen T1-Sequenz.

PET

Das FDG-PET wird in der primären Diagnostik nachrangig eingesetzt. Bei der Verlaufsbeurteilung und insbesondere dem Verdacht auf ein Rezidivwachstum nach Therapie ist es jedoch hilfreich. Spezifische Tracer, die inzwischen in der Routine zur Verfügung stehen, bieten neue Optionen. Mit dem PSMA-PET können Metastasen des Prostatakarzinoms hoch spezifisch im frühen Stadium detektiert und einer Behandlung zugeführt werden [5].

Generell lassen sich mittels Skelett-Szintigraphie oder CT Läsionen der Kortikalis mit hoher Sensitivität nachweisen. FDG-PET und MRT hingegen sind bei Herden der Spongiosa bzw. des Knochenmarks sensitiver. Aufgrund der Vor- und Nachteile unterschiedlicher Methoden ist eine multimodale Untersuchung sinnvoll. Für Prostatakarzinom-Metastasen konnte gezeigt werden, dass die Sensitivität/Spezifität der Skelett-Szintigraphie allein bei 46/32 % liegt, bei der Kombination mit einem Nativröntgenbild bei 63/64 % und für die Knochenszintigraphie mit einem Nativröntgenbild plus MRT bei 83/100 % [6].

3.5.4 Pathologie

Die häufigsten, spinal metastasierenden Krebsarten sind:
– das Prostatakarzinom
– das Mammakarzinom
– das Adenokarzinom der Lunge
– das Nierenzellkarzinom
– das Magenkarzinom.

Metastasen verschiedenen Ursprungs lassen sich anhand ihres Effektes am Knochen einteilen in osteoblastische, osteolytische oder gemischte Läsionen.

Osteoblastische Metastasen kommen vor allem beim Prostatakarzinom und Schilddrüsenkarzinom vor.

Überwiegend osteolytisch sind Metastasen des Bronchialkarzinoms, des Nierenzellkarzinoms, des Melanoms, sowie von gastro-intestinalen Karzinomen. Beim Mammakarzinom und Urothelkarzinom können osteolytische Metastasen auch osteoblastische Anteile entwickeln.

Zumindest für die konventionell fraktionierte Bestrahlung von Bedeutung ist die Histologie im Hinblick auf eine gewisse Strahlenresistenz bzw. -sensitivität, die für verschiedene Gewebetypen bekannt ist. Somit gelten das Mamma-, Prostata- und

Ovarialkarzinom sowie neuroendokrine Tumore eher als strahlensensibel, während das Nierenzell-, Schilddrüsen-, Colon- und nicht-kleinzellige Bronchialkarzinom sowie das hepatozelluläre Karzinom als relativ strahlenresistent eingestuft werden.

3.5.5 Klinische Symptomatik

Das häufigste Symptom spinaler Tumore ist Rückenschmerz, der den Patienten schließlich in die ärztliche Versorgung führt. Dabei gilt es zwischen Metastasen-bedingtem Schmerzen und anderen Schmerzen mit degenerativer oder entzündlicher Genese zu differenzieren. Auch muskuläre Dysbalancen können reaktive Schmerzen verursachen. Eher radikulär oder pseudoradikulär sind Schmerzen durch Nervenkompressionssyndrome wie dem Bandscheibenvorfall und andere Tumoren mit raumfordernder Wirkung wie zum Beispiel spinale Meningeomen. Der Metastasenbedingte Schmerzen ist häufig lokalisiert, zunächst nächtlich auftretend, mit einem positiven Klopfschmerz einhergehend und im Verlauf langsam zunehmend. Die Schmerzintensität korreliert mit der Größe der Läsion.

Neurologische Defizite aufgrund von Myelon- oder Nervenwurzelkompression sind seltener und können von leichtester Ausprägung gesteigerten Reflexen bis hin zur kompletten Plegie reichen. Weitere Symptome können radikulär ausstrahlende Schmerzen sein, Sensibilitätsstörungen und Dysästhesien oder Paresen, die sich unter Umständen einzelnen Nervenwurzeln zuordnen lassen. Auch die Sensibilitätsstörungen können Dermatom-bezogen auftreten und damit einen Hinweis auf die Lokalisation der auslösenden Läsion geben.

Da die Raumforderung in 90 % der Fälle vom Wirbelkörper ausgeht, werden die kortikospinalen Bahnen im ventralen Myelon zuerst kompromittiert. Eine spastische Paraparese kann daher noch vor Sensibilitätsstörungen auftreten.

Insbesondere bei einer Kompression kaudal von LWK 1 können Harn- oder Stuhlinkontinenz auftreten (Konus-Kauda-Syndrom).

Während sich die neurologischen Defizite meist auf eine direkte Infiltration bzw. Kompression von Nervenstrukturen zurückführen lassen, ist die Differenzierung der Schmerzursache komplexer, für die Therapieentscheidung aber von Bedeutung.

3.5.6 (Management) Therapiealternativen

3.5.6.1 Operation

Ein operatives Vorgehen ist immer dann in Erwägung zu ziehen, wenn eine Instabilität der Wirbelsäule vorliegt oder droht, oder wenn eine Kompression der Nervenstrukturen zu neurologischen Symptomen führt. Dabei müssen die Aspekte einer radikalen Resektion wie Wundheilung, Stabilität, Ausmaß der Resektabilität oder Blut-

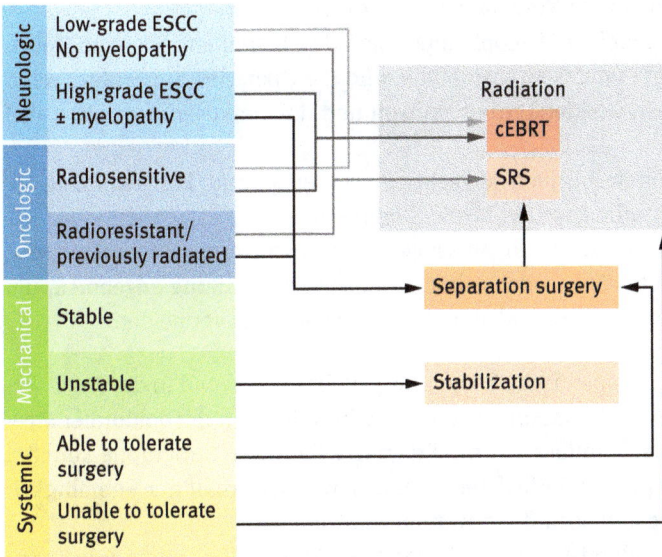

Abb. 3.6: NOMS-Systematik aus Laufer et al. [8].

verlust unter Berücksichtigung des Allgemeinzustandes und der onkologischen Gesamtsituation des Patienten abgewogen werden.

Einen Algorithmus für die Entscheidungsfindung zur Behandlung spinaler Metastasen, unter Berücksichtigung moderner strahlentherapeutischer Verfahren, haben Laufer et al. vom Memorial Sloan-Kettering Cancer Center vorgestellt [7]. Es werden vier Kriterien differenziert, die unter dem Akronym „NOMS" zusammengefasst
werden: neurologischer Status, onkologischer Status, mechanische Stabilität und
systemischer Erkrankungsstatus inklusive Komorbiditäten (Abb. 3.6).

Für den neurologischen Status sind neben dem Grad der Myelopathie und der
funktionellen Wurzelkompression auch das Ausmaß des epiduralen Metastasenwachstums in der Bildgebung entscheidend. Die onkologische Beurteilung wird vor
allem von der Histologie des Tumors und damit seiner Strahlensensibilität bestimmt.
Zudem impliziert eine vorausgegangene Bestrahlung ebenfalls die Operation als Therapie der Wahl. Die mechanische Komponente bezieht sich vor allem auf bewegungs-
abhängige Schmerzen und wird von der betroffenen Wirbelhöhe beeinflusst. Der systemische Status umfasst den Ausbreitungsgrad der Grunderkrankung sowie die Operabilität in Bezug auf relevante Komorbiditäten. Egal ob ein operatives, strahlenthe-
rapeutisches oder kombiniertes Vorgehen gewählt wird: der funktionelle sowie neurologische Status soll erhalten bzw. wiederhergestellt und Schmerzen minimiert werden.

Bilsky und Smith fassen ihr Vorgehen wie folgt zusammen:

- Patienten mit hochgradiger Myelonkompression durch strahlenresistente Metastasen oder mit einer manifesten Instabilität wird die Operation angeboten, wenn sie im onkologischen Gesamtkonzept sinnvoll und das Narkoserisiko akzeptabel ist.
- Patienten mit strahlensensiblen Metastasen werden primär konventionell bestrahlt, unabhängig vom Grad der Myelonkompression.
- Patienten mit strahlenresistenten Metastasen ohne signifikante Myelonkompression wird die stereotaktische oder radiochirurgische Bestrahlung angeboten, um die beste Tumorkontrolle zu erzielen und eine Operation zu vermeiden.

Während eine strahlentherapeutische Behandlung nicht-invasiv und in der Regel weniger belastend ist, hat die Operation insbesondere für Patienten mit epiduraler Myelonkompression positiven Einfluss auf die Prognose. Für diese Subgruppe konnten das neurologische Outcome, die Wiedererlangung sowie der Erhalt der Gehfähigkeit durch eine Operation positiv beeinflusst werden [1].

In der prospektiv randomisierten Studie von Patchell konnten Untergruppen differenziert werden, die von einer Operation vor der adjuvanten Bestrahlung profitieren, wie zum Beispiel Patienten mit hochgradiger Myelonkompression durch wenig strahlensensible Tumoren im Bereich der Brustwirbelsäule.

Eine Ursache für das unterlegene Outcome bei Bestrahlung allein ist die Strahlendosis, die mit 30 Gy in 10 Fraktionen oder selbst 39 Gy als Gesamtdosis oft nicht ausreicht, jedoch wegen der Lage des Myelons im Bestrahlungsfeld auf diesen Wert limitiert ist. Die Patienten profitieren von einer Myelondekompression und Reduktion des Tumorvolumens, wobei im Nachgang eine adjuvante Bestrahlung erforderlich ist.

Weitere Subgruppen sind Patienten mit strahlensensibler Histologie mit und ohne Myelonkompression oder mit strahlenresistenter Histologie, jedoch ohne Myelonkontakt. Bei diesen Patienten sind die Histologie und die davon abhängige Strahlensensitivität entscheidend. So ist bei einer Myelonkompression durch die Metastase eines malignen Myeloms oder Mammakarzinoms eine schnelle Entlastung aufgrund des raschen Ansprechens auf die Bestrahlung zu erwarten. Lediglich bei einer manifesten Instabilität wäre hier eine Operation indiziert.

Zur Abschätzung einer relevanten Instabilität hat sich der SIN-Score (Abb. 3.7) als verlässlich und praktikabel erwiesen. Bei einer Gesamtpunktzahl von 18 Punkten wird eine potenzielle Instabilität bei 7 und mehr Punkten angenommen, und ab 13 Punkten ist von einer Instabilität auszugehen. Daher wird ab einem Score von 7 eine chirurgische Evaluation des Patienten empfohlen [9].

Übersetzung der Tabelle

Element of SINS	Score	Faktoren des SINS	Punktwert
Location		Lokalisation	
Junctional (occiput-C2, C7–T2, T11–L1, L5–S1)	3	spinaler Übergang (kranio-zervikal, C7–Th2, Th11–L1, L5–S1)	3
Mobile spine (C3–C6, L2–L4)	2	bewegliche Wirbelsäule (C3–C6, L2–L4)	2
Semi-rigid (T3–T10)	1	wenig mobile Abschnitte (Th3-–h10)	1
Rigid (S2–S5)	0	unbewegliche Abschnitte (S2–S5)	0
Pain relief with recumbency and/or pain with movement/loading of the spine		Schmerz (bewegungs- oder belastungsabhägig)	
Yes	3	ja	3
No (occasional pain but not mechanical)	1	nein (selten, nicht bewegungsabhängig)	1
Pain free lesion	0	schmerzfrei	0
Bone lesion		knöcherne Läsion	
Lytic	2	osteolytisch	2
Mixed (lytic/blastic)	1	gemischt	1
Blastic	0	osteoblastisch	0
Radiographic spinal alignment		radiologisches Alignment	
Subluxation/translation present	4	Subluxation, Translation	4
De novo deformity (kyphosis/scoliosis)	2	neu aufgetretene Fehlstellung (Kyphosierung, Skoliose)	2
Normal alignment	0	normale Stellung	0
Vertebral body collapse		Wirbelkörperfraktur	
> 50 % collapse	3	über 50 % kollabiert	3
< 50 % collapse	2	weniger als 50 % kollabiert	2
No collapse with > 50 % body involved	1	Wirbelkörper intakt bei mehr als 50 % Befall	1
None of the above	0	kein Befund der oben genannten	0
Posterolateral involvement of the spinal elements (facet, pedicle or CV joint fracture or replacement with tumor)		Postero-laterale Beteiligung (Facettengelenk, Pedikel, Costovertebralgelenk)	
Bilateral	3	bilateral	3
Unilateral	1	unilateral	1
None of the above	0	keine der oben genannten	0

Abb. 3.7: SIN-Score (aus Fisher et al. [9]).

Dekompressionsoperation

Während bei einer tumorbedingten Instabilität der SIN-Score die Entscheidungsfindung zur Operation unterstützen kann, ist die Indikationsstellung zur Operation bei einem symptomatischen Kompressionssyndrom einfacher. Bei klinisch relevanter Nerven- oder Myelonkompression mit Lähmungserscheinungen oder Sensibilitätsstörungen ist insbesondere bei raschem Verlauf eine operative Dekompression angezeigt. Die dorsale Dekompression und instrumentierte Stabilisierung mit Pedikelschrauben und Stangen (Fixateur interne) ist heute das Standardverfahren im Bereich der Brust- und Lendenwirbelsäule [10]. An der Halswirbelsäule erfolgt die Dekompression von ventral über eine Korporektomie und anschließendem Wirbelkörperersatz mit Verplattung.

Da häufig eine vollständige Resektion allen Tumorgewebes nicht möglich ist, wird in aller Regel an die Dekompressionsoperation eine adjuvante Radiotherapie des operierten Areals angeschlossen [2].

Kyphoplastie/Vertebroplastie

Ob Patienten mit Metastasen-induzierter Wirbelkörpersinterungsfraktur von einer alleinigen Zement-Augmentation profitieren, wie sie bei der Kyphoplastie oder Vertebroplastie durchgeführt wird, ist noch nicht abschließend geklärt [11].

Wirbelkörperresektion (En-block-Resektion)

Nur in seltenen Fällen kommt bei spinalen Metastasen eines malignen Grundleidens eine vollständige Wirbelkörperresektion in Betracht. Zwar kann mit diesem Verfahren eine komplette in sano-Entfernung des Tumors ohne die Streuung von Tumorzellen erreicht werden, die operativen Verfahren sind jedoch sehr aufwändig, risikoreich und für den Patienten aufgrund des großzügigen Operationszugangs und einem relativ hohen Blutverlust belastend. Daher bleibt diese Operationsmethode eher jüngeren Patienten in gutem Allgemeinzustand vorbehalten, bei denen ein kurativer Behandlungsansatz verfolgt wird.

3.5.6.2 Fraktionierte Strahlentherapie

Zur Abschätzung aus Sicht des Radioonkologen, ob eine Operation erwogen werden sollte, schlägt die ASTRO folgender Kriterien vor [3]:
- Lebensalter jünger als 65
- Karnofsky Performance Status Score über 70
- Lebenserwartung von mehr als drei Monaten
- langsamer Beginn der neurologischen Symptome
- gehfähig, bzw. nicht gehfähig für weniger als 48 Stunden
- nur eine betroffene Lokalisation
- keine sonstigen Organ- oder Hirnmetastasen

– begleitende Instabilität
– strahlenresistente Histologie
– Rezidiv nach Bestrahlung.

Die radioonkologische Therapie bei ossärer Metastasierung wird allgemein in palliativer Intention bei Schmerzen, drohender oder noch moderater neurologischer Symptomatik und/oder multilokulärem Befall eingesetzt. Die postoperative Bestrahlung ist bei inkomplett resezierten Knochenmetastasen sinnvoll.

Die in den deutschen S3-Leitlinien bei onkologischen Patienten empfohlene Therapie bei spinalen Metastasen ist eine Bestrahlung mit insgesamt 30 Gy bei 3 Gy Einzelfraktionen über 10 Tage.

Die Vorteile der konventionellen Bestrahlung bestehen in ihrer technischen Einfachheit und der biologischen Schonung des Myelons durch Einhaltung der Grenzwerte bei gleichzeitiger Integration einer mikroskopischen Tumorzellaussaat in das Bestrahlungsfeld.

Demgegenüber stehen gewisse Limitationen: So wird in der Regel keine ablative Dosis erreicht, eine Belastung angrenzender Gewebe und Wirbelkörper kann die Myeloproliferation hemmen und eine Behandlungsdauer von zwei Wochen kann eine aufwändige Prozedur für den Patienten darstellen.

Obwohl sich zumindest bezüglich der kurzfristigen Schmerzpalliation die Bestrahlung mit 1 × 8 Gy als gleichwertig erwiesen hat, wird diese Bestrahlung mit nur einer Fraktion relativ selten eingesetzt [12]. Als Grund hierfür wird die bessere Langzeitkontrolle der fraktionierten Schemata angeführt [13].

In den Leitlinien wird daher empfohlen, bei guter Gesamtprognose eher ein fraktioniertes Bestrahlungsschema einzusetzen, wenn (noch) keine Rückenmarkskompression oder eine Fraktur vorliegen. Dabei werden neben den 30 Gy mit 10 × 3 Gy auch 20 Gy mit 5 × 4 Gy als gängiges Schema aufgeführt. Bei schlechter Prognose wird zu einer kürzeren bzw. Einzeit-Bestrahlung mit 1 × 8 Gy geraten.

3.5.7 Radiochirurgie

Mit der Einführung der bildkontrollierten Radiochirurgie ergab sich die Möglichkeit, das radiochirurgische Prinzip der hochdosierten Einzeit-Konvergenzbestrahlung, wie es für die Behandlung im Bereich des Kopfes etabliert ist, auf Läsionen im Körperbereich und speziell an der Wirbelsäule zu übertragen [14].

Neben den malignen Läsionen, überwiegend Metastasen, und primären Tumoren wie Sarkomen, wurde die Behandlung von gutartigen Tumoren (Meningeome, Schwannome) und arteriovenösen Malformationen der Wirbelsäule beschrieben [15]. Dabei wurden auf allen Ebenen der Wirbelsäule vom kranio-zervikalen Übergang bis zum Sakrum einschließlich des Beckenrings behandelt.

2007 wurde von Gerszten et al. eine große Patientenkohorte von 393 Patienten mit 500 spinalen Metastasen vorgestellt, die radiochirurgisch mit dem CyberKnife behandelt wurde [16].

Erwähnenswert ist dabei, dass sich der Endpunkt in den konsekutiven Publikationen von Gerszten von der anfänglichen Konzentration auf eine palliative Behandlung von Schmerzen hin zur lokalen Tumorkontrolle und später auf das neurologische und funktionelle Outcome verschoben hat.

In der prospektiven Untersuchung wurden Patienten von 18 bis 85 Jahren (im Mittel 56 Jahre) eingeschlossen.

Die Verschreibungsdosis wurde mit 20 Gy im Mittel angegeben (12,5 Gy bis 25 Gy). Das Tumorvolumen variierte von 0,2 bis 264 cm³, mit 46 cm³ im Mittel.

Eine langfristige Schmerzreduktion war bei 290 der 336 Fälle zu verzeichnen (86 %). Die lokale Tumorkontrolle war mit 90 % sogar noch höher. Darüber hinaus konnte bei 27 von 32 Patienten mit neurologischen Symptomen eine Besserung erreicht werden (84 %). Die Arbeit zeigt an einem prospektiv untersuchten, großen Patientenkollektiv, dass mittels Einzeit-Radiochirurgie insbesondere bei singulären Wirbelsäulenmetastasen eine sehr gute Langzeitkontrolle sowohl der Metastase selbst als auch der damit einhergehenden Symptome erreicht werden kann.

Ein aktueller Überblick über radiochirurgische Einzeit-Bestrahlungen unabhängig von der eingesetzten Technologie wurde von Osborn et al. zusammengestellt [17].

Unabhängig von der eingesetzten Technik oder dem Gerät bietet die spinale Radiochirurgie folgende Vorteile gegenüber der konventionellen Bestrahlung:
- Es wird eine schnelle und dauerhafte Schmerzreduktion erreicht.
- Das blutbildende Knochenmark der Wirbelsäule wird geschont, da nur die tatsächlich betroffenen Areale bestrahlt werden (im Gegensatz zur klassischen Inklusion der angrenzenden Wirbelsäulenabschnitte). Die oft begleitend applizierte systemische Therapie wird so nicht kompromittiert.
- Durch die Einzeit-Behandlung kann die systemische Therapie ohne Unterbrechung fortgeführt werden, ohne die Effektivität einer Chemotherapie zu beeinträchtigen. Die Behandlung in einer Sitzung ist für den Patienten ein echter Komfortgewinn, der Aufenthalt in einer medizinischen Einrichtung reduziert sich auf zwei Besuche.
- Mittels Radiochirurgie können auch epidurale, den Duralschlauch oder Nervenwurzeln komprimierende Tumoranteile behandelt werden und so eine Entlastung erreicht werden.
- Radiochirurgie kann unter gewissen Umständen als nicht-invasive Behandlungsoption einen operativen Eingriff ersetzen.

3.5.8 Robotergeführte Radiochirurgie

Spätestens seit der Einführung des Xsight-Spine Tracking Algorithmus, der mittels Abgleich der CT-generierten digitalen Röntgenbilder mit den Projektionsröntgenaufnahmen während der Behandlung die korrekte Positionierung des Patienten überprüft und bei Bedarf korrigiert, wurde die robotergeführte Wirbelsäulenbehandlung nicht-invasiv und praktikabel [18]. Das Prinzip basiert auf dem Abgleich der Oberflächenstruktur des betroffenen Wirbelsäulenabschnitts im Röntgenbild und liefert letztlich im Zusammenspiel zwischen Bildgebung, Behandlungstisch und Roboter eine Präzision der Behandlung im Bereich von einem Millimeter [19].

3.5.8.1 Indikation

Neben der primären Bestrahlung spinaler Metastasen, können auch Lokalrezidive nach vorausgegangener konventioneller Bestrahlung, sowie Rezidive nach Operation radiochirurgisch behandelt werden.

Zudem ist ein Paradigmenwechsel in der Indikationsstellung aufgrund neuer, effizienterer Systemtherapien, aber auch wegen einer besseren und schneller verfügbaren Diagnostik erkennbar. Während die Indikation zur Bestrahlung bei schmerzhaften Knochenmetastasen weiterhin unbestritten ist, wird nun auch bei kleineren, noch asymptomatischen Läsionen, wenn diese zum Beispiel die einzig aktive Manifestation einer Erkrankung darstellen und/oder in der Bildgebung im frühen Stadium diagnostiziert werden, eine positive Behandlungsindikation gesehen. Als typisches Beispiel sei die solitäre Metastase eines Prostatakarzinoms genannt, die im PSMA-PET-CT detektiert wird und für einen ansteigenden PSA-Wert verantwortlich gemacht wird. Bevor eine hormonablative Therapie eingeleitet werden muss, kann die Metastase radiochirurgisch effizient und dauerhaft ausgeschaltet werden [20].

Die Indikationsstellung bei asymptomatischen Herden sollte in Absprache mit den behandelnden Onkologinnen und Onkologen erfolgen, wenn die Bestrahlung im gesamtonkologischen Behandlungskonzept sinnvoll erscheint.

Die Vorgehensweise im Hinblick auf Konturierung, Dosisverschreibung sowie eventuell Hypofraktionierung ist nicht zuletzt abhängig von der oben genannten Indikation. Bei der primären Metastasenbehandlung wird man am ehesten einen radikaleren Ansatz mit Einzeit-Bestrahlung und hoher Verschreibungsdosis wählen, während bei einer Re-Bestrahlung mit entsprechender Vorbelastung oder einer postoperativen Bestrahlung mit komplexer Zielvolumendefinition eher geringere Verschreibungsdosen bzw. hypofraktionierte Schemata eingesetzt werden.

Für die post-operative Situation hat eine Expertenkommission amerikanischer Radioonkologen und Neurochirurgen Empfehlungen bezüglich Indikationsstellung und Konturierung (siehe unten) veröffentlich [21]. Darin wird die post-operative radiochirurgische Bestrahlung empfohlen, wenn ein strahlenresistenter Primarius vorliegt, nicht mehr als ein bis zwei Wirbelkörperetagen betroffen sind oder bereits eine konventionelle Bestrahlung stattgefunden hat. Als Kontraindikation wurde die Ausdehnung des Metastasenwachstums auf drei oder mehr Wirbelkörperetagen genannt, sowie ein kompletter spinaler Querschnitt (ASIA Klassifikation Grad A) ohne jegliche Restfunktion kaudal der Läsion. Ebenso sollte bei fortbestehender Myelonkompression ohne erkennbaren Liquorsaum keine radiochirurgische Nachbestrahlung erfolgen (Bilsky Grad 3).

Diese drei Hauptindikationsgruppen werden in den folgenden Empfehlungen sowohl zur Zielvolumendefinition als auch zur Dosierung (und ggf. Fraktionierung) gesondert betrachtet.

3.5.8.2 Vorbereitung und Zielvolumendefinition
Primäre Metastasen-Bestrahlung

Bei der Abgrenzung des Zielvolumens sind zwei wesentliche Aspekte zu berücksichtigen: die optimale und ausreichende Einfassung des gesamten malignen Gewebes, sowie die korrekte Identifikation der Risikostrukturen, hier insbesondere des Rückenmarks und der Nervenwurzeln. Für beide Bereiche gibt es unterschiedliche Konzepte. Von der Konturierung des gesamten Wirbelkörpers bis zur Konzentration nur auf die Metastase (wie definierbar diese auch sein mag) und von der Segmentierung des gesamten Spinalkanals bis zur Einschränkung auf das Myelon selbst.

Welches Vorgehen zu bevorzugen ist, hängt von verschiedenen Faktoren ab und muss in einem gewissen Rahmen individuell angepasst werden.

Voraussetzung für jede radiochirurgische Behandlung ist eine optimale Bildgebung zur Abgrenzung des Targets, aber auch im Hinblick auf das Tracking während der Behandlung, was wiederum von einer optimalen und reproduzierbaren Lagerung des Patienten bei der Planungsbildgebung und der späteren Behandlung abhängig ist.

Generell ist stets bestmögliche, hoch aufgelöste Bildqualität zu verlangen. Neben dem Planungs-CT mit 1 bis maximal 1,5 mm Schichtdicke, sollten mindestens axiale und sagittale MRT-Sequenzen in T1- und T2-Wichtung sowie Kontrastmittel-gestützte T1-Aufnahmen vorliegen und in die Bestrahlungsplanung integriert werden. Auch hier sollte eine Schichtdicke von maximal 1,5 mm angestrebt werden. Je größer die Schichtdicke, umso wichtiger werden weitere originäre Sequenzen zum Beispiel in koronarer Schnittrichtung, um möglichst dreidimensionale Bildinformationen zu generieren. Auch PET-Bildgebung kann zur Abgrenzung einer spinalen Metastase hilfreich sein und sollte, wenn vorhanden, in die Planung mit einbezogen werden, insbesondere in komplexen Behandlungssituationen wie bei der post-operativen Bestrahlung oder bei Rezidiven. Auch ein vorab erstelltes diagnostisches CT von guter Bildqualität kann Informationen liefern, die über die Bildinformation aus dem Planungs-CT hinausgehen.

Ob für das Planungs-CT die Gabe von Kontrastmittel erforderlich ist, sollte von der Lokalisation und Ausdehnung sowie von der Struktur der Metastase abhängig gemacht werden. In jedem Fall ist bei einer Metastase mit Weichgewebsanteil die Kontrastmittelgabe zu empfehlen. Bei einer rein intraossär gelegenen, osteoklastischen Läsion kann darauf verzichtet werden. In der Routine nur selten erforderlich, kann eine CT-Myelographie in der post-operativen Situation bei Metallartefakten nach Stabilisierung zur Abgrenzung des Rückenmarks und insbesondere epiduraler Tumoranteile hilfreich sein.

Als Konturierungsempfehlung bei nicht vorbehandelten Metastasen der Wirbelsäule kann die Arbeit von Cox et al. herangezogen werden [22]. Für die Untersuchung haben 10 Experten anhand von 10 unterschiedlichen Fällen im Konsensusverfahren das Zielvolumen mit GTV und CTV definiert. Aus der Schnittmenge der Zielvolumina wurde schließlich eine Empfehlung generiert, die zwar bisher nicht evaluiert wurde, jedoch zumindest einem breiten Konsens unter den Experten entspricht. Dazu wurden 6 anatomische Areale der Wirbelkörper definiert, die sich in ihrer Ausdehnung je nach Bereich der Wirbelsäule für die HWS, BWS und LWS unterscheiden (siehe Abb. 3.8, Wirbelkörperareale 1–6).

Jeder Wirbelkörper wird in sechs Sektoren unterteilt, wobei neben dem Wirbelkörper und dem Prozessus spinosus die Pedikel, Prozessus transversus und die Laminae als symmetrisch angesehen und nach Seite unterschieden werden.

Die Abb. 3.9 und Abb. 3.10 geben die Empfehlungen wider, wie sie von der Expertenkommission in Abhängigkeit von der Lage und Ausdehnung einer spinalen Metastase auf der Grundlage der beschriebenen anatomischen Einteilung der jeweiligen Wirbelkörper beschrieben wurden.

Einschränkend zu den vorgeschlagenen Konturierungsempfehlungen betonen die Autoren, dass insbesondere beim Einsatz komplexer Technik eine Planung vorgenommen werden muss, die von Fall zu Fall einen für den jeweiligen Patienten maßgeschneiderten Plan zum Ergebnis hat, der alle individuellen Aspekte berücksichtigt.

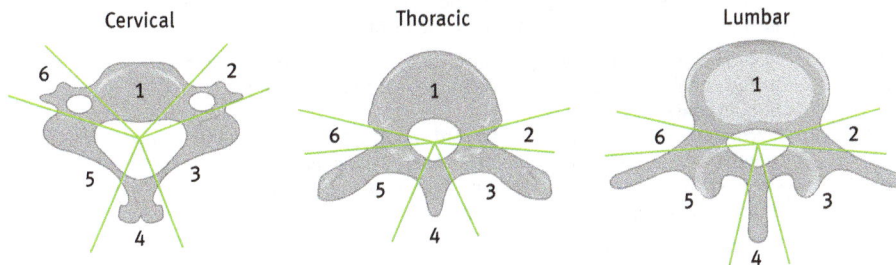

Abb. 3.8: Einteilung der anatomischen Wirbelkörpersegmente (aus Cox et al. [22]).

GTV involvement	ISRC GTV anatomic classification	ISRC bony CTV recommendation	CTV description
Any portion of the vertebral body	1	1	Include the entire vertebral body
Lateralized within the vertebral body	1	1, 2	Include the entire vertebral body and the ipsilateral pedicle/transverse process
Diffusely involves the vertebral body	1	1, 2, 6	Include the entire vertebral body and the bilateral pedicles/transverse processes
GTV involves vertebral body and unilateral pedicle	1, 2	1, 2, 3	Include entire vertebral body, pedicle, ipsilateral transverse process, and ipsilateral lamina
GTV involves vertebral body and bilateral pedicles/transverse processes	3	2, 3, 4	Include entire vertebral body, bilateral pedicles/transverse processes, and bilateral laminae
GTV involves unilateral pedicle	2	2, 3 ± 1	Include pedicle, ipsilateral transverse process, and ipsilateral lamina, ± vertebral body
GTV involves unilateral lamina	3	2, 3, 4	Include lamina, ipsilateral pedicle/transverse process, and spinous process
GTV involves spinous process	4	3, 4, 5	Include entire spinous process and bilateral laminae

Abbreviations: CTV = clinical target volume; GTV = gross tumor volume; ISRC = International Spine Radiosurgery Consortium.

Abb. 3.9: Leitlinien zur Konturierung (CTV) von spinalen Metastasen (aus Cox et al. [22]).

Target volume	Guidelines
GTV	· Contour gross tumor using all available imaging · Include epidural and paraspinal components of tumor
CTV	· Include abnormal marrow signal suspicious for microscopic invasion · Include bony CTV expansion to account for subclinical spread · Should contain GTV · Circumferential CTVs encircling the cord should be avoided except in rare instances where the vertebral body, bilateral pedicles/lamina, and spinous process ae all involved or when there is extensive metastatic disease along the circumference of the epidural space without spinal cord compression
PTV	· Uniform expansion around CTV · CTV to PTV margin ≤ 3 mm · Modified at dural margin and adjacent critical structures to allow spacing at discretion of the treating physician unless GTV compromised · Never overlaps with cord · Should contain entire GTV and CTV

Abbreviations: CTV = clinical target volume; GTV = gross tumor volume; PTV = planning target volume.

Abb. 3.10: Zusammenfassung der Konturierungs-Leitlinie spinaler Metastasen (aus Cox et al. [22]).

Bei der Betrachtung der Beispielfälle in der Konsensusarbeit fällt auf, dass es sich um recht große Metastasen handelt, die ein noch größeres Zielvolumen zur Folge haben. In der Praxis stehen immer häufiger kleine asymptomatische und lediglich in der Bildgebung detektierte Herde zur Behandlung an, die wahrscheinlich eine weniger ausgedehnte Konturierung mit engerem CTV erlauben.

In der genannten Arbeit werden keine Angaben oder Vorschläge zur Konturierung der Risikostrukturen, insbesondere des Duralschlauchs bzw. des Myelons gemacht. Eine sinnvolle Vorgehensweise dazu findet sich in der Konsensusarbeit für post-operative Bestrahlungen (siehe unten). Zusätzliche PTV-Erweiterungen, die automatisiert im Planungssystem zum CTV addiert werden, sind mit 0 bis 2 mm angegeben, jedoch wird keine einheitliche Vorgehensweise vorgeschlagen.

Post-operative (adjuvante) Bestrahlung

Für die post-operative Situation wurde ebenfalls von einer amerikanischen Expertenkommission ein Vorschlag als Konturierungsrichtlinie unterbreitet [16]. Bezüglich der Planungsbildgebung sind in der post-operativen Situation nicht nur aktuelle, post-operativ erstellte MRT- und CT-Aufnahmen zu berücksichtigen, sondern selbstverständlich auch die prä-operative Bildgebung, welche die ursprüngliche Ausdehnung des Metastasenwachstums vor Operation zeigt.

Einigkeit bestand in der Definition des GTV, welches den post-operativ residuellen Tumor umfasst. Das CTV sollte zusätzlich die gesamte Ausdehnung der Metastase vor Operation einschließen. Allerdings muss im Hinblick auf den Duralschlauch berücksichtigt werden, dass hier nicht die prä-operative Situation mit etwaiger Verlagerung des Rückenmarks das CTV bestimmt, sondern die aktuelle, post-operative Lage des Duralschlauchs für die Bestrahlungsplanung maßgeblich ist.

Die Frage nach der Einbeziehung des operativen Zuganges sowie einer etwaigen Instrumentierung mit Fixateur interne wird verneint, es sei denn, der operative Zugangsweg bzw. das Areal des Fixateur interne waren eindeutig metastatisch durchsetzt. In jedem Fall sollte bezüglich des Fremdmaterials in der Planung eine Dichteüberschreibung (*density override*) erfolgen, wenn sich das Material im Bestrahlungsfeld befindet.

Keine Einigkeit herrscht im Hinblick auf den Epiduralraum. Während einige Behandler den betroffenen Epiduralraum zirkumferentiell mit einschließen, wird dieser von anderen nur im tatsächlich betroffenen Bereich in das Zielvolumen integriert.

Auch die Ausweitung des CTV nach paraspinal wurde unterschiedlich vorgenommen. Ein Teil der Behandler nahm keinerlei Erweiterung des CTV nach paraspinal vor, andere hatten bis zu 5 mm in den paraspinalen Raum auf das CTV addiert.

Bezüglich der Risikostrukturen wurde einheitlich nur das Myelon selbst anhand der T2-gewichteten MRT-Bildgebung als Risikostruktur definiert, also nicht der Duralschlauch oder der gesamte knöcherne Spinalkanal. Jedoch wurde das Myelon häufig großzügig mit einem gewissen Saum von bis zu 1,5 mm konturiert.

Die Zielvolumendefinition bei Rebestrahlungen entspricht im Wesentlichen den oben genannten Konzepten. Hier hat die Dosisverschreibung und ggf. eine Hypofraktionierung eine größere Bedeutung. Allerdings ist die Zielvolumendefinition im Rezidivfall schwieriger als in der Primärsituation und auch hier sollten nach Möglichkeit die Ausgangsbilder vor der stattgehabten Bestrahlung und zusätzliche PET-Diagnostik mit berücksichtigt werden.

3.5.8.3 Patientenlagerung

Die Lagerung des Patienten bei der robotergeführten Wirbelsäulenbehandlung ist im Vergleich zu einer Behandlung des Kopfes kritischer und bedarf einer besonderen Aufmerksamkeit. Um das inzwischen etablierte Tracking an der Wirbelsäule zu ermöglichen (Xsight Spine Tracking Algorithmus), muss die Lagerung des Patienten im Planungs-CT für die tatsächliche Behandlung auf dem Behandlungstisch reproduziert werden. Da der Trackingalgorithmus nicht nur die Translationen und Rotationen der Wirbelsäule berücksichtigt, sondern auch Verschiebungen der einzelnen Wirbelkörper gegeneinander, kann es bei divergenter Lagerung zu Problemen mit der korrekten Positionierung des Patienten geben. Im ungünstigsten Fall ist es nicht möglich, ein ausreichendes Matching zu erlangen, dass eine sichere Behandlung ermöglicht. Insbesondere im Bereich der Halswirbelsäule ist dieses Problem zu beobachten.

Zudem kann das Trackingsystem bei abweichender Lagerung eine falsche Wirbelsäulenetage für das Matching akzeptieren, so dass die Gefahr einer Fehlbestrahlung besteht. Um dieses Problem zu vermeiden, wird vielerorts mit aufwändigen Lagerungshilfen wie Vakuum-Matratzen oder anderen unterstützenden Maßnahmen gearbeitet, um die Lagerung im Behandlungsraum sicher zu reproduzieren. Jedoch konnte gezeigt werden, dass eine gewissenhafte Lagerung auf einer weichen Matte mit lediglich geringer Unterstützung unter den Knien des Patienten ausreicht [19]. Dabei ist die Prämisse, den Patienten im Planungs-CT in eine bequeme Position zu bringen, so dass er ohne Anstrengung entspannt liegt und diese Position auch bei der Behandlung wieder einnehmen kann. Bei Behandlungen im Halswirbelsäulenbereich sollte jedoch aus den genannten Gründen auf eine stabilisierende Kopfschale und auf eine Fixierung mit thermoplastischer Kopfmaske nicht verzichtet werden. Nur so kann die Position, Rotation und Flexion bzw. Extension der HWS im Behandlungsraum hinreichend rekonstruiert werden.

Wie auch immer die Lagerung der Planungsuntersuchung reproduziert wird, es ist stets mit größter Vorsicht darauf zu achten, das Zielgebiet bei der Positionierung des Patienten in Bezug auf die Wirbelkörperetage genauestens zu bestimmen und zu kontrollieren. Insbesondere im Bereich der Brustwirbelsäule ähneln sich die einzelnen Wirbelkörper und erschweren die Bestimmung der Wirbeletage. Dazu kommt, dass bei dem limitierten Bildausschnitt im Positions-Bildführungssystem häufig die Randbereiche wie Schädelbasis im kranialen oder Kreuzbein im kaudalen Bereich nicht zur Referenzierung mit abgebildet sind. Hier steht dem Behandler allein der Abgleich der digital rekonstruierten Röntgenbilder mit den Positions-Röntgenaufnahmen zur Verfügung, was sich bei einem Ausschnitt von fünf bis sechs Wirbelkörpern der Brustwirbelsäule als schwierig erweisen kann. Selbst erfahrenen Behandlern kann eine Verschiebung der Wirbelsäule um ein oder sogar zwei Wirbelhöhen unterlaufen, wenn die knöchernen Strukturen nur wenig Merkmale wie Ossifikationen oder degenerative Veränderungen aufweisen. Bei der geringsten Unstimmigkeit sollte die Lagerung überprüft und ggf. von einer weiteren Person kontrolliert werden!

3.5.8.4 Dosiskonzeption und Dosisconstraints

Dosiskonzepte und Dosisverschreibung bei spinalen Metastasen sind sowohl in Bezug auf die Dosis als auch auf eine eventuelle (Hypo-)Fraktionierung und letztlich auch bezüglich der Nomenklatur variabel. Eine einheitliche Nomenklatur ist noch immer nicht umgesetzt und erschwert dadurch die Vergleichbarkeit verschiedener Dosiskonzepte. In der kranialen Radiochirurgie und damit auch in der robotergesteuerten Radiochirurgie gilt es jedoch als etabliert, neben der Zielvolumen-umschließenden Verschreibungsdosis auch die Isodosenlinie anzugeben, welche eben das entsprechende Zielgebiet umschließt.

Somit wird versucht, bei den folgenden Dosisangaben auch immer die entsprechende Verschreibungs-Isodose mit anzugeben, um eine möglichst präzise Beschreibung des Dosisniveaus zu gewährleisten.

Generell wird es sich bei der robotergeführten Radiochirurgie um eine mehr oder weniger inhomogene Dosisverschreibung handeln, die eine Dosisüberhöhung im Zielgebiet in Kauf nimmt oder diese sogar als wünschenswert anstrebt.

Eine differenzierte Analyse der Dosis-Wirkungs-Beziehung bei radiochirurgischen Einzeit-Bestrahlungen haben Yamada et al. kürzlich veröffentlicht. Allerdings scheint es sich um eine eher homogene Dosisverschreibung zu handeln, wie sie bei der IMRT üblich ist, so dass ein Heranziehen der absoluten Dosiswerte für die robotergeführte Radiochirurgie nur eingeschränkt möglich ist. Trotzdem konnte an einem großen Patientenkollektiv gezeigt werden, dass die Langzeit-Tumorkontrolle von der Dosis abhängig ist [23]. Bei 657 Patienten wurden 811 Metastasen mit einer Verschreibungsdosis von 24 Gy im Mittel behandelt (normalisiert auf die 100 %-Isodose). Bei insgesamt 28 Lokalrezidiven lag die kumulative Inzidenz für ein lokales Versagen nach 48 Monaten bei 3,1 Prozent. Für das GTV wurde eine Dosis von 18,3 Gy als Cut-off berechnet, bei dem ein signifikanter Unterschied in der Lokalen Kontrollrate gesehen wurde (Abb. 3.11).

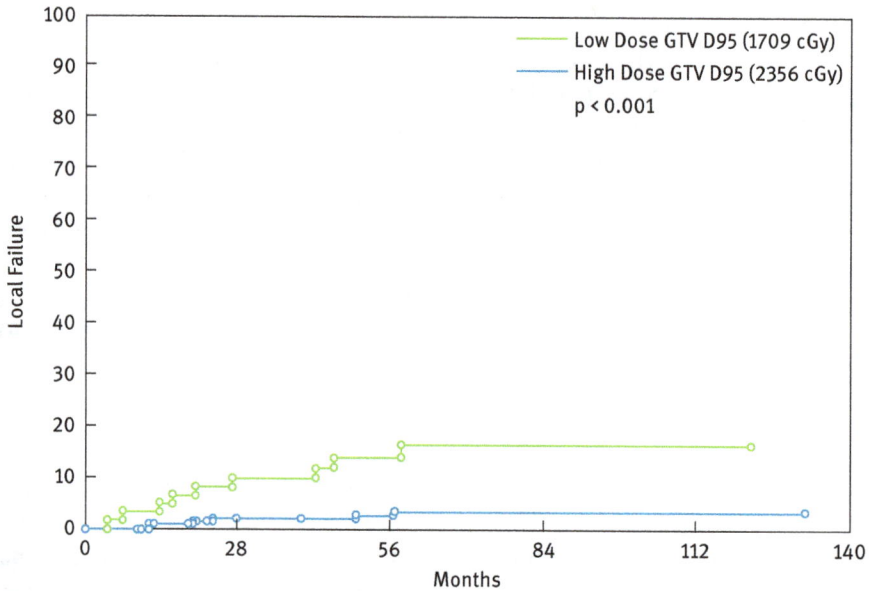

CIF% (95 % CI)	12 months	24 months	36 months	48 months
Overall	0.63 % (0.08–1.2 %)	2.3 % (1.2–3.3 %)	2.6 % (1.2–3.7 %)	3.1 % (1.8–4.4 %)
GTV D95 Low Dose	3.2 % (0–7.7 %)	8.1 % (1.2–15 %)	9.7 % (2.2–17 %)	14 % (4.7–23 %)
GTV D95 High Dose	0.42 % (0–0.9 %)	1.8 % (0.77–2.8 %)	1.9 % (0.89–3 %)	2.1 % (1–3.2 %)

Abb. 3.11: Lokale Kontrollraten spinaler Metastasen in Abhängigkeit von der Verschreibungsdosis (aus Yamada et al. [23]).

Diese Ergebnisse decken sich mit eigenen, bisher unveröffentlichten Ergebnissen, die bei 304 untersuchten Metastasen nach CyberKnife-Behandlung einen signifikanten Unterschied in der lokalen Kontrolle bei einem Cut-off von 20 Gy gezeigt haben (Abb. 3.12).

Dabei wurden im Median 20 Gy auf die 70 Prozent-Isodosenlinie dosiert.

Auch wenn die Dosisverschreibung häufig individuell für den einzelnen Fall in Abhängigkeit von verschiedenen Faktoren nach oben oder unten korrigiert wird, hat eine Auswertung von über 100 wissenschaftlichen Publikationen zur robotergeführten spinalen Radiochirurgie folgende Erkenntnisse ergeben, dass für die primäre radiochirurgische Bestrahlung spinaler Metastasen am häufigsten 20 Gy eingesetzt werden, verschrieben auf die Zielvolumen-umschließende 70-Prozent Isodosenlinie.

Auch hypofraktionierte Schemata mit Dosen von 30 bis 45 Gy in drei Fraktionen scheinen verbreitet und effektiv wirksam.

Diese allgemeinen Vorgaben lassen sich im individuellen Fall entsprechend variieren. So wird man bei strahlenresistenter Histologie versuchen, die Einzeldosis zu

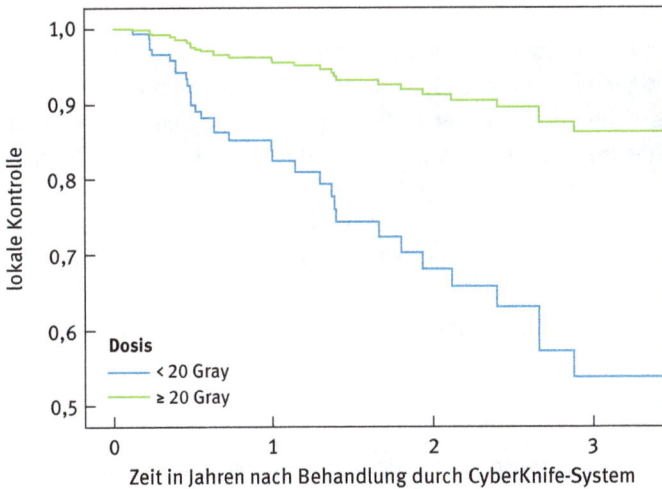

Abb. 3.12: Lokale Kontrollraten spinaler Metastasen in Abhängigkeit von der Verschreibungsdosis (eigene Daten).

erhöhen, um die lokale Tumorkontrolle zu verbessern. Gleiches gilt für kleine Läsionen, die aufgrund ihres geringen Volumens keine Überschneidung mit angrenzenden Risikoorganen erwarten lassen. Im Gegensatz dazu wird man bei ausgedehnten Tumorvolumina und der damit einhergehenden Belastung der Nervenstrukturen die Dosis (oder auch die Abdeckung des Targets in Richtung der Risikostruktur) nach unten korrigieren. Sollte aufgrund der Belastung von Risikostrukturen wie dem Rückenmark keine ausreichende Dosis bzw. Abdeckung im Target möglich sein, kann eine hypofraktionierte Behandlung erfolgen, um den Spielraum in Richtung effektiver Dosis bei Einhaltung der Grenzwerte für Risikostrukturen zu erweitern.

Letztlich bleibt die Dosisverschreibung eine Abwägung des Behandlers zwischen den Faktoren Tumorvolumen, Lokalisation, Symptomatik der Läsion, Lagebeziehung zu den Risikostrukturen im Verhältnis zum Bestrahlungsvolumen und Histologie des Primarius, aber auch Allgemeinzustand und Prognose des Patienten, Liegefähigeit (z. B. bei Schmerzsymptomatik), eventueller Vorbehandlung sowie der onkologischen Gesamtsituation.

Für die post-operative (adjuvante) Behandlungssituation sind die Vorgaben uneinheitlicher. Hier wird von der Konsensusgruppe ein relativ breites Spektrum angegeben, das sich von 16–18 Gy in einer Fraktion bis hin zu 5–7 Gy in fünf Fraktionen erstreckt [21].

3.5.8.5 Dosisgrenzwerte

Bezüglich der Risikostrukturen, hier insbesondere dem Rückenmark, hat sich eine Dosis von 8 Gy auf weniger als 1 cm³ des Myelons als sicher erwiesen [24]. Als konservative Maximaldosis kann ein Wert von 10 Gy angesehen werden. Ein weiteres Konzept der Dosisabschätzung am Rückenmark definiert ein Volumen von 0,35 cm³, welches nicht mehr als 10 Gy erhalten sollte. Dabei wird das berücksichtigte Volumen des Myelons auf 6–5 mm oberhalb und unterhalb des Targets beschränkt, so dass der genannte Wert von 0,35 cm³ in etwa 10 % des betroffenen Myelonabschnitts entspricht [25].

Eine Übersicht für verschiedene Fraktionierungsschemata haben Saghal et al. 2013 veröffentlicht [26] (Abb. 3.13).

	1 fraction Pmax limit (Gy)	2 fractions Pmax limit (Gy)	3 fractions Pmax limit (Gy)	4 fractions Pmax limit (Gy)	5 fractions Pmax limit (Gy)
1 % probability	9.2	12.5	14.8	16.7	18.2
2 % probability	10.7	14.6	17.4	19.6	21.5
3 % probability	11.5	15.7	18.8	21.2	23.1
4 % probability	12.0	16.4	19.6	22.2	24.4
5 % probability	12.4	17.0	20.3	23.0	25.3

Abb. 3.13: Dosismaxima der Myelonbelastung unterschiedlicher Fraktionierungsschemata (aus Saghal et al. [26]).

3.5.8.6 Ergebnisse

Verlaufsbeurteilung: Interpretation der Bildgebung

Um die Ergebnisse der radiochirurgischen Bestrahlung zu beurteilen, sind regelmäßige Nachuntersuchungen erforderlich. Typischerweise erfolgt die erste Nachuntersuchung nach zwei bis drei Monaten mit einer klinischen sowie radiologischen Evaluation. Dabei hat sich das MRT als Untersuchungsmodalität der Wahl etabliert [27]. Auch die Verlaufsbeurteilung mittels PET kann sinnvoll sein. Die weiteren Kontrollen sollten nach drei bis spätestens sechs Monaten erfolgen.

Sowohl die Auswertung der Bildgebung als auch die klinische Evaluation ist bislang nicht einheitlich standardisiert. Die RECIST-Kriterien sind bei der Bewertung von Metastasen der Wirbelsäule mit teils knöchernen, teils osteolytischen Läsionen nur bedingt anwendbar. Die vom MD Anderson zusammengestellten Bewertungskriterien differenzieren die Verlaufsbildgebung präziser (siehe Abb. 3.14).

Wie für die Konturierung beschrieben sollte auch im Verlauf die vom Tumor befallenen anatomischen Strukturen spezifisch beurteilt werden. Auch bei epiduraler oder paraspinaler Ausdehnung müssen posttherapeutische Veränderungen in diesen Bereichen differenziert beurteilt werden. So kann eine geringe Volumenänderung von epiduralem Tumor klinisch bedeutsam sein, obwohl sich diese Veränderung in den gängigen Klassifikationen zur Verlaufsbeurteilung nicht abbilden würde.

	RECIST version 1.1[35]*	MDACC[35]†
Complete response	Disappearance of target lesion	Normalisation of signal intensity on MRI or bone density on CT, complete sclerotic fill or lytic lesions on CT, or both
Partial response	≥ 30 % decrease in sum of target lesion diameters	≥ 50 % decrease in measurable lesions (subjectively for ill-defined lesions), development of a sclerotic rim or partial sclerotic fill for lytic lesions on CT, or both
Progressive disease	≥ 20 % increase in sum of target lesion diameters plus absolute increase of ≥ 5 mm, appearance of one or more new lesion, unequivocal progression of non-target lesions, or a combination	≥ 25 % increase in measurable lesions (subjectively for ill-defined lesions)
Stabile disease	Any response other than complete or partial response and progressive disease	Any respons other than complet or partial response and progressive disease

RECIST = Response Evaluation Criteria in Solid Tumors. MDACC = MD Anderson Cancer Center.
*For bone metastases, osteolytic and mixed lesions are deemed measurable if identifiable soft tissue extension is > 10 mm; osteoblastic metastases are non-measurable.
†Measurements for bone metastases are based on the sum of a perpendicular bidimensional measurement of the greatest diameters of each individual lesion.

Abb. 3.14: Klassische RECIST-Kriterien gegenüber spezifischen MDACC-Kriterien für spinale Metastasen (aus Thibault et al. [27]).

Letztlich ist es nach einer radiochirurgischen Behandlung immer die Aufgabe des Behandelnden selbst, die Verlaufsbildgebung unabhängig von der radiologischen Befundung zu analysieren und in Kenntnis des Zielvolumens sowie der Behandlungsparameter im Hinblick auf die Tumorkontrolle und ggf. strahleninduzierte Gewebeveränderungen zu bewerten (siehe auch Abb. 3.15). Bildveränderungen wie Nekrosen oder reaktive Auftreibungen, nach konventioneller Bestrahlung eher untypisch, gilt es in der Bewertung zu berücksichtigen. In Fällen mit fraglichem Pseudoprogress kann die Abgrenzung zum Rezidivwachstum schwierig sein, so dass zur endgültigen Klärung des Befundes weitere Diagnostik wie PET-CT oder eine Biopsie erforderlich sein kann.

Panel: **Preliminary SPINO recommendation for imaging in treatment planning, endpoint definitions, and follow-up practice**

SBRT planning*
· Treatment planning CT slice thickness ≤ 2 mm
· Axial T1-weighted and T2-weighted MRI (slice thickness ≤ 3 mm) fused to the treatment planning CT
· CT with myelogram and PET for spinal cord and tumour delineation, respectively, may be useful in selected circumstances

Imaging-based local tumour response
· MRI preferred*
· Images should be interpreted by a radiation oncologist and radiologist
· Local control may be definded as the absence of progression within the treated area on serial imaging (two or three consecutive MRI scans 6–8 weeks apart)*
· Local progression may be defined as*
  · Gross unequivocal increase in tumour volume or linear dimension
  · Any new or progressive tumour within the epidural space
  · Neurological deterioration attributable to pre-existing epidural disease with equivocal increased epidural disease dimensions on MRI
· Pseudoprogression and necrosis should be considered, with repeat imaging and biopsy to confirm when in doubt
· RECIST criteria are not optimum to monitor response in spinal metastases treated with SBRT, and consensus criteria for imaging-based tumour response are needed

Pain response
· BPI preferred, with assessment based on worst pain score
· ICPRE should be adopted as standard guidelines for pain response
· Pain response should be assessed at 3 months after SBRT

Imaging follow-up frequency
· Spine MRI every 2–3 months after SBRT for the first 12–18 months, and every 3–6 months thereafter*

SPINO = SPIne response assessment in Neuro-Oncology group.
SBRT = stereotactic body radiotherapy. RECIST = Response Evaluation Criteria in Solid Tumours. BPI = Brief Pain Inventory. ICPRE = International Consensus Pain Response Endpoints. *Consensus based on SPINO international survey (appendix) but not registered clinical trials.

Abb. 3.15: Kriterien zur Bildgebung bei spinalen Metastasen (aus: [27]).

Übersetzung der Tabelle

vorläufige Empfehlungen der SPINO für Planungs-Bildgebung, Definition von Endpunkten und Follow-Up-Untersuchungen

SBRT Planung
· Planungs-CT sollte mit 2 mm Schichtdicke oder dünner durchgeführt werden
· MRT mit axialen T1- und T2-Sequenzen (Schichtdicke kleiner/gleich 3 mm, Fusionierung mit Planungs-CT)
· in besonderen Fällen können CT-Myelographie und PET zur Abgrenzung des Tumors hilfreich sein

Verlaufsbeurteilung mittels Bildgebung
· bevorzugt mit MRT
· Bildbeurteilung durch Radiologie und Radioonkologen/Radiochirurgen
· lokale Kontrolle ist anzunehmen, wenn in 2–3 konsekutiven MRT-Untersuchungen mit 6–8 Wochen Abstand KEIN Progress erkennbar ist
· lokaler Progress ist anzunehmen, wenn:
  · deutliche Zunahme des Tumorvolumens
  · neues Tumorwachstum epidural
  · neurologische Verschlechterung durch epidurales Tumorwachstum
· bei Verdacht auf Pseudoprogress oder nekrotische Veränderungen sollten Verlaufskontrollen erfolgen, im Zweifel ist eine bioptische Sicherung zu empfehlen
· RECIST-Kriterien sind für die Verlaufsbeurteilung spinaler Metastasen nach SBRT nicht geeignet

Schmerzkontrolle
· Fragebögen zur Schmerzsituation sollten eingesetzt werden (Brief Pain Inventory)
· die international anerkannten Kriterien zur Schmerzkontrolle sollten standardisiert eingesetzt werden (ICPRE: International Consensus Pain Response Endpoints)
· Schmerzkontrolle sollte drei Monate nach der Bestrahlung erfasst werden

radiologisches Follow-Up
· spinales MRT alle 2 bis 3 Monate nach SBRT im ersten Jahr, dann alle 3 bis 6 Monate

Abb. 3.15: (Fortsetzung).

Schmerzreduktion

Wie die konventionelle Bestrahlung von Wirbelsäulenmetastasen wird auch mittels Radiochirurgie eine suffiziente Schmerzreduktion bei Metastasen-bedingten Schmerzen erreicht. Dabei zeigte sich schon bei moderater Hypofraktionierung, dass es bei hohen, ablativen Einzeldosen zu einer schnelleren Schmerzpalliation kam, als bei den niedriger dosierten, fraktionierten Schemata. In Bezug auf die Schmerzpalliation stellt die radiochirurgische Einzeitbestrahlung die effizienteste Bestrahlungsmodalität dar [28].

Lokale Tumorkontrolle

Während in den frühen Publikationen zur Bestrahlung von Wirbelsäulenmetastasen lediglich die Schmerzpalliation das Behandlungsziel war, ist aufgrund verbesserter onkologischer Therapien die lokale (Langzeit-)Tumorkontrolle in den Fokus gerückt. Eine kurzzeitige Besserung der Schmerzen ist bei längerem Gesamtüberleben onkologischer Patienten nicht mehr ausreichend.

Insbesondere im Hinblick auf eine langfristige Tumorkontrolle konnten mit den ablativen, hohen Einzeldosen in der Radiochirurgie der konventionellen Bestrahlung überlegene Ergebnisse erzielt werden. In den Veröffentlichungen der letzten Jahre wurden übereinstimmend lokale Kontrollraten zwischen 90 und 95 Prozent nach einem Jahr und über 80 Prozent nach zwei Jahren nachgewiesen [23].

Die prognostischen Faktoren für eine bessere Langzeitkontrolle variieren. Übereinstimmend scheint eine Verschreibungsdosis von mindestens 20 Gy bei der Einzeitbestrahlung eine längere Tumorkontrolle zu gewährleisten (siehe Abb. 3.16). Eine stattgehabte Vorbestrahlung hingegen erhöht die Wahrscheinlichkeit auf ein Lokalrezidiv. Andere Faktoren wie Tumorvolumen oder Histologie waren nicht einheitlich prädiktive Faktoren [23].

Während die Histologie des Primarius in einigen Arbeiten ohne Einfluss auf die lokale Tumorkontrolle war, konnte in einer eigenen Datensammlung ein signifikanter Unterschied der Lokalkontrolle zumindest zwischen Metastasen des Prostatakarzinoms und des Mammakarzinoms gegenüber dem Nierenzellkarzinom und dem Bronchialkarzinom gezeigt werden, wobei die lokalen Kontrollraten der beiden erstgenannten signifikant besser waren [29] (siehe Abb. 3.17, unveröffentlichte Daten).

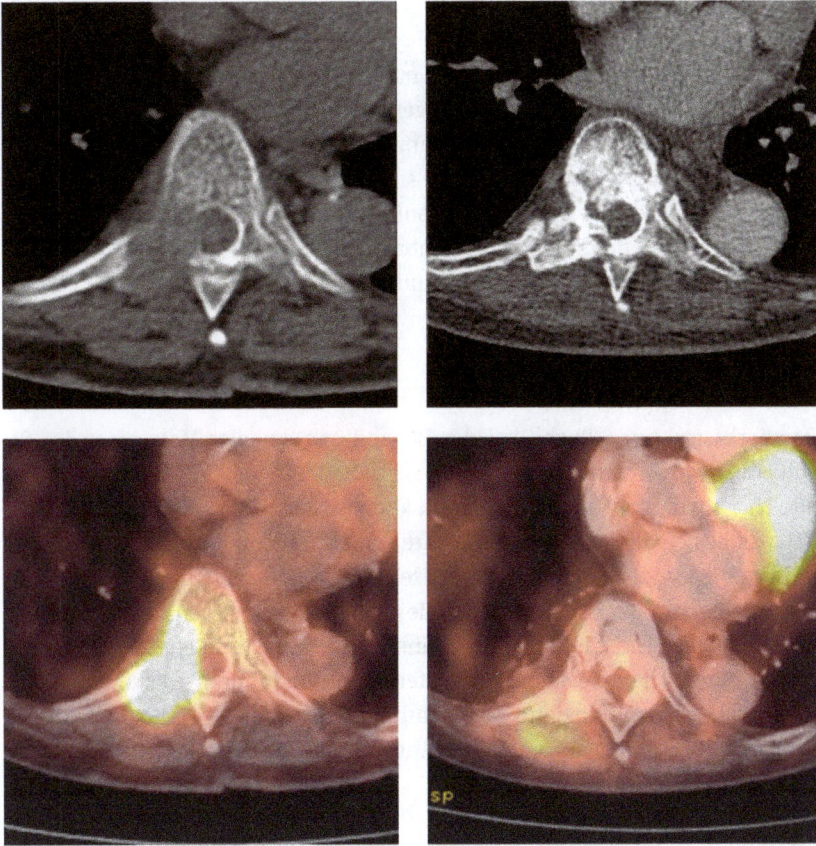

Abb. 3.16: Spinale Metastase (NSCLC) BWK 9 im CT oben links und FDG-PET-CT unten links vor und 12 Monaten nach CyberKnife-Radiochirurgie (rechts) mit 1 x 20 Gy/70 %.

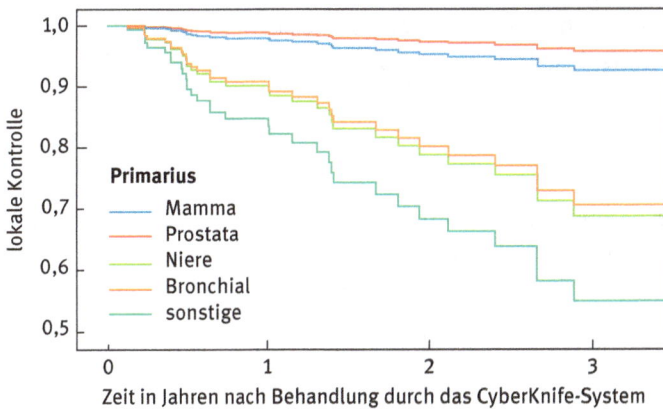

Abb. 3.17: Lokale Kontrollrate spinaler Metastasen in Abhängigkeit vom Primarius (eigene Daten).

3.5.8.7 Nebenwirkungen

Akute Nebenwirkungen

Akute Nebenwirkungen während oder direkt nach der Bestrahlungssitzung bzw. -serie beschränken sich in aller Regel auf eine geringe bis mäßig ausgeprägte Fatigue-Symptomatik mit leichter Übelkeit. Selten kann es zu ausgeprägter Übelkeit mit Erbrechen kommen. Diese Beschwerden lassen sich meist mit einer kurzzeitigen Dexamethason-Gabe oder anderen Anti-Emetika suffizient therapieren. Insbesondere bei Behandlungen im thorako-lumbalen und lumbalen Wirbelsäulenabschnitt kann eine prophylaktische Gabe von Dexamethason und/oder Ondansetron vor der Behandlungssitzung sinnvoll sein.

3.5.8.7.1 Neuro- oder Myelopathie

Die Rückenmarksstrukturen liegen bei der Behandlung spinaler Metastasen im Risikobereich. Die strahleninduzierte Myelitis ist dabei eine subakut oder chronisch auftretende Nebenwirkung. Die Symptomatik kann vielschichtig sein. Par- und Dysästhesie, Hypästhesie oder gestörtes Temperatur- oder Lageempfinden bis hin zu motorischen Störungen mit Paresen oder einer Plegie können auftreten, ebenso Blasenentleerungsstörungen oder Inkontinenz. Die therapeutischen Ansätze bei einer Strahlenmyelitis sind beschränkt. Wie bei einer zerebralen Strahlenreaktion würde man zunächst einen Therapieversuch mit Steroiden durchführen (Dexamethason). Insgesamt ist die strahleninduzierte Myelopathie eine seltene Komplikation, die in den großen Serien in weniger als einem Prozent der Fälle auftreten kann [23,24].

Pharynx und Larynx

Bei Bestrahlungen der Halswirbelsäule kann es zu einer Mukositis des Larynx und insbesondere Pharynx kommen, die typischerweise innerhalb der ersten Wochen nach Behandlung auftritt. Auch wenn die Beschwerden wie Schluckstörungen, Dysphagie, Husten und Heiserkeit nur passager sind, sollte eine adäquate symptomatische Behandlung erfolgen, insbesondere in Form ausreichender Flüssigkeitszufuhr bei drohender Dehydrierung. Fisteln in diesem Bereich als Spättoxizität können mit den heutigen Techniken vermieden werden.

Ösophagus

Auch die Mukositis des Ösophagus bei Bestrahlungen der thorakalen Wirbelsäule entwickeln sich am ehesten innerhalb der ersten zwei bis drei Wochen. Schluckbeschwerden und Dysphagie bessern sich in der Regel spontan. Bei drohender Dehydrierung sollte ebenfalls eine parenterale Flüssigkeitszufuhr erfolgen. Ösophageale Fisteln sind sehr selten.

(Sinterungs-)Fraktur

Kommt es nach der Bestrahlung zu keiner ausreichenden Sklerosierung oder Rekalzifizierung, kann eine Wirbelkörpersinterung bzw. Wirbelkörperfraktur die Folge sein.

Ob die gute Langzeit-Tumorkontrolle der ablativen Radiochirurgie sowie der schnelle Eintritt der Schmerzreduktion gegen ein höheres Frakturrisiko eingetauscht wird, ist noch nicht abschließend geklärt.

Die publizierten Raten von Wirbelkörperfrakturen variieren von 10 bis über 30 Prozent. Sahgal et al. hatten 2013 in ihrer explizit auf Wirbelkörperfrakturen ausgelegte Analyse 252 Patienten mit 410 Metastasen nachuntersucht. Die Frakturrate lag bei etwa 14 Prozent, wobei ca. die Hälfte der Frakturen aus vorbestehenden Wirbelkörpersinterungen hervorgegangen sind. Als prediktive Faktoren wurden osteolytische Metastasen, eine vorbestehende Sinterung sowie eine Dosis über 19 Gy herausgearbeitet [26].

In der neueren Arbeit von Virk et al. wurden bei einer Dosis von 24 Gy in weniger als 10 Prozent behandlungsbedürftige Wirbelkörperfrakturen registriert [30].

Bei der Langzeituntersuchung von Moussazadeh et al. wurden Patienten nach radiochirurgischer Bestrahlung mit 24 Gy über fünf Jahre nachuntersucht. Von den 31 Patienten mit 36 Wirbelsäulenabschnitten wurde bei 13 Lokalisationen eine zunehmende Wirbelkörpersinterung beobachtet [31]. Während bei Saghal 65 Prozent der Frakturen in den ersten 4 Monaten auftraten, waren es hier im Median 26 Monate. Allerdings waren nur fünf der beobachteten Frakturen symptomatisch und chirurgisch behandlungsbedürftig.

Aus diesen heterogenen Daten lässt sich zusammenfassen, dass die Rate der tatsächlich behandlungsbedürftigen Frakturen niedriger ist als jene, die allein anhand der radiologischen Bildgebung diagnostiziert wird.

Pitfalls
– Indikationsstellung: Selektion der geeigneten Patienten, Beachtung der Limitationen der spinalen Radiochirurgie insbesondere im Hinblick auf die zu erwartende Myelonbelastung.
– Qualität der Bildgebung: Schichtdicke der sekundären Bildgebung, Fusionierung bei unterschiedlicher Lagerung und Rotation der Wirbelsäule, Artefakte durch Fremdmaterial nach Stabilisierung.
– Konturierung: komplexe Zielvolumina insbesondere bei post-operativer Bestrahlung oder Re-Bestrahlung.
– Lagerung des Patienten: Abweichung der Lagerung im Planungs-CT und der Positionierung des Patienten im Behandlungsraum.
– Positionierung: Sicherstellung der korrekten Wirbelsäulenetage bei Ausrichtung des Patienten zur Behandlung.
– Lagerung bei schmerzgeplagten Patienten.
– Verlaufskontrollen: korrekte Analyse und Interpretation der Verlaufsbildgebung. Differenzierung eines Pseudoprogress vs. echtes Rezidivwachstum.

3.5.9 Take home message

Alle Ebenen der Wirbelsäule, vom kranio-zervikalen Übergang bis zum Sakrum sind nicht-invasiv, sicher und mit hoher Präzision mittels robotergesteuerter, bildgeführter Radiochirurgie behandelbar.

Eine Verschreibungsdosis von mindestens 20 Gy sollte angestrebt werden.

Bei größeren Tumorvolumina und/oder enger Lagebeziehung zum Rückenmark kann eine hypofraktionierte Bestrahlung mit drei oder fünf Fraktionen sinnvoll sein.

Der Wert von 8 Gy in einem Volumen von weniger als einem Kubikzentimeter des Rückenmarks hat sich als sicherer Grenzwert zur Vermeidung eines Strahlenschadens am Myelon erwiesen.

Re-Bestrahlungen sowohl nach konventioneller als auch nach radiochirurgischer Vorbehandlung sind mit hinreichender Sicherheit und Effektivität machbar.

Die radiochirurgische Bestrahlung von symptomatischen Metastasen gewährleistet eine schnelle und länger anhaltende Schmerzreduktion.

Aufgrund verbesserter bildgebender Diagnostik bei hoher Verfügbarkeit sowie effektiver systemischer Therapien, werden häufiger asymptomatische Metastasen detektiert, deren Behandlung im onkologischen Gesamtkonzept sinnvoll sein kann.

Trotz dieser Vorteile bedarf die spinale Radiochirurgie weiterhin einer kritischen Indikationsstellung, sowohl im interdisziplinären Kontext als auch unter Berücksichtigung der lokalen Gegebenheiten, insbesondere dem Tumorvolumen und seiner Lagebeziehung zum Rückenmark.

Referenzen

[1] Patchell RA, Tibbs PA, Regine WF, et al. Direct decompressive surgical resection in the treatment of spinal cord compression caused by metastatic cancer: a randomised trial. Lancet. 2005;366 (9486):643–648.

[2] Lutz S, Berk L, Chang E, et al. Palliative radiotherapy for bone metastases: an ASTRO evidence-based guideline. Int J Radiat Oncol Biol Phys. 2011;79(4):965–976.

[3] Lutz S, Balboni T, Jones J, et al. Palliative radiation therapy for bone metastases: Update of an ASTRO Evidence-Based Guideline. Pract Radiat Oncol. 2017;7(1):4–12.

[4] Katsoulakis E, Kumar K, Laufer I, Yamada Y. Stereotactic Body Radiotherapy in the Treatment of Spinal Metastases. Semin Radiat Oncol. 2017;27(3):209–217.

[5] Pomykala KL, Czernin J, Grogan TR, et al. Total-body 68Ga-PSMA-11 PET/CT for bone metastasis detection in prostate cancer patients: Potenzial impact on bone scan guidelines. J Nucl Med. 2019;61(3):405–411.

[6] Lecouvet FE, Geukens D, Stainier A, et al. Magnetic resonance imaging of the axial skeleton for detecting bone metastases in patients with high-risk prostate cancer: diagnostic and cost-effectiveness and comparison with current detection strategies. J Clin Oncol. 2007;25(22):3281–3287.

[7] Bilsky M, Smith M. Surgical approach to epidural spinal cord compression. Hematol Oncol Clin North Am. 2006;20(6):1307–1317.

[8] Laufer I, Rubin DG, Lis E, et al. The NOMS framework: approach to the treatment of spinal metastatic tumors. Oncologist. 2013;18(6):744–751.

[9] Fisher CG, Di Paola CP, Ryken TC, et al. A novel classification system for spinal instability in neoplastic disease: an evidence-based approach and expert consensus from the Spine Oncology Study Group. Spine. 2010;35(22):E1221-1229.

[10] Delank KS, Wendtner C, Eich HT, Eysel P. The treatment of spinal metastases. Dtsch Arztebl Int. 2011;108(5):71–9; quiz 80.

[11] Astur N, Avanzi O. Balloon Kyphoplasty in the Treatment of Neoplastic Spine Lesions: A Systematic Review. Global Spine J. 2019;9(3):348–356.

[12] Hartsell WF, Scott CB, Bruner DW, et al. Randomized trial of short- versus long-course radiotherapy for palliation of painful bone metastases. J Natl Cancer Inst. 2005;97(11):798–804.

[13] Chow E, Zeng L, Salvo N, et al. Update on the systematic review of palliative radiotherapy trials for bone metastases. Clin Oncol (R Coll Radiol). 2012;24(2):112–124.

[14] Hamilton AJ, Lulu BA, Fosmire H, Stea B, Cassady JR. Preliminary clinical experience with linear accelerator-based spinal stereotactic radiosurgery. Neurosurgery. 1995;36(2):311–319.

[15] Chang UK, Rhee CH, Youn SM, Lee DH, Park SQ. Radiosurgery using the Cyberknife for benign spinal tumors: Korea Cancer Center Hospital experience. J Neurooncol. 2011;101(1):91–9.

[16] Gerszten PC, Burton SA, Ozhasoglu C, Welch WC. Radiosurgery for spinal metastases: clinical experience in 500 cases from a single institution. Spine (Phila Pa 1976). 2007;32(2):193–199.

[17] Osborn VW, Lee A, Yamada Y. Stereotactic Body Radiation Therapy for Spinal Malignancies. Technol Cancer Res Treat. 2018;17:1533033818802304.

[18] Muacevic A, Staehler M, Drexler C, et al. Technical description, phantom accuracy, and clinical feasibility for fiducial-free frameless real-time image-guided spinal radiosurgery. J Neurosurg Spine. 2006;5(4):303–312.

[19] Fürweger C, Drexler C, Kufeld M, et al. Patient motion and targeting accuracy in robotic spinal radiosurgery: 260 single-fraction fiducial-free cases. Int J Radiat Oncol Biol Phys. 2010;78 (3):937–945.

[20] Muacevic A, Kufeld M, Rist C, et al. Safety and feasibility of image-guided robotic radiosurgery for patients with limited bone metastases of prostate cancer. Urol Oncol. 2013;31(4):455–460.

[21] Redmond KJ, Robertson S, Lo SS, et al. Consensus Contouring Guidelines for Postoperative Stereotactic Body Radiation Therapy for Metastatic Solid Tumor Malignancies to the Spine. Int J Radiat Oncol Biol Phys. 2017;97(1):64–74.

[22] Cox BW, Spratt DE, Lovelock M, et al. International Spine Radiosurgery Consortium consensus guidelines for target volume definition in spinal stereotactic radiosurgery. Int J Radiat Oncol Biol Phys. 2012;83(5):e597-605.

[23] Yamada Y, Katsoulakis E, Laufer I,. et al. The impact of histology and delivered dose on local control of spinal metastases treated with stereotactic radiosurgery. Neurosurg Focus. 2017;42 (1):E6.

[24] Gibbs IC, Patil C, Gerszten PC, Adler JR, Burton SA. Delayed radiation-induced myelopathy after spinal radiosurgery. Neurosurgery. 2009;64(2 Suppl):A67-72.

[25] Ryu S, Jin JY, Jin R, et al. Partial volume tolerance of the spinal cord and complications of single-dose radiosurgery. Cancer. 2007;109(3):628–636.

[26] Sahgal A, Weinberg V, Ma L, et al. Probabilities of radiation myelopathy specific to stereotactic body radiation therapy to guide safe practice. Int J Radiat Oncol Biol Phys. 2013;85(2):341–347.

[27] Thibault I, Chang EL, Sheehan J, et al. Response assessment after stereotactic body radiotherapy for spinal metastasis: a report from the SPIne response assessment in Neuro-Oncology (SPINO) group. Lancet Oncol. 2015;16:e595-603.

[28] Heron DE, Rajagopalan MS, Stone B, et al. Single-session and multisession CyberKnife radiosurgery for spine metastases-University of Pittsburgh and Georgetown University experience. J Neurosurg Spine. 2012;17(1):11–18.

[29] Yamada Y, Bilsky MH, Lovelock DM, et al. High-dose, single-fraction image-guided intensity-mo-dulated radiotherapy for metastatic spinal lesions. Int J Radiat Oncol Biol Phys. 2008;71 (2):484–490.

[30] Virk MS, Han JE, Reiner AS, et al. Frequency of symptomatic vertebral body compression fractu-res requiring intervention following single-fraction stereotactic radiosurgery for spinal metasta-ses. Neurosurg Focus. 2017;42(1):E8.

[31] Moussazadeh N, Lis E, Katsoulakis E, et al. Five-Year Outcomes of High-Dose Single-Fraction Spinal Stereotactic Radiosurgery. Int J Radiat Oncol Biol Phys. 2015;93(2):361–367.

Stichwortverzeichnis

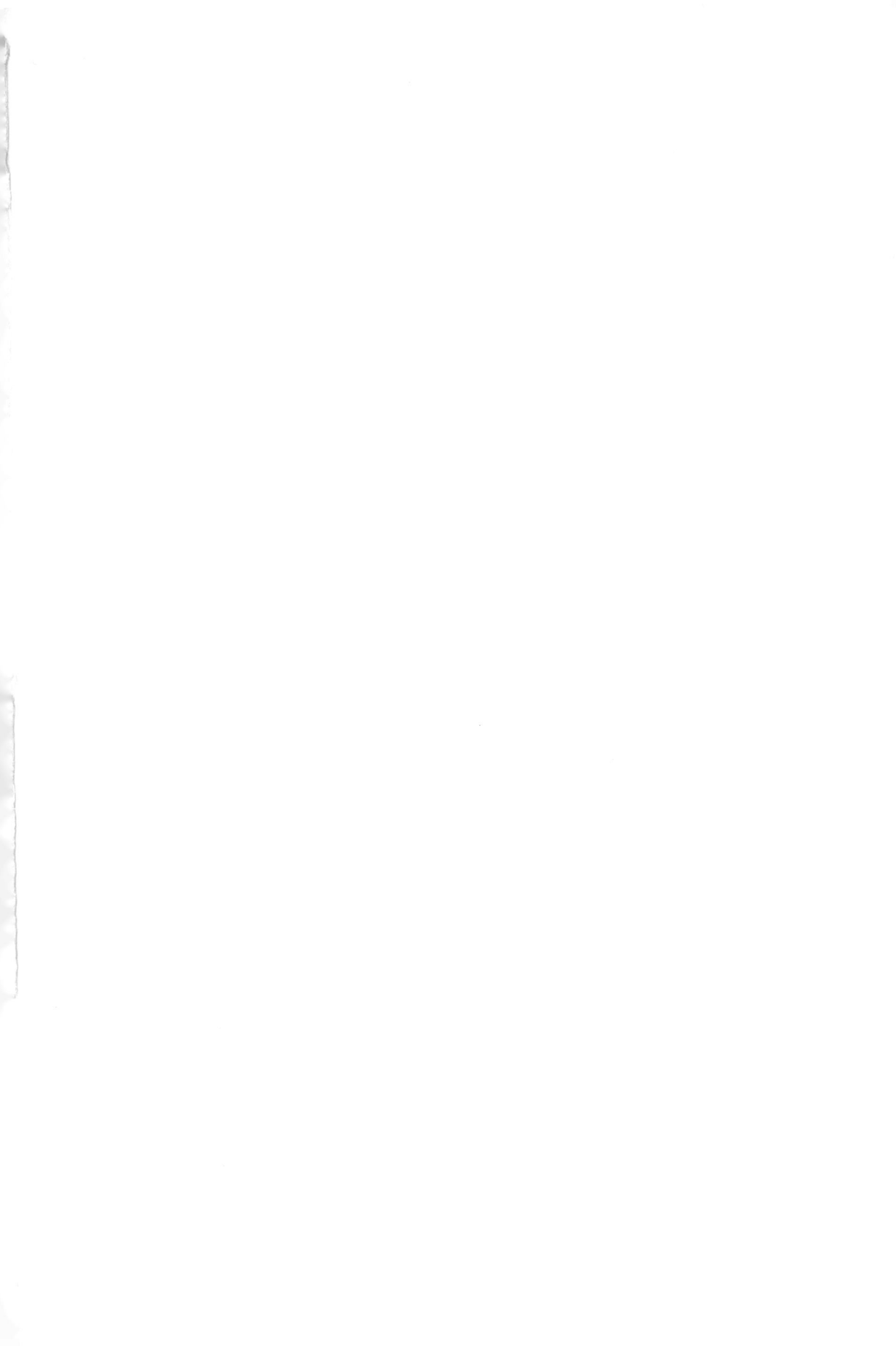